TOTE
LÜGEN
NICHT

Klaus Püschel
Bettina Mittelacher

TOTE LÜGEN NICHT

Faszinierende Fälle aus der Rechtsmedizin

Ellert & Richter Verlag

Hamburger Abendblatt

Inhalt

Es gibt nichts, was es nicht gibt

„Der Tod lächelt uns alle an. Das Einzige, was man machen kann, ist zurücklächeln.“ Es war der römische Kaiser Marc Aurel, der dem Tod ein Lächeln zuschrieb, eine menschliche und erstaunlich positive Charakterisierung. Einmal ist er nicht der finstere Sensenmann, das skelettierte Gesicht verborgen unter einer Kapuze. Kein Tod, der uns unerwartet und gnadenlos trifft, zugefügt in allen nur denkbaren Facetten, mit Messer, Schusswaffe, Gift, per Beil, Strom oder Armbrust oder durch die bloßen Hände, die sich um den Hals legen und zudrücken, immer fester. Mit solchen Schicksalen werden wir immer wieder in der Rechtsmedizin konfrontiert: Tötungsdelikte in den ungewöhnlichsten Varianten.

Einige davon schildern wir in diesem Krimi-Sachbuch. Eingestreut werden aber auch einzelne Suizide und Unglücksfälle, die vom Ablauf und Befundmuster her weit aus dem Rahmen fallen. Frei nach unserem Kernsatz: Es gibt schlichtweg nichts, was sich nicht auch im mehr oder weniger kranken Gehirn eines (Selbst-)Mörders abspielen oder was einer kaum vorstellbaren Konstellation von zeitlichen und örtlichen Zufällen entspringen kann.

Dies gehört zur besonderen Faszination des Fachs Rechtsmedizin: Wenn man morgens zur Arbeit geht, gibt es zwar einen vorgezeichneten Plan für den „normalen" Tagesablauf. Es kommt aber recht häufig vor, dass alles ganz anders kommt … Gleiches gilt für das Ende des Arbeitstags. Nicht selten kommt ein unerwarteter Einsatz dazwischen, der alle Pläne über den Haufen wirft.

Manchmal heißt es verwundert über uns: Warum müssen Sie denn nachts oder am Wochenende tätig werden? Wenn die Rechtsmediziner kommen, sind doch alle schon tot. Es geht nicht mehr um die Gesundheit oder das (Über-)Leben. Tot ist tot. Der tote Körper läuft nicht mehr weg, er kann warten. Lass die Toten ruhen, denen kann man sowieso nicht mehr helfen.

Am Turm des neuen Rathauses in Leipzig prangt um die Rathausuhr herum der weise Spruch, auf Lateinisch: „Der Tod ist sicher. Der Zeitpunkt nicht." *Mors certa, hora incerta.* Darüber thront die Statue einer schönen Frau in einem wallenden Gewand – die Wahrheit. Als Sinnbild hält sie in ihrer rechten Hand einen Spiegel als Symbol der Wahrhaftigkeit, der eindeutigen Wiedergabe allen Seins, der Wiedergabe dessen, was wirklich da ist. Der Spiegel sieht alles, er vergisst nichts, man kann ihn nicht täuschen. Es geht nichts verloren.

Doch der Spiegel sieht nicht, was sich hinter der Stirn dessen abspielt, der in den Spiegel hineinblickt. Unser Gehirn und unsere Gedanken entziehen sich (noch) jeglicher enthüllenden Aufzeichnung und der eindeutigen Festlegung und Speicherung. Wir können nicht erkennen, welche Vorstellungen, Ideen, Gedanken und Wünsche sich in einem anderen Menschen abspielen.

Was empfand der Maskenmann, als er Kinder in seine Gewalt gebracht hatte, sie entführte, missbrauchte und schließlich tötete? Abseits seiner furchtbaren Verbrechen gab er den besonders freundlichen, positiven, gegenüber den Kindern fürsorglichen Erzieher, der nahezu zwei Jahrzehnte unentdeckt sein Unwesen trieb, ohne dass seine Umgebung auch nur den Hauch eines Verdachts schöpfte.

Was ging in den Eltern eines kleinen Mädchens vor, die ihr Kind in einem dunklen, kalten und zum Verlies umfunktionierten Zimmer vor sich hinvegetieren ließen, bis es schließlich verdurstete und verhungerte?

Wie erträgt es ein Mensch, jahrelang mit einer Leiche in der Wohnung zu leben?

Wir erinnern uns an den sogenannten Säurefassmörder, dessen Taten wir in unserem ersten Buch „Tote schweigen nicht" dargestellt haben. Die geschickt vertuschte Entführung zweier Frauen, die in wochenlanger Gefangenschaft sexueller Sklaverei, Quälereien, Fesselungen und verbalen Torturen in einem Bunker mit undurchdringlich dicken Betonwänden ausgesetzt waren. Und die schließlich ermordet und in einem Salzsäurefass vergraben wurden. Tatsächlich gab es von diesem sadistisch brutalen Schwerverbrecher eine Verbindung zu einem weiteren Mörder: einem Mann, der im Hamburger Gefängnis einen Mithäftling tötete. Beide Täter lernten sich auf dem Hofgang im Knast kennen, wobei der eine dem anderen Details seiner wahrlich monströsen Verbrechen anvertraute. Unvorstellbar? Nein, Realität.

Verkehrte Welt auch im Fall der schwedischen Ärzte, die ihre medizinischen Kenntnisse genutzt haben sollen, um Verbrechen zu begehen, nicht nur beim Töten, sondern auch beim Zerstückeln eines Opfers. Dazu passt auch die Geschichte des Voodoo-Zauberers, der seinem betäubten Klienten das Herz herausschneidet und den Pe-

Mörder ohne Grenzen

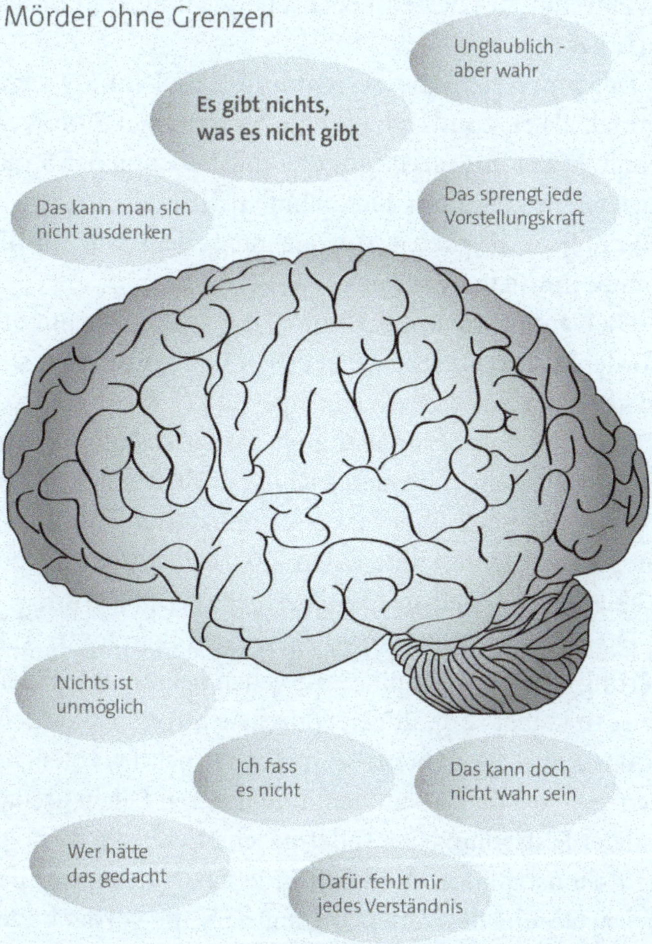

Die Fantasie des (Selbst) Mörders ist grenzenlos

Unser Wissen ist enorm gewachsen,
und doch bleibt das menschliche Gehirn
ein ziemlich unbekanntes Wesen …

nis abtrennt, um dessen Lebensenergie und Kraft in sich aufzunehmen.

Der amerikanische Serienmörder Ted Bundy sagte einmal, als er, zum Tod auf dem elektrischen Stuhl verurteilt, in der Todeszelle auf die Vollstreckung der Strafe wartete: Ihr könnt mir alles nehmen, die Freiheit, die Gesellschaft, das Leben – nur an meine Fantasie, an die kommt ihr niemals heran.

Die Fantasie ist unbezähmbar, das trifft nicht nur auf Mörder zu. Das Gleiche gilt ebenso für Selbstmörder. Dabei kann der Entschluss, dem eigenen Leben ein Ende zu bereiten, zu nahezu unfassbaren Szenarien führen. Was geht etwa in dem Todessehnsüchtigen vor, der sich an seinem Arbeitsplatz über einen komplizierten Zugang in eine Schreddermaschine fallen lässt, sodass sein Körper in abertausend kleinste Gewebestücke zerfetzt wird?

Die Arbeit der Rechtsmedizin und ihr Beitrag zur Aufklärung schwerster Kapitalverbrechen beginnt normalerweise mit einer sorgfältigen Spurensuche und Dokumentation am Leichenfundort sowie am Körper des Toten. Sie setzt sich fort bei der äußeren und inneren Leichenschau und der Feststellung der Todesursache. Schließlich erfolgt die Rekonstruktion der Umstände des Todes unter Berücksichtigung des Verletzungsmusters, der vorher bestehenden inneren Erkrankungen und einer etwaigen Substanzbeeinflussung.

Vor allem im Hinblick auf die Handlungsfähigkeit gibt es geradezu unglaubliche Abläufe. Es gibt das Laufen mit gebrochenen Beinen sowie Menschen, die sich bis zu 120 Mal in die eigene Brust stechen, viele dieser Verletzungen bis tief in die Lunge hinein. Rechtsmediziner sehen Opfer von Verbrechen, denen mehrfach ins Herz gestochen wurde und die danach noch 300 Meter zu Fuß gehen, und solche, denen wiederholt in den Kopf geschossen wurde und die auch anschließend noch zu rationalen Handlungen fähig waren.

Wir Rechtsmediziner stellen bei der Untersuchung von Toten auch Suizid mit mehreren Methoden gleichzeitig fest, durch Erhängen, Erstechen, Erschießen und Absturz ins Wasser, um ganz sicherzugehen, und das alles noch unter Medikamenteneinwirkung.

Und wir untersuchen Opfer, die sich so massiv die Luft abschnüren, dass sie statt des erhofften ultimativen sexuellen Höhepunkts den Tod finden.

Wir erleben im psychischen Wahn durchgeführte Selbstkastration, das Abschneiden der eigenen Ohren, Skalpierung durch selbst beigebrachte Verletzung, schließlich das Durchsägen des eigenen Unterschenkels und Verblutungstod. Wir untersuchen Menschen, die sich selber Finger, ganze Hände oder auch Beine absägen oder abhacken, weil sie sich hohe Versicherungszahlungen erhoffen. Wir erleben die Tötung des geliebten Intimpartners im ausgeflippten Drogenrausch, als totalen Overkill mit Gewaltexzess: ein Nebeneinander von scharfer Gewalt, stumpfer Gewalt, Strangulation, Fesselung und Schuss.

Bei der Aufklärung von Verbrechen muss man sagen: Nichts ist unmöglich.

Der wissenschaftliche Fortschritt hat uns in völlig neue, bisher unvorstellbare Sphären der Beweisführung vorangebracht:

– Spurenkundlich reichen für den DNA-Nachweis zur eindeutigen Identifizierung des Täters/der Täterin kleinste Blutspritzer, einzelne Haare, Spermien, Speichel oder Ähnliches. Dabei kann durch die Ausdehnung der eingesetzten Systeme in der DNA-Datei die Sicherheit auf beliebig viele Stellen hinter dem Komma erhöht werden.

– Bei der chemisch-toxikologischen Untersuchung erreichen wir mittels der hochsensiblen Massenspektrometrie in Kombination mit weiteren Untersuchungsverfahren die Nachweisgrenze für wenige Moleküle an Medikamenten, Drogen oder Gift. Die Substanzen können zu hundert Prozent sicher in allerkleinsten Konzentrationen nachgewiesen werden. Jeder Giftmörder ist damit zu überführen.

– Die postmortale Bildgebung mittels Computertomographie, Magnetresonanztomographie, Angiographie, Endoskopie und weiteren bildgebenden Verfahren wird in nicht allzu ferner Zukunft virtuelle Autopsien ermöglichen, bei denen alle geweblichen Veränderungen im Körper nachzuweisen sind, ohne einen einzigen realen Schnitt mit dem Messer zu legen. Man kann dann sogar auf dem Richtertisch am Bildschirm den Gang einer virtuellen Autopsie demonstrieren, ohne dass es einen einzigen Blutstropfen oder eine Geruchsbelästigung gibt.

– Durch immer weiter verfeinerte mikroskopische, histologische und elektronenmikroskopische Untersuchungen erreichen Wissenschaftler heutzutage Vergrößerungen, die einzelne Zellen und Zellorganellen sicher nachweisbar machen. Durch zusätzliche immunologische und DNA-technologische Nachweismethoden im Gewebe kann man Krankheitsdiagnosen einschließlich Krebserkrankungen in jede Richtung verfeinern.

Die Faszination des Fachs Rechtsmedizin lässt niemals nach, weil die Fantasie des kranken Gehirns oder des Genies oder schlicht auch der Zufall stets neue Fallkonstellationen hervorbringt, für die uns zuvor die Vorstellungskraft fehlte. Zur falschen Zeit am falschen Ort – oder einmal nur eine Sekunde nicht aufmerksam genug: Es genügt ein kleiner Fehltritt, und schon ereignet sich ein tödlicher Absturz. Oder man wird erfasst von einem in diesem Moment vorbeifahrenden Lastwagen und überrollt. Strom fließt, gerade als man den stromführenden Leiter berührt. Ein Blitz trifft die Schutzhütte, in der sich der vor einem Gewitter Fliehende untergestellt hat. Ein explosives Gasgemisch zündet, wenn einer das Licht anmacht. Giftgas tritt aus, wenn man überhaupt nicht daran denkt, zum Beispiel Schwefelwasserstoff in der Biogasanlage. Und der Exponierte stirbt nach wenigen Atemzügen. Sekundenschlaf am Steuer, und der Übermüdete rast in den Gegenverkehr. Oder ein vermeintlich sicherer Standort zum falschen Zeitpunkt kann das Schicksal besiegeln. So geschehen für vier Hamburger, die bei schönstem Wetter auf einem Fußweg von einem anfallskranken Unfallfahrer mit seinem Pkw förmlich niedergewalzt wurden.

Damit kommen wir zum naturgesetzlichen Denken und der rationalen Beweisführung. Hier kommt dem Rechtsmediziner in einem Ermittlungsverfahren und später im Prozess eine wichtige Rolle zu. Es geht darum, Polizei und Judikative unter Berücksichtigung moderner wissenschaftlicher Erkenntnisse die Möglichkeiten und Grenzen der Beweisführung aus rechtsmedizinischer Sicht überzeugend darzulegen. Dabei wissen wir dann zwar nicht, was sich in der Fantasie des Täters abgespielt hat. Wir können aber eindeutig die körperlichen Auswirkungen beim toten Opfer registrieren und damit rekonstruieren, was der Täter getan hat. Und ebenfalls, was er unter Umständen nicht unbedingt hätte tun müssen. Warum begibt sich einer der Reemtsma-Entführer bis ans „Ende der Welt", um sich dort von den Klippen zu stürzen?

Wie tickt die Fantasie des Mörders beim Töten eines Menschen – speziell auch beim Serienmörder? Warum tut er es gerade so, schnell oder langsam, mit Waffe oder mit eigener Hand, mit Gift, mit viel Blut oder klinisch sauber, ist völlig nüchtern, cool oder angespannt unter einer Höchstdosis Adrenalin, hinterrücks und heimlich oder spektakulär, mit speziellen Opfern im Fokus: seien es Kinder, Frauen, alte Menschen? Wie ist die Motivlage: Raub beziehungsweise Bereicherung, pathologische Psyche, sexuelle Perversion, die Lust am Töten?

Polizei, Staatsanwaltschaft, Rechtsmedizin und Gerichte müssen all dies, was Worte und Beschreibungen nur schwer ausdrücken können, übersetzen in die Sprache des Gesetzes. Die Strafverfolger müssen ihr Vorstellungsvermögen zurückstellen, um einen rational unter Umständen nicht erklärlichen Sachverhalt in einen Gesetzesparagraphen zu zwängen, bei dem die ausgesprochene Strafe unserem Gerechtigkeitsempfinden möglichst nahe kommt.

Und dann gibt es da noch eine Dimension, die immer wieder viel zu kurz kommt: Wir untersuchen hochprofessionell die toten Opfer, um alle Spuren zu sichern, die zum Täter führen, und wir setzen alles daran, um den Täter zu identifizieren und zu überführen. Die Hinterbliebenen als weitere Betroffene stehen im Schatten – und wir sehen sie leider sehr häufig gar nicht, höchstens einmal noch als Zeugen vor Gericht. Es geht um die vielen weiteren Betroffenen nach Tötungsdelikten: die Kinder, Eltern, Verwandten, Nachbarn, Freunde, Arbeitskollegen. Wenn ein Mensch getötet wird, leiden häufig sehr viele andere mehr oder weniger stark mit. Sie leiden emotional, psychisch, körperlich und sozial. Auch sie sind Opfer, traurig, verängstigt, aus der Bahn geworfen, unter Umständen ihres Lebensmittelpunkts beraubt, vielleicht auch wirtschaftlich ruiniert. Selbstverständlich gibt es vorgesehene Unterstützungsmaßnahmen: Rente, Schmerzensgeld, Hilfe durch die Opferschutzorganisation Weißer Ring, Opferentschädigungsgesetz, Opferhilfeeinrichtungen. Diesen Menschen, die ebenso Opfer sind, möglichst umfassende Unterstützung zukommen zu lassen, ist eine unverzichtbare Zielsetzung.

Gerade nahe Angehörige des Opfers einer brutalen Tat werden nicht selten psychisch krank. Sie stehen unter einem posttraumatischen Belastungssyndrom. Eltern verfallen in tiefste Depressionen, wenn ihr Kind getötet wurde. Der Tod eines Menschen reißt viele Wunden auf, er trennt vieles. Manchmal kann er allerdings auch sehr unterschiedliche Menschen zusammenführen. Und manchmal mündet das persönliche Leid der Angehörigen in inakzeptable Selbstjustiz. So wie bei dem Mann im Hamburger Landgericht, der im Gerichtssaal den Gewalttäter ersticht, der wegen der Tötung seiner Lebenspartnerin soeben verurteilt worden ist.

Die Betroffenheit anderer endet nie. Das gilt auch noch Jahre nach dem eigentlichen Geschehen, wenn in kriminalistischer Hinsicht von den sogenannten Cold Cases gesprochen wird. Für die Angehörigen allerdings sind diese alles andere als abgekühlt und vergessen.

In diesem Buch ist alles wahr. Wir haben nichts hinzugefügt, nur einiges weggelassen, für das es keine angemessenen Worte gibt. Denn wir wollen unseren Lesern vermitteln: Wissen, was wirklich wa(h)r. Dies ist unser Credo. Nichts hinzugefügt, nichts ausgedacht. Nichts beschönigt. Es gibt noch so viel mehr Fälle. Es bleibt unglaublich spannend.

Voodoo – vollkommen entzaubert

Der Weg zur Erlösung führt manchmal über Gräser, Wurzeln und Hühnerblut. Oder auch über Rattenfelle und Hundeschädel. Mitunter hilft eine Paste aus Mais, Palmöl und geheimen Kräutern, um sich in die Gewalt der Geister zu begeben: Das Übernatürliche kennt viele Möglichkeiten, sich zu zeigen, die Methoden sind ebenso machtvoll wie unergründlich. Voodoo heißt dieser geheimnisumwitterte Kult. Voodoo, das bedeutet so viel wie „Gott" oder „Geist". Es sind die unsichtbaren Mächte, die der Mensch sich nicht erklären kann, die als gewaltige Kraft aber sein tägliches Dasein bestimmen können. Da ist es ratsam, sich möglichst gut mit ihnen zu stellen, will man ein glückliches Leben führen.

Die Welt der Geister und Rituale, der Opferkulte und Orakel ist uns hierzulande fremd und unheimlich. Voodoo ist für manche nicht mehr als Hollywoodfantasie, angereichert mit gesichtslosen Gestalten, mit Zombies oder Nadelpüppchen. Doch weltweit glauben 60 Millionen Menschen an Magie und an die Kraft der Geister. Und im westafrikanischen Benin, wo dessen Wiege liegt, ist Voodoo eine offiziell anerkannte Religion. Wenn sich hier

Menschen in Trance begeben, wenn sie zusammenbrechen, erstarren und die Augen verdrehen, wissen die anderen: Jetzt gerade sprechen die Götter aus ihnen. Benin ist das Land, wo kaum jemand ein wichtiges Geschäft abschließt und kein Fußballspiel beginnt, ohne dass vorher ein Orakel angerufen wird oder Hühnerblut fließt. Hier ist im Gesetz verankert, dass sich strafbar macht, wer die Regenzeit manipuliert. Und hier glaubt man an Auserwählte, die ganz ohne Gewalt oder Gift töten können – sondern allein durch Magie. Professor Püschel:

Fremde Gebräuche, fremde Religion: Für einen Menschen wie mich, der immer gern seinen Horizont erweitert, ist Benin eine wahre Schatzgrube an besonderen Erfahrungen. Ich hatte eine ungefähre Vorstellung davon, was auf mich zukommen könnte, als ich vor Jahren unerwartet in das schwarzafrikanische Land reiste, wo viele an ein Schicksal von Geisterhand glauben. Ich würde Ungewöhnliches, Ungewohntes, Überraschendes erleben. Vielleicht auch im Hinblick auf den Tod. Ich sollte einen Kriminalfall lösen, der von höchster politischer Brisanz war – und bei dem angeblich Voodoo-Zauber eine Rolle spielte. Als Rechtsmediziner weiß ich: Es gibt nichts, was es nicht gibt. Aber ich weiß natürlich genauso gut, dass das Ableben eines Menschen immer Ursachen hat, die wissenschaftlich erklärbar sind. Mord durch pure Magie? Das ist unmöglich.

Wir schreiben das Jahr 2010. In Benin, einem bitterarmen Land, stehen Wahlen an, und eine Regierungskrise droht. Der amtierende Premierminister hat eine besonders schlechte Presse. Von der Opposition wird ihm Korruption vorgeworfen, unter anderem in Zusammenhang mit dem Verkauf attraktiver Grundstücke mit Meerblick. Ein hoher Finanzbeamter mit Insiderkenntnissen befeuert besonders intensiv die mediale Kampagne gegen die Regierung. Als dieser Mann am 17. August des Jahres plötzlich verschwindet, wird der Fall zunächst von den Ermittlungsbehörden als Vermisstensache geführt. Parallel dazu blühen wilde Spekulationen, welches Schicksal den Mann ereilt haben könnte. Ist er freiwillig abgetaucht? Oder hat man ihn entführt und versteckt, vielleicht getötet?

Viele vermuten, die Regierung habe den lästigen Kritiker loswerden wollen, um die anstehenden Wahlen zu gewinnen. Mundtot gemacht also, in seiner ultimativen Variante? Der Machthaber ist bemüht, alle Verdächtigungen auszuräumen und sich eine weiße Weste zu verschaffen. Die Polizei wird personell aufgestockt, um den Fall zu klären. Die Regierung drängt, die Ermittlungsbehörden stehen unter Erfolgsdruck. Doch zunächst gibt es von dem Vermissten keine Spur. Eine Rekonstruktion des letzten Tages, an dem er lebend gesehen worden ist, ergibt, dass er seinerzeit normal seiner Arbeit nachgegangen ist und dann offenbar nach Hause fahren wollte. Dort ist er nie angekommen.

Mithilfe moderner Technik gelingt es, seine Handydaten zu verfolgen und seine Bewegungen zu rekonstruieren. Sein Weg führt direkt in die Hütte eines Voodoo-Zauberers. Dieser lebt im Randbereich von Cotonou, der größten Stadt Benins und dessen ökonomisches Zentrum. Die Polizei verfolgt die Spur des Vermissten weiter und findet heraus, dass sich der Finanzbeamte regelmäßig in die Hände eines Zauberers begeben hat. In Benin nennt man einen solchen Magier Féticheur. Er soll die Geister milde stimmen. Der Beamte hat sich Hilfe wegen medizinischer Probleme versprochen, aber auch Erfolg und Wohlstand. Zudem hat er neben seiner Familie eine Geliebte, die von ihm schwanger ist. Offenbar hoffte er, dass der Féticheur mittels seines Zaubers eine Abtreibung bewirken kann.

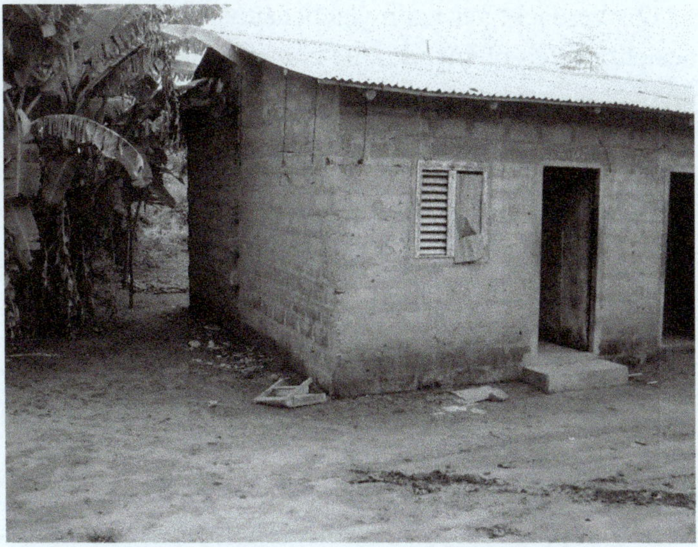

Die Hütte des Féticheurs (Zauberers)
am Rande von Cotonou in Benin. In dem Zauberraum
darin wurde mit dem Hilfesuchenden
eine Voodoo-Sitzung abgehalten.

Die Polizei sucht das Haus des Magiers auf, trifft ihn aber nicht an. Der Grund: Der Mann sitzt bereits im Gefängnis, weil er mit seinem Motorrad einen Unfall verschuldet hat.

In seiner Zelle wird der Féticheur vernommen, er erzählt den Beamten folgende Geschichte: Er hat mit seinem Kunden eine Voodoo-Sitzung in seinem Zauberraum abgehalten. Dort verabreicht er ihm auch einen Zaubertrank, durch den der Finanzbeamte in Trance fällt. Ein böser Geist hat ihn heimgesucht. Er erleidet einen Kollaps und stirbt. Um den Leichnam loszuwerden, vergräbt der Féticheur ihn auf seinem Grundstück hinter einem Gebüsch. Der Tod, nach seiner Darstellung übernatürlich und rätselhaft: ein bedauerliches Unglück.

Ein Verdächtiger kann viel behaupten, und natürlich bezichtigt sich niemand ohne Not eines Mordes. Polizei und vor allem die Regierung wollen es genau wissen. Sie lassen den Leichnam obduzieren. An der genannten Stelle im Garten des Féticheurs finden Ermittler den Toten. Rund sechs Wochen hat der Körper dort gelegen, nur unzureichend begraben, tagsüber der gleißenden Sonne und Temperaturen von bis zu vierzig Grad ausgesetzt. Für Maden, Käfer und andere Insekten ein gefundenes Fressen: Der Körper befindet sich in einem hochgradigen Zersetzungszustand. Neben dem Leichnam, im selben Gebüsch, entdecken die Ermittler ein Plastikgefäß, in dem in einer Konservierungsflüssigkeit mehrere Gewebeteile schwimmen. Sind es menschliche Körperteile? Der erste Anschein bestätigt sich. Ein ortsansässiger Rechtsmediziner, der in Frankreich ausgebildet wurde, stellt fest: Es sind Herz, Penis, Ohr und Zunge eines Menschen. Bei der Obduktion des Leichnams findet er heraus, dass es Veränderungen im Kehlkopfbereich des Toten gibt, und schreibt in seinem Sektionsbericht, er gehe davon aus, dass der Mann stranguliert wurde. Ungewöhnlich sind auch Frakturen im Gesichtsschädel. Dieser wurde regelrecht zerhämmert, diverse Knochen sind weggebrochen. Der Kiefer ist in mehrere Fragmente zerteilt. Alle diese Verletzungen sind durch massive äußere Gewalt verursacht – offensichtlich in der Absicht, die Identität des Opfers zu verschleiern.

Die Polizei kommt zu dem Ergebnis, dass es der Zauberer war, der den Regimekritiker getötet hat. Damit wäre die Regierung eigentlich rehabilitiert. Eine entsprechende Meldung wird in den Medien gebracht, doch dies führt nicht dazu, die Gemüter zu beruhigen, im Gegenteil. Die Öffentlichkeit wittert weiter Unheil. Die Folge ist ein

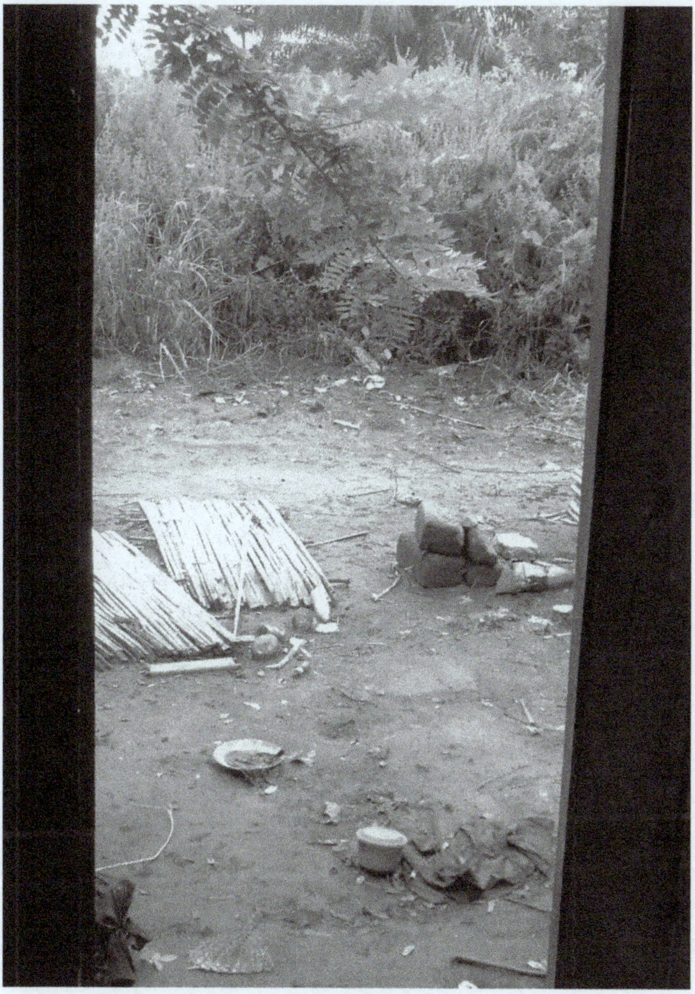

Im Gebüsch hinter der Hütte war der Tote verscharrt.
Daneben fanden sich in einem Plastikbehältnis
mit Konservierungsflüssigkeit Teile des Leichnams.

Sturm der Entrüstung, denn die Familie des Opfers glaubt nicht, dass der Voodoo-Mann allein gehandelt hat. Die Angehörigen vermuten einen Komplott der Regierung. Es wird auch angezweifelt, dass es sich bei dem Leichnam um den Vermissten handelt. Die Geister können viel anstellen. Alles fauler Zauber? Überall Misstrauen.

Die Regierung handelt. Sie zieht nunmehr für die Aufklärung des Falls internationale Kompetenz hinzu. Sie kontaktiert in Frankreich „Ärzte ohne Grenzen" und deutsche Behörden, weil bekannt ist, dass Deutschland im rechtsmedizinischen Bereich international mit führend ist und auch kriminaltechnisch über besonders ausgefeilte Methoden verfügt. Der Fall wird also an das Auswärtige Amt und die dort tätigen Ärzte herangetragen.

Der Koordinator ist ein ehemaliger Studienkollege von mir, Enno Winkler. Er fragte bei mir an, ob ich die Untersuchung des Leichnams übernehmen möchte und kurzfristig nach Benin reisen könnte. Ich war von dem Fall elektrisiert. Also habe ich mir trotz vieler Termine eine freie Woche organisiert und bin schon zwei Tage später nach Westafrika geflogen. Ich war ohne weitere wissenschaftliche und technische Begleitung unterwegs, hatte aber meine mobile Ausrüstung zum Sezieren, zur Spurensicherung und für Asservate dabei. Ich flog über Paris nach Cotonou, wo ich in der französischen Botschaft meine französische Kollegin traf. Anschließend ging es in die deutsche Botschaft.

Am nächsten Tag habe ich mit meiner Arbeit begonnen. Jedes Detail musste mit der Untersuchungsrichterin abgestimmt werden. Begleitet wurde ich von Geheimdienstpolizisten aus Benin und einem Dolmetscher der deutschen Botschaft. Die gesamte Entourage kam nun zu einem verabredeten Termin zur Leichenhalle – um dort vor verschlossenen Toren zu stehen. Der Mitarbeiter, der Herr über die

Schlüssel war, machte gerade Mittagspause. So mussten wir zwei Stunden warten, bis ich endlich tätig werden konnte. Da war es schon 15 Uhr.

Der Leichnam ist in desolatem Zustand. Er ist verfault und stinkt furchtbar. Zudem ist der Tote bereits zweimal seziert worden, von dem Rechtsmediziner aus Benin und der französischen Kollegin. Beide Obduktionen haben ihre Spuren hinterlassen. Die französische Rechtsmedizinerin hat die Befunde des Fachmanns aus Benin bezüglich der Strangulation und der Gesichtsverletzung bestätigt. Nun will die Regierung eine dritte Expertise und erhofft sich insbesondere Ergebnisse bezüglich der Identität des Toten. Dazu haben die anderen beiden Experten keine Erkenntnisse gewinnen können.

Die Obduktion musste ich unter freiem Himmel vornehmen, bei 35 bis 40 Grad im Schatten, den es allerdings nicht gab, sondern nur stechenden Sonnenschein von oben. Um mich herum standen Männer von der Geheimpolizei mit grimmigen Gesichtern und gezückten Waffen, um mich zu schützen. Denn die Regierung befürchtete Störaktionen von kriminellen Kräften. Und nun stand ich vor diesem Plastiksack, in dem die sterblichen Überreste des Toten lagen: breiiges Gewebe, Fett und Haut. Organe waren nicht zu unterscheiden, einige Hautareale waren jedoch abzugrenzen. Muskel- und Fettgewebe ließen sich bei dem Verwesungszustand nur durch ihre Farbe unterscheiden. Eine schwammartige Struktur, die auf den ersten Blick Ähnlichkeit mit einer verwesten Lunge hatte, entpuppte sich bei näherem Hinsehen und insbesondere der späteren Untersuchung als ein verschmutztes Stück Schaumstoff. In dem Plastiksack befand sich noch eine Art Reisetasche, in der der Rechtsmediziner aus Benin diverse große Knochen gesammelt hatte. Auch diese habe ich gründlich untersucht. Dabei konnte ich feststellen, dass alle Knochen vermutlich zu einer Person gehörten. Bei keinem der Knochen – außerhalb des Kopfes – waren frische Frakturen erkennbar. Im Bereich eines Hüftgelenks konnte ich noch einen gewissen Gelenkverschleiß im Sinne einer Arthrose feststellen. Die Muskulatur des Mannes schien kräftig ausgebildet zu sein. Im Bereich der vorgefundenen Hautpartien waren keine frischen Verletzungen oder gröberen Narben zu finden.

Wir haben einiges für spätere Untersuchungen in Hamburg asserviert, unter anderem einen Oberschenkelknochen, Mittelhand- und Fingerknochen sowie Kopfhaare. Vor allem aber gelang es mir, zwischen den diversen Weichteilen zwei Finger der rechten Hand abzugrenzen. An ihnen hafteten noch Hornhautstücke, die sich für Fingerabdrücke eignen würden. Sollte dies der Durchbruch zur Feststellung der Identität des Toten werden? In Benin werden in den Pässen routinemäßig die Fingerabdrücke des jeweiligen Bewohners erfasst, sodass wir Vergleichsmaterial hatten.

Der Kopf des Leichnams ist nicht in dem Plastiksack dabei. Den Schädel hatte der afrikanische Kollege, zusammen mit etlichen weiteren Asservaten, ins Institut für Rechtsmedizin nach Cotonou gebracht und dort sorgfältig verpackt im Kühlschrank gelagert.

Auch den Kopf sowie den Hals habe ich rechtsmedizinisch untersucht. Außen am Schädel gab es einige Reste von Weichteilen. Dort Einzelheiten abzugrenzen, war aber nicht möglich. Anhand meiner Befunde konnte ich jedoch die Diagnosen meiner Kollegen bestätigen: Das Opfer hatte Verletzungen am Kehlkopf und am Zungenbein, was für eine Strangulation sprach. Die Gesichtsknochen waren derart heftig zertrümmert, dass eine Rekonstruktion nicht möglich war. Für die Zerstörung der Gesichtsknochen waren zweierlei Erklärungen denkbar: Entweder sollte damit die Fest-

stellung der Identität erschwert oder auch der „böse Blick“ zerstört werden. Ein wenig wusste ich Bescheid, da ich mich früher schon für Voodoo interessiert und Bücher darüber gelesen hatte.

Da der Leichnam sehr stark verwest ist, kann keine übliche Messung der Körperlänge erfolgen. Also wird eine sogenannte „Körperhöhenschätzung“ vorgenommen. Dafür werden die Maße mehrerer Langknochen wie der Oberschenkel-, Schienbein- und Oberarmknochen sowie von Elle und Speiche genommen. Diese werden anhand einer bestimmten Formel ausgewertet und dadurch eine Körpergröße ermittelt. Bei dem Opfer ergibt dies einen Wert von etwa 170 Zentimetern. Die Knochen werden später in Hamburg geröntgt und computertopografisch untersucht. Außer dem Schädel sind auch die Einzelteile wie Herz und Zunge, die bei dem Zauberer in der Konservierungslösung aufbewahrt worden waren, im biochemischen Labor der Rechtsmedizin in Cotonou asserviert sowie weitere Teile des Körpers. Unter anderem handelt es sich um die Unterkieferfragmente rechts und links, jeweils mit sieben beziehungsweise sechs Zähnen, sowie einen Oberarmknochen.

Um das Alter des Mannes einzuschätzen, wird der Unterkiefer mit den erhaltenen Zähnen untersucht. Hierbei wird insbesondere in einer chemischen Analyse der Mineralgehalt ermittelt, zudem werden die Struktur und der Abrieb genau unter die Lupe genommen. Dies ermöglicht eine ungefähre Bestimmung des Sterbealters, die im Fall des Toten bei 40 bis 60 liegt. Das gibt einen Hinweis darauf, dass es sich um den Vermissten handeln könnte. Dieser ist zum Zeitpunkt seines Verschwindens 50 Jahre alt.

Mein besonderes Interesse gilt natürlich den ab- beziehungsweise herausgeschnittenen und vom Zauberer in For-

malin aufbewahrten Körperteilen. Das rechte Ohr ist offensichtlich scharf abgetrennt. Der Penis und ein Hoden sind unverletzt. Auch das Herz ist nahezu vollständig. Bei der Zunge ist ein unregelmäßiger Defekt festzustellen. Ich komme zu dem Schluss, dass die Körperteile post mortem herausgeschnitten beziehungsweise abgetrennt wurden. Weitere Verletzungsmuster sind nicht zu erkennen. Hinter der Abtrennung dieser speziellen Körperteile stehen Besonderheiten des Voodoo-Glaubens, wonach die Kräfte eines Getöteten übergehen auf denjenigen, der die Teile verwahrt. Dabei steht das Herz für langes Leben, das Gehör für Sinnesschärfe, der Penis für gesteigerte Manneskraft und die Zunge für Beredtheit und Erfolg.

Doch die Voodoo-Anhänger vertrauen für ihr Glück vor allem auf die Unterstützung der Geister. Fast 400 dieser „Loa" genannten übernatürlichen Wesen kümmern sich um die Geschicke der Voodoosi. Erzulie ist beispielsweise die Fruchtbarkeitsgöttin, Mami Wata die Herrin des Wassers. Ogun ist der Eisengott. Wer von den Geistern Hilfe erhofft, muss dafür Opfer bringen, darunter Tiere, Schnaps, Zigarren oder Parfüms. Und wer Antwort auf Fragen etwa nach Krankheitsursachen erhofft, wer Unterstützung bei der Lösung von Beziehungsproblemen oder Schuldfragen braucht, wer eine Vorhersage der Fußballergebnisse möchte, der lässt die Priester das Fa-Orakel befragen. Zwei Ketten mit insgesamt 16 Nussschalen oder Muscheln werden dabei ausgeworfen. Aus dem Muster, wie sie zum Liegen kommen, ergeben sich für den Kundigen wertvolle Hinweise. Wertvoll nicht nur für den Fragenden, sondern gewinnbringend auch für den Priester, der die Zeremonie abhält. Der lässt sich sein Werk sehr gut bezahlen. Viele Priester in Benin haben es zu einigem Vermögen gebracht.

Wie sehr in dem schwarzafrikanischen Staat Voodoo zum Leben gehört, spürte ich auch, als wir den Tatort besichtigten und die Stelle, an der der Leichnam begraben war. Die Werkstatt des Zauberers wirkte auf den ersten Blick chaotisch, war aber tatsächlich ein Sammelsurium eigenartiger Gegenstände: Knochen, Federn, Figuren mit leuchtend roten Augen. Aber selbstverständlich waren keine Geister und übernatürlichen Kräfte am Werk. Die nähere Betrachtung ergab, dass hier eine Glühbirne versteckt war, die zwei rote Verschlüsse von Cola-Flaschen durchstrahlte. Die Fratze des schaurigen Gesichts wurde durch bunt bemalte Stofflappen und Stoffknäuel figuriert. Überall im Raum standen Schüsseln mit bunten Flaschen, Scherben, Knochen, Steinen, Farbbeuteln, Haaren herum, zum Teil von Kerzen beleuchtet. Andere Schüsseln enthielten vorzugsweise Asche, Steinschutt und Knochen, wiederum vermischt mit Farbtupfern. Von der Decke herab hingen zahlreiche Schnüre, an denen unterschiedliche Tierknochen befestigt waren – ein grausiges Mobile, das scheppernde und knirschende Geräusche erzeugte. Dazwischen der Behandlungsstuhl, geformt aus teilweise zerfetzten Strohmatratzen, und überall noch diverse Püppchen aus Stoff und Stroh mit eingepiekten Nadeln.

Es war eine gespenstische Szene.

Wie wohltuend waren da die Abende. Übernachtet habe ich in der Botschaft, doch die Stunden davor verbrachte ich privat als Gast bei der Stellvertretenden Botschafterin des Landes, Birgit Maaß. Direkt hinter dem Eingang des Hauses, in der Diele, stand ein riesiger Kühlschrank, gefüllt mit Königs Pilsener. Ein Genuss! Und dann saßen wir zusammen an ihrem Swimmingpool und unterhielten uns über viele Dinge, über Politik und Medizin, über Gott und die Welt.

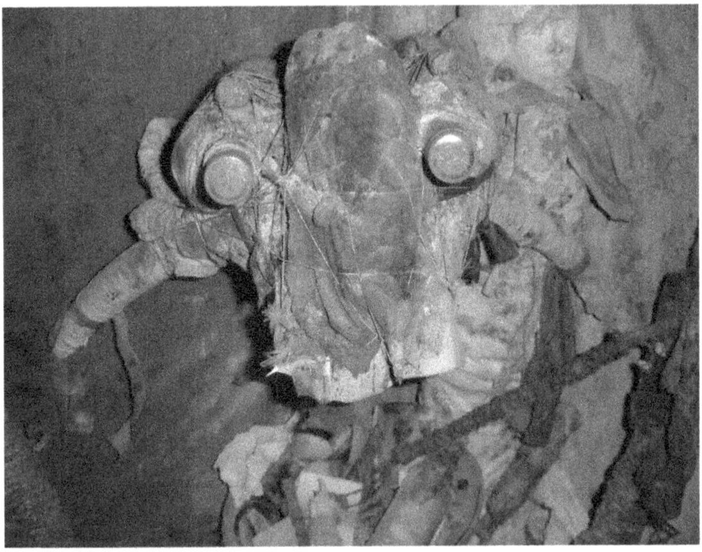

Voodoo-Utensilien aus dem Behandlungszimmer des Féticheurs: menschliche und tierische Knochen, allerlei beunruhigende Fratzen und Figuren, etwa ein gespenstisches Gesicht mit roten Augen aus Plastikverschlüssen von Cola-Flaschen.

Kurz vor meiner Abreise wollte ich noch von den Verwandten des getöteten Mannes DNA entnehmen. Wir wollten sie in Hamburg mit der DNA aus den Knochen des Toten vergleichen, damit wir verifizieren konnten, ob es sich bei dem Opfer tatsächlich um den vermissten Finanzbeamten handelt. Doch die Familie lehnte es ab, Abstriche abzugeben. Sie fürchteten, ich könnte dabei einen bösen Voodoo-Zauber auf sie ausüben. Ein Hamburger Rechtsmediziner im Bund mit den Geistern? Wie absurd! Der Justizminister verhandelte daraufhin höchstpersönlich den gesamten nächsten Tag mit der Familie, aber auch er konnte sie nicht überzeugen, eine Speichelprobe abzugeben. Die Angst vor meinen angeblichen Voodoo-Künsten war übermächtig.

Also musste ich die Heimreise ohne die DNA-Vergleichsproben antreten. Der Abflug sollte aus dem Nachbarland Togo erfolgen. Der Präsident von Benin, in dessen Auftrag ich ja unterwegs war, bot mir ein Flugzeug an, um zum Airport von Togos Hauptstadt Lomé zu kommen. Doch als die deutsche Botschaft Erkundigungen einzog, erfuhren sie, dass die Maschine kurz vorher auf einem Inlandsflug eine Notlandung machen musste, und mir wurde dringend geraten, nicht in das Flugzeug zu steigen. Stattdessen bekam ich einen Dienstwagen mit Chauffeur von der deutschen Botschaft, der von zwei Polizeibeamten mit ihren BMW-Motorrädern eskortiert wurde. Da sie mit Blaulicht vor uns herfuhren, schafften wir trotz der schlechten Straßenverhältnisse Tempo 80.

Nach Passieren der Grenze zu Togo blieb der Begleitschutz zurück. Jetzt rauschte ein Platzregen nieder, sodass wir im Schritttempo fahren mussten. Auf den letzten Drücker erreichten wir den Airport. Die asservierten Leichenteile hatte ich bei mir, dank eines Passierscheins der Botschaft konnte ich sie problemlos mitnehmen. Bei der Zwischenlandung in Paris begleiteten mich Verbindungsbeamte des Bundeskriminalamts.

In Hamburg werden schließlich mehrere Untersuchungen vorgenommen, eine davon von der Daktyloskopie-Abteilung des Landeskriminalamts. Die Analyse der Fingerabdrücke ergibt zweifelsfrei: Es handelt sich bei dem Toten um den Finanzbeamten.

Die Asservate landen in den entsprechenden Laboren des Instituts für Rechtsmedizin. Die Beurteilung von Gewebeproben unter dem Mikroskop, also die histologischen Befunderhebung, ergibt keinen Hinweis auf Erkrankungen oder Verletzungen. Bei der toxikologischen Untersuchung werden keinerlei Hinweise auf Drogen

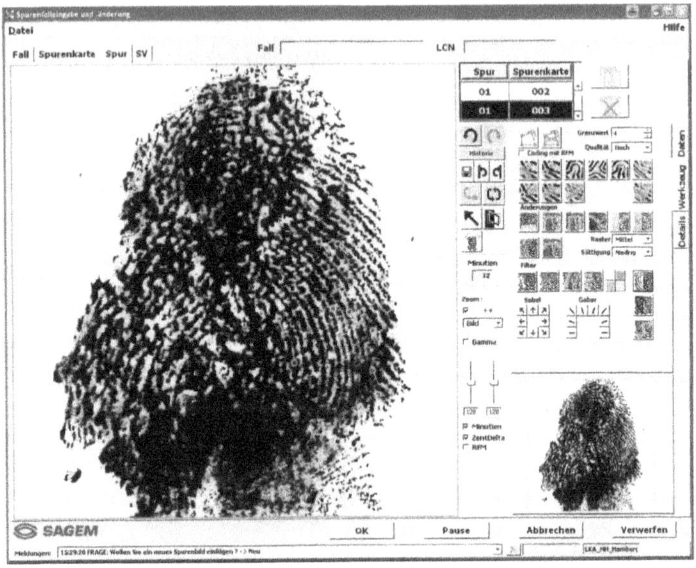

Die sichere Identifizierung des hochgradig zersetzten Mordopfers gelang mithilfe seiner Fingerabdrücke, die aus Hornhautfetzen eindeutig daktyloskopisch identifiziert werden konnten.

oder Narkosemittel gefunden. Da aber die Asservate mehr als zwei Monate nach dem Tod des Opfers nicht mehr im Idealzustand sind, kann auch nicht ausgeschlossen werden, dass der Mann Betäubungsmittel genommen hat oder ihm welche verabreicht wurden. Zudem werden diverse Leichenteile, unter anderem Oberschenkelknochen, Herzmuskel und Zunge, auf DNA untersucht. Das Ergebnis: Bei allen Proben wird dieselbe DNA nachgewiesen, die statistisch gesehen bei einer von vier Billiarden Personen vorkommt. Damit steht eindeutig fest, dass alle untersuchten Proben von dem Vermissten stammen. Und die toxikologische und feingewebliche Untersuchung bestätigt: Die Abtrennung der Körperteile und auch das

Zerstören des Gesichts des Opfers geschah, als dieses bereits tot war. Der gesamte mittlere Bereich des Gesichts ist nach dem Tod mit einem scharfen Gegenstand zertrümmert worden. Ein großes Messer beziehungsweise eine Machete könnten diese Verletzungen herbeigeführt haben.

Doch ich konnte noch weitere Erkenntnisse erzielen: Der Regimekritiker wurde bereits am Tag seines Verschwindens getötet. Das Opfer war ein gesunder Mann von kräftiger Statur, bei dem es für einen Täter nicht einfach gewesen sein kann, ihn allein mit körperlicher Gewalt zu töten. Auch wenn die chemisch-toxikologischen Untersuchungen am Knochenmark des Oberschenkels negativ verliefen, ist es keineswegs ausgeschlossen, dass das Opfer durch Drogen oder Gift außer Gefecht gesetzt wurde. Aufgrund der in der Behausung des Verdächtigen vorgefundenen Chemikalien und angesichts der Tatsache, dass dieser rituelle Behandlungen vornahm, war es denkbar, dass das Opfer durch Drogen in einen hilflosen oder sogar bewusstlosen Zustand versetzt wurde. Auch als Todesursache war Gift nicht auszuschließen. Vieles aber sprach, wie schon erwähnt, für eine Strangulation.

Für den Zauberer bedeutet dieser nun aufgedeckte Mord viele Jahre Gefängnis. Gleichwohl will die Familie des Opfers nach wie vor nicht glauben, dass der Finanzbeamte von dem Féticheur getötet worden ist, sie glaubt, dass er noch irgendwo lebt, in der Gewalt des Präsidenten und seiner Helfer, und dass er deren Manipulationen ausgesetzt ist. Und nicht wenige halten ihn für verehrungswürdig, für sie ist er ein Held. Eine Zeitung des Landes wählt ihn zum wichtigsten Mann des Jahres. Und auch sehr viel später ist der Fall für viele nicht abgeschlossen. Fünf Jahre nach dem Verschwinden des Mannes schreibt eine Zeitung noch von einem „Mysterium“ und stellt die

Frage: „Was ist wirklich passiert? Lebt der Vermisste noch? Oder ist er wirklich tot?“

Doch die Zweifler haben sich nicht durchgesetzt. Nachdem das Ergebnis der rechtsmedizinischen Untersuchung bewiesen hat, dass die obersten Politiker nichts mit dem Tod ihres engagiertesten Kritikers zu tun haben, ist der Präsident rehabilitiert und gewinnt die nächsten Wahlen mit überwältigender Mehrheit.

Wenn ich durch meine Expertise nicht den Verdacht gegen die Regierung ausgeräumt hätte, wären die Wahlen womöglich ganz anders ausgegangen. Für mich war mein Einsatz selbstverständlich nicht politisch motiviert. Es ging mir allein um die Aufklärung eines spektakulären Mordfalls. Das genaue Schicksal von Getöteten ergründen und helfen, den Schuldigen zu ermitteln: Das ist es, was mich bei Kapitalverbrechen immer wieder antreibt. Und deshalb konnte ich auch diesen Fall zufrieden abschließen.

Und trotzdem fühlte ich mich nicht wohl in meiner Haut: Wegen der besonderen Umstände, unter denen ich den schon stark fäulnisveränderten Leichnam obduzieren musste, roch alles an mir nach Verwesung. Körper und Kleidung waren schnell wieder sauber, doch in meinem Koffer hing der Gestank so nachhaltig, dass ich ihn entsorgen musste. Und vor meinem geistigen Auge (und mit meiner Nase) vollziehe ich diese unvergessliche Obduktion in Benin noch manchmal nach.

Ein besonderes Erlebnis, passend zu dem Geisterglauben des afrikanischen Landes, verschaffte mir die Taxifahrt vom Hamburger Flughafen nach Hause. Mein Fahrer kam aus Ghana, mit dem ich ein Gespräch über Voodoo anfing. Ich fragte ihn, ob er viel darüber wisse. Selbstverständlich kenne er sich damit aus, antwortete er. Es gebe Zauberer und Priester, die sich magische Kräfte verschafften. Einer von ihnen sei sein Großvater, der sei 150 Jahre alt. Es werde erzählt, dass er alle zehn bis zwanzig Jahre eine junge Frau zu sich hole, die dann dauerhaft verschwindet. In der Familie gehe man davon aus, dass er sie tötet und ihre Kräfte auf sich überträgt. Der Taxifahrer erzählte auch noch von einem anderen Mann, der mittlerweile 800 geworden sei. Dieser habe das Geheimnis für das ewige Leben gelöst.

Ewiges Leben war dem Mörder des toten Regimekritikers jedenfalls nicht beschert. Der Zauberer starb nicht lange nach seiner Verurteilung im Gefängnis. Das löste Spekulationen aus, ob er getötet wurde oder seine Kräfte sich hinter Gittern abgenutzt oder aufgelöst hätten. Ihm zumindest hat das herausgeschnittene Herz nichts genützt.

Voodoo

Voodoo ist eine Religion, die sich ursprünglich in Westafrika entwickelte und heute auch in kreolischen Gesellschaften des atlantischen Raums und vor allem in Haiti beheimatet ist. Durch die Sklaverei gelangte Voodoo aus den traditionellen Religionen Westafrikas in die Karibik. Er hat weltweit etwa 60 Millionen Anhänger. Voodoo wird heute hauptsächlich in den afrikanischen Staaten Benin, Ghana und Togo praktiziert, ferner im Karibikstaat Haiti sowie teilweise in der Dominikanischen Republik. In Benin ist Voodoo zusammen mit dem Christentum und dem Islam eine offiziell anerkannte Religion, ebenso, seit 2003, in Haiti. Die Religion verbreitet sich weltweit, besonders im Ursprungskontinent Afrika, da sich vor allem die schwarze Bevölkerung wieder an ihre Wurzeln erinnert.

Das Wort „Voodoo" („Geist") leitet sich aus einem Begriff der in Westafrika lebenden Ethnie der Fon ab. Die Religion kennt nur einen Gott. Dieser wird französisch Bondieu („guter Gott"), kreolisch Bondiyé genannt. Da dieser Gott so gewaltig ist, kann der Gläubige sich nicht direkt an ihn wenden. Hierfür gibt es göttliche Geistwesen, die sogenannten Loa, in deren Macht es steht, Dinge zu verändern.

Legendär-berüchtigt für den Voodoo-Kult sind angebliche Zombies. Sie geistern durch Albträume, schockieren in Horrorfilmen und haben ihren Ursprung in Randbereichen des Voodoo-Kultes.

Immer wieder wird Voodoo mit schwarzer Magie assoziiert. Genährt wurden diese Vorstellungen durch die Praktiken des Totenkults und den Glauben an die Wiederbelebung längst Verstorbener. Menschenopfer waren und sind kein Bestandteil des Voodoo-Glaubens. Es werden aber Rituale praktiziert, bei denen Tiere geopfert werden.

Es kann vorkommen, dass Priester und Gläubige ihre vermeintlichen Kräfte für einen bösen Zauber einzusetzen versuchen. Ein bekannter, oft übertrieben dargestellter Brauch ist das Herstellen von Voodoo-Puppen, die manchmal einem bestimmten Menschen nachgebildet sind. Durch das Durchbohren der Puppe mit Nadeln sollen dem Betroffenen Schmerzen zugefügt werden. Die Voodoo-Religion wurde in der Vergangenheit nicht selten vorsätzlich für religionsfremde Zwecke missbraucht, insbesondere als Mittel zur Einschüchterung und Bedrohung.

Voodoo-Tod ist ein Begriff, der von Walter Cannon geprägt wurde. Er bezeichnet einen psychogenen oder psychosomatischen Tod, ein Phänomen des plötzlichen Todes, der durch einen sehr starken emotionalen Schock beziehungsweise starke Furcht hervorgerufen wird. Der Voodoo-Tod wird insbesondere in Eingeborenengesellschaften in deren Vorstellungswelt durch böse Zauberer hervorgerufen. Gebräuchlich ist dieser aber auch in anderen Kulturen. Zum bösen Voodoo-Zauber gehört auch, dass Toten Organe entnommen werden. Deren Besitz, unter Umständen auch deren Einverleibung, soll zu gesteigerter Manneskraft oder auch zu einem besonders langen Leben führen. Unter Umständen zählt auch das Trinken von Blut (Vampirismus) dazu.

Insgesamt kennzeichnet die Voodoo-Religion eigentlich ein sehr positives Weltbild und eine bejahende, gute Einstellung zum Leben. In der allgemeinen Wahrnehmung stehen jedoch eher die negativen Auswüchse und bösen Zauberbegriffe im Vordergrund.

Die Angst vorm schwarzen Mann

Nur die Augen sind zu sehen, alles andere verwischt sich mit dem schummrigen Halbdunkel des Schlafsaals. Ein Mann mit einer Gesichtsmaske, die Kleidung vollkommen schwarz. Leise hat der Kerl sich des Nachts an den Ort gepirscht, wo sich Kinder am sichersten fühlen. Nun sitzt er dort neben ihnen, am Bett, jagt ihnen Angst ein und berührt sie unter der Bettdecke. Er ist der Fleisch gewordene Albtraum, einer der erschreckt, missbraucht, der einige seiner Opfer auch verschleppt und schließlich ermordet.

Über etliche Jahre hat der Maskenmann Kinder, Schullandheime, Zeltlager und Internate heimgesucht. Zwei Jahrzehnte verstreichen nach seiner ersten Tat, bis er endlich gefasst und verurteilt wird. Es werden ihm drei Morde und der sexuelle Missbrauch von Kindern in neun Fällen nachgewiesen. Das Schwurgericht verhängt lebenslange Haft und stellt die besondere Schwere der Schuld fest. Womöglich wird der Verbrecher für immer hinter Gitter bleiben.

Die Familien seiner Opfer haben in jedem Fall „lebenslänglich“ erhalten. Denn der Tod ist gierig, er vergreift sich nicht allein an dem Sterbenden. Gemeinsam mit diesem schickt er auch die Hinterbliebenen in ein Meer aus Tränen und in die Hölle der Verzweiflung. Und es bleibt die Frage: Warum er, warum wir? Besonders schlimm ist es, wenn ein Kind sterben muss, wenn es vor den Eltern geht, die natürliche Reihenfolge umgekehrt, die Natur gewissermaßen auf den Kopf gestellt wird. Kann eine Mutter oder ein Vater dies je verwinden? Wohl kaum. Mit dem Tod von Tochter oder Sohn, speziell bei einem gewaltsamen Ende, entsteht eine sich niemals schließende Wunde.

Rechtsmediziner wissen genau um diese Wunden. Denn wir sind oft sehr nah bei den Hinterbliebenen, die wissen wollen, was genau mit ihrem Kind, dem Bruder, der Tante, der Großmutter, dem Liebsten geschehen ist. Wie ist er gestorben? Wie lange hat es gedauert? Hat er versucht, sich zu wehren? Und vor allem: Hat er gelitten? Was können im Fall eines unnatürlichen Todes die genauen Umstände über den Täter sagen, über seine Handschrift? Diese Fragen werden uns immer wieder gestellt. Und wir wissen: Wenn wir durch unsere Erkenntnisse Klarheit verschaffen können, kann das manchmal auch den Trauernden helfen, irgendwie mit ihren Schmerzen und ihrem Verlust umgehen zu können. Umgehen, ja. Wirklich verwinden können sie ihn sicherlich nie.

Der Fall des Maskenmanns hat mich zwanzig Jahre beschäftigt, so lang wie kaum ein anderer. Ich war von Beginn an involviert. Ich habe geholfen, eines der getöteten Opfer aus seinem sandigen Grab in den Dünen zu bergen, ich wurde über all die Zeit immer wieder kontaktiert, weil neue Fälle hinzukamen und weitere Ermittlungsansätze gesucht wurden. Und ich war am Ende dabei, als der Täter zwei Jahrzehnte später endlich vor Gericht stand.

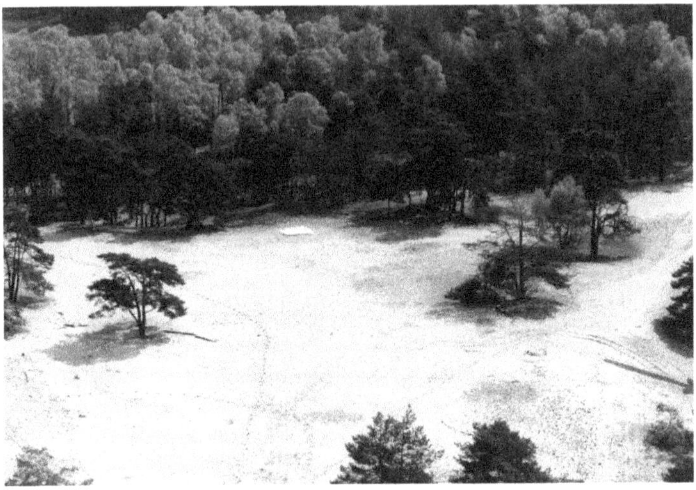

Der Fundort der Leiche des ersten Opfers des Maskenmörders in den Verdener Sanddünen. Der Leichnam wurde von uns persönlich geborgen und dann sofort zur Sektion in das nächstgelegene Krankenhaus verbracht.

Wer hat Angst vorm schwarzen Mann? Als die ersten Kinder von diesem unheimlichen Unbekannten erzählen, der nachts durch Fenster oder Türen einsteigt, der ans Bett tritt, unter die Decke greift und in die Schlafanzughose, sind dies ohnehin schon zutiefst erschreckende Geschichten. Doch treibt ein einzelner Täter sein Unwesen, oder sind es mehrere, deren Muster sich zufällig ähneln? Die Sorge greift immer weiter um sich.

Als erstmals im Februar 1992 ein Junge aus einem niedersächsischen Internat verschleppt wird und nur sein Schlafanzug zurückbleibt, nimmt das Entsetzen noch weiter zu. Welches Schicksal hat ihn ereilt? Zunächst besteht Hoffnung, den 13-Jährigen lebend zu finden. Doch zwei Wochen später wird klar, dass das Schlimmste wahr geworden ist.

Es gab die Besonderheit, dass die Kinder sich in dem Internat nachts normalerweise einschlossen. Hier aber hatten sie die Tür auf Veranlassung des Lehrers offen gelassen. In dieser Nacht verschwand der Junge. Wochen später wurde in den Verdener Sanddünen ein menschlicher Schädel von einem Hund freigescharrt. Der Verdacht entstand, dass es sich um den vermissten Schüler handeln könnte. Also wurden wir zum Fundort gerufen. Wir liefen eine längere Strecke über einen Wanderweg, und dann mussten wir durch Dünen stapfen. Schließlich kamen wir zu einer Stelle am Rande der Dünen mit einer kleinen Bewaldung. Dort fanden wir den Kopf, der teilweise aus der Erde ragte. Wir haben mit Gartenwerkzeugen, mit Spaten und Schaufel, den Körper großräumig freigeschaufelt. Der Junge lag in zusammengekrümmter Körperhaltung komplett im Sand.

Heute schaudert es mich, wenn ich überlege, wie grob wir bei der Bergung des Leichnams vorgegangen sind. Im Nachhinein muss ich sagen, dass wir völlig unvorschriftsmäßig agiert haben. Aber das war damals Standard. Wir waren nicht in Spurensicherungsanzügen gekleidet, trugen keinen Mundschutz oder Handschuhe, waren eher ein Spurenvernichtungskommando und selbst Spurenleger. Die Lage war deshalb etwas unübersichtlich. Später musste ein Haar, das am Leichnam gefunden wurde, dahingehend untersucht werden, ob es von einem der Obduzenten stammt.

Trotz deutlicher Leichenfäulnis gab es einige Hinweise darauf, dass es sich um den Vermissten handelte. Der Junge wies Fesselungsspuren an den Handgelenken auf und war spärlich bekleidet, der Unterkörper entblößt. Es gab den Verdacht, dass er sexuell missbraucht worden war. Wir haben ihn in einen üblichen Leichensack ins nächst gelegene

Krankenhaus gebracht, das eine Pathologie hatte, und dort obduziert.

Bei der Sektion wird eindeutig festgestellt, dass es der vermisste Junge ist. Die Todesursache ist Ersticken durch Strangulation. Nun ist der Fall des 13-Jährigen keine Vermisstensache mehr, sondern Mord. Die Ermittlungen werden erheblich ausgeweitet, ein großes Polizeiaufgebot wird in den Fall eingeschaltet. Man geht allen erdenklichen Spuren nach, befragt Zeugen. Der Fall aber bleibt ungeklärt.

In den nächsten Jahren werden in Niedersachsen in Schullandheimen und Zeltlagern immer wieder Jungen missbraucht, die meisten von ihnen sind im Grundschulalter. Allein in eine bestimmte Einrichtung bricht der Unbekannte achtmal ein und vergeht sich an seinen Opfern. Insgesamt schlägt er mehrere Dutzend Male zu, bedroht die Kinder, betatscht sie. Viele Jahre später schildert eines der Opfer, was diese Jungen durchgemacht haben. „Sie müssen sich vorstellen, Sie liegen im Bett, wachen auf", erzählt er. Er stellt dar, wie ihm der Mund zugehalten wird, wie ihm der schwarz gekleidete und maskierte Täter eine Waffe zeigt. „Das Herz fängt heftig an zu schlagen", weil man überhaupt nicht weiß, was passieren wird. „Das Herz schlägt bis zum Hals", erinnert sich das Opfer.

Im Sommer 1995 geschieht der nächste Mord. Ein Achtjähriger wird entführt, sein verscharrter Leichnam wird Wochen später auf einem Sandhügel in den dänischen Dünen an der Grenze zu Deutschland entdeckt. Der Fall erinnert an das Tötungsdelikt an dem 13-Jährigen. Doch noch wird nicht erkannt, dass man es wohl mit einem Serientäter zu tun hat. Dies geschieht erst sechs Jahre später, nach dem dritten Mord, diesmal an einem Neunjährigen. Der Junge verschwindet aus einem Schul-

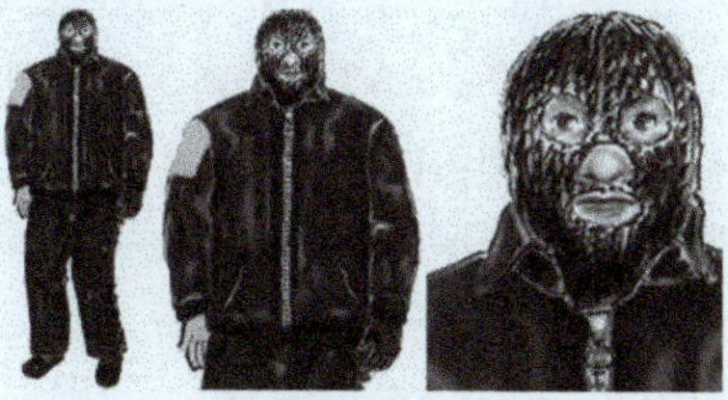

Mit diesem Steckbrief wurde vor dem Maskenmörder gewarnt und zugleich nach ihm gefahndet.

landheim nördlich von Bremen. Ein Pilzsammler entdeckt das tote Kind zwei Wochen später in einem Wald, knapp fünfzig Kilometer entfernt.

In dem zweiten Fall, bei dem der Achtjährige verschwand, hatte der Täter noch mehrere Tage lang mit dem Kind zusammengelebt. Er war auch mit ihm einkaufen gegangen. Tatsächlich hatte der Verbrecher zu jener Zeit Urlaub. Als der Urlaub zu Ende ging, musste er sich des Zeugen entledigen. Das Opfer wurde in Dänemark obduziert.

An dem dritten Mordfall war ich später als Sachverständiger beteiligt. Es ging um die Frage, wie lange die Leiche im Gebüsch gelegen hat beziehungsweise wie schnell nach der Entführung des Opfers der Tod herbeigeführt wurde.

Jetzt, im Jahr 2001, wird eine Sonderkommission gegründet. Sie arbeitet mehrere Tausend Spuren ab, zieht einen Profiler hinzu. „Wir gehen bei dem Täter von einem intelligenten, sehr planenden Täter aus", sagt später der Münchner Fallanalytiker Alexander Horn, der die Soko unterstützt. „Man mag ihn sich vielleicht, wenn man das Ergebnis seiner Taten sieht, als Monster vorstellen. Dem ist tatsächlich aber nicht so. Wir schätzen ihn als sozial integrierten und angepassten Menschen ein. Intelligent, durchaus berufstätig, möglicherweise hat er ein Studium absolviert. Es kann wirklich der Nachbar von nebenan oder sogar der eigene Partner sein."

Mit dieser Einschätzung sind die Ermittler sehr dicht an der Persönlichkeit des wahren Täters dran. Doch es dauert noch weitere zehn Jahre, bis man ihm auf die Spur kommt. Einen wichtigen Hinweis gibt ein Zeitsoldat, der den im Jahr 2001 entführten Jungen gemeinsam mit einem bulligen Mann in einem Auto gesehen haben will. Durch die Aussage des Zeugen bekommt der Maskenmann erstmals ein Gesicht. Die entscheidende Information, die zur Festnahme des Verbrechers führt, kommt schließlich im Jahr 2011 von einem Mann, der nach einer erneuten Ausstrahlung eines Fahndungsaufrufs eine Begebenheit viele Jahre zuvor schildert. Er war 1995 im eigenen Elternhaus von einem Mann missbraucht worden. Monate vor diesem Übergriff, erzählt der Zeuge, habe ihn ein Betreuer bei einer Jugendfreizeit in auffälliger Weise auf seine Wohnsituation angesprochen. Mit diesem Hinweis kann der Verdächtige identifiziert und schließlich im April 2011 festgenommen werden. Der 40-Jährige leistet keinen Widerstand. Einen Tag später gesteht er die drei Morde sowie etliche weitere Missbrauchstaten.

Der Fall ist ein Beleg dafür, dass die operative Fallanalyse nicht unbedingt einen Täter dingfest machen kann. Zwanzig Jahre lang hat die Kripo ermittelt, jahrelang gab es eine Sonderkommission. Die Soko hat eng mit der Arbeitsgruppe Tatortanalyse – Täterprofiling beim Polizeipräsidium München zusammengearbeitet, und die Fachleute haben die operative Fallanalyse immer wieder aktualisiert. Zuletzt hatten sie ein erstaunlich genaues Bild vom Täter, allerdings ohne ihn hiermit zu identifizieren. Im letzten Schritt hat Kommissar Zufall die Morde aufgeklärt. Die Fallanalyse mit den Erkenntnissen über die Persönlichkeit des Täters hat dem Fallanalytiker und dem Leiter der Mordkommission allerdings die entscheidenden Erkenntnisse geliefert, um nach der Festnahme den verschlossenen Täter zu einem Geständnis zu bewegen. Da die Polizei bei ihrer Suche nicht nachgelassen hat, ist es letztlich ihr zu verdanken, dass der Täter gefasst werden konnte.

Während seiner Vernehmung bei der Polizei bricht der Mann immer wieder in Tränen aus, schluchzt, jammert. „Scheiße gebaut", stammelt er, und: „Das passt nicht zu mir. Eigentlich will ich doch nur das Beste für alle Menschen und bin total hilfsbereit." Doch sein Drang nach kleinen Jungen sei manchmal übermächtig geworden. Dann ging er auf die Jagd, an Orten, wo sich viele Kinder aufhielten. In die Gebäude einzusteigen, sei normalerweise nicht schwierig gewesen. Meist habe „irgendetwas offen gestanden". Sein erstes Opfer, der 13-jährige Schüler aus dem Internat, sei ihm aufgefallen, weil „der so süß war. Ich wollte ihn unbedingt wiedersehen", sagt er. Er habe sich in das Haus geschlichen, den Jungen gesucht und entdeckt, ihn entführt, ihn noch auf dem Schulgelände an den Händen gefesselt und ihn befingert. Dann sei ihm klar geworden, dass er das Kind nicht einfach so gehen lassen könne, weil der Junge seinen Wagen mit dem Nummernschild gesehen habe. Also habe er ihn umgebracht.

Der Verdächtige hatte gestanden, er sei nach nochmaligem sexuellen Missbrauch im Pkw mit dem Jungen auf einen abgelegenen Feldweg gefahren. Er veranlasste ihn dann auszusteigen und erwürgte ihn mit seinen Händen. Dann fuhr er mit dem Leichnam zum späteren Leichenfundort und vergrub den Körper im Bereich der Sanddünen, wo wir ihn dann wieder ausgruben. Das Geständnis entsprach insoweit unseren Feststellungen, dass wir unspezifische Hinweiszeichen auf einen Erstickungsvorgang bei der Sektion feststellten. Wir fanden Einblutungen der Halsmuskulatur sowie weitere in der Umgebung des Kehlkopfs. Außerdem hatte der Junge eine Einblutung in der linksseitigen Nackenmuskulatur. Es entspricht der rechtsmedizinischen Erfahrung, dass wir keine Kehlkopf- und Zungenbeinfrakturen festgestellt haben. Kehlkopf und Zungenbein sind bei Kindern so weich und elastisch, dass durch die komprimierende Gewalteinwirkung auf den Hals keine Frakturen entstehen – wie wir sie bei Erwachsenen aufgrund der weitgehenden Verknöcherung regelmäßig feststellen.

Als Todesursache haben wir eine Halskompression durch Würgen festgestellt. Die Gewalteinwirkung beim Töten erfolgte am gefesselten Kind, sodass Abwehr- und Kampfbewegungen nicht möglich waren. Und allein die komprimierende Gewalteinwirkung am Hals hinterlässt äußerlich jedenfalls dann keine Spuren, wenn sie breitflächig und gleichmäßig erfolgt. Halskompression und Ersticken gehören zu den sogenannten spurenarmen Tötungsdelikten.

Für sexuellen Missbrauch fanden wir am Körper des Kindes insgesamt keinen Beweis. Das schließt selbstverständlich nicht aus, dass hier sexuell motivierte Manipulationen zum Beispiel durch Berühren beziehungsweise sonstige Einwirkungen an der Körperoberfläche und an den Geschlechtsorganen stattgefunden haben.

Für die Ermittlungen im Fall des 13-Jährigen ging es speziell auch um die Frage, wann der Junge getötet worden ist. Wir konnten den Todeszeitpunkt aufgrund der üblicherweise eingesetzten Untersuchungen – Ausprägung der Lei-

chenflecken und der Leichenstarre, elektrische Erregbarkeit der Muskulatur und Abfall der Körpertemperatur – nicht mehr feststellen. Wir sind deswegen einen indirekten Weg gegangen, indem wir eine biologische Mageninhaltsanalyse vorgenommen haben. Im Mageninhalt konnten wir schon mit bloßem Auge Reiskörner erkennen. Bei der weitergehenden mikroskopischen Analyse ging es dann um die Abgrenzung verschiedener Reissorten, einerseits Bali- und andererseits Basmati-Reis. Wir haben uns in unserem Gutachten auf Basmati-Reis festgelegt und aus unserer Mageninhaltsanalyse geschlossen, dass der Junge bereits relativ kurze Zeit nach der Entführung getötet worden sein muss, da er zum Abendbrot solchen Reis zu sich genommen hatte.

Das zweite Opfer des Serientäters entführt der Maskenmann aus einem Ferienlager in Norddeutschland. Der Achtjährige sei freiwillig mit ihm mitgegangen, behauptet der Mann später in seiner Vernehmung. Er habe den Jungen mit nach Dänemark genommen, wo er ein Ferienhaus gemietet hatte. Mehrere Tage sind sie laut seiner Darstellung wie Touristen unterwegs gewesen, zum Strand gelaufen, haben Ausflüge gemacht. Dem Jungen sei die Unternehmung wie ein spannendes Abenteuer vorgekommen, missbraucht habe er ihn nicht, sagt er. Doch auch ihn habe er getötet, weil er ihn nicht einfach so habe zurückbringen können. Dann transportierte er das Opfer mit seinem Wagen an den Ort, wo er den Leichnam in den Dünen vergrub. Ähnlich sei es mit dem Neunjährigen gewesen, den er 2001 aus dessen Stockbett in einem Schullandheim holte, ihn missbrauchte und dann verschleppte und tötete.

Unsere rechtsmedizinischen Untersuchungen ergaben bei dem Neunjährigen fortgeschrittene Fäulnisveränderungen sowie einen ausgedehnten Insektenbefall, der Haut-

und Weichteildefekte an einzelnen Körperregionen hervorgerufen hat. Ähnlich wie bei dem ersten Opfer fanden wir bei der Obduktion Zeichen einer Halskompression durch Würgen: Es gab umschriebene fleckförmige Einblutungen in der Haut und im Unterhautfettgewebe über der sogenannten Drosselgrube vorne am Hals und in gleicher Höhe ein wenig rechts und links davon. Kehlkopf und Zungenbein waren wiederum nicht frakturiert. An den inneren Organen zeigten sich allgemeine Zeichen des Erstickens, zum Beispiel punktförmige sogenannte Erstickungsblutungen unter dem Lungenfell. Wir haben bei dem Jungen auch Abwehrverletzungen an beiden Armen festgestellt und Zeichen für Haltegriffe an den Oberarmen.

Zur Eingrenzung des Todeszeitpunkts haben wir am Geschehensort und vom Leichnam Insekten eingesammelt und ein umfangreiches entomologisches Gutachten angefertigt. Am Leichnam des Kindes sowie im Erdreich unterhalb des Gesichts wurden unterschiedliche Larvenstadien und Fliegeneier der Schmeißfliegen Calliphora vomitoria und Phormia regina festgestellt. Die durchschnittliche Temperatur am Auffindeort betrug vom Verschwinden des Kindes bis zu seinem Auffinden 12,2 Grad Celsius. Einige der Insekten haben wir auch weiter gezüchtet. Unter Berücksichtigung der ältesten Larvenstadien und der Temperaturverhältnisse schlossen wir, dass der Junge schon kurze Zeit nach seiner Entführung getötet worden sein musste. Bei der späteren Vorbereitung für meine Sachverständigentätigkeit im Prozess habe ich dann festgestellt, dass uns bei der Rückrechnung auf den Todeszeitpunkt ein simpler Rechenfehler unterlaufen war, sodass wir uns um einen Tag geirrt hatten. Dies spielte als Anknüpfungspunkt für das Gericht zum Glück keine Rolle, da der Täter ein in sich schlüssiges Geständnis abgelegt hatte.

In den Schilderungen seiner Verbrechen betont der Maskenmann, er sei nach den Taten jeweils „entsetzt" gewesen. Trotzdem fuhr er schon kurz danach wieder mit dem Wagen durch die Gegend auf der Suche nach „niedlichen" Jungen. In Gesprächen mit einem psychiatrischen Sachverständigen bezeichnet sich der geständige Mörder später als „Meister im Verdrängen".

Und er ist ein Meister im Verbergen – von seiner tiefschwarzen Seite. Sein Umfeld bekommt nur den freundlichen Mann zu Gesicht, den Pädagogen, der sich sozial engagiert. Der Täter ist intelligent, Einzelgänger, angepasst, hat reichlich Erfahrung im Umgang mit Kindern. Nach seinem Schulabschluss hat der 1,96 Meter große Mann zunächst Mathematik, Physik und Pädagogik studiert, merkt aber während des Referendariats, dass er sich für den Beruf des Lehrers nicht eignet. Nun arbeitet er in der Kinder- und Jugendbetreuung, dann als Familienbetreuer – und lernt auf diversen Freizeiten auch seine späteren Tatorte kennen.

Schon vor seiner Verhaftung ist der gebürtige Bremer mehrfach polizeilich aufgefallen. Im Alter von 17 Jahren hat er zwei Elternpaaren mit der Entführung und Tötung ihrer Kinder gedroht, wenn sie ihm nicht 150 000 Mark zahlen. Nach Jugendrecht wird er zu gemeinnütziger Arbeit verurteilt. Diese Vorstrafe wird, so sieht es das Gesetz vor, mit Vollendung seines 24. Lebensjahres aus dem Register gelöscht. Nun bewirbt sich der unverheiratete Mann, mittlerweile Student, um einen Pflegesohn. Er bekommt das Sorgerecht für einen Zwölfjährigen zugesprochen, der sechs Jahre lang bei ihm lebt. Ihn missbraucht er nie. Ebenso verhält er sich auch anderen Kinder gegenüber, die ihm später von Berufs wegen anvertraut sind, korrekt. Seine Opfer sucht er woanders.

Zweimal fällt er wegen geringfügigerer sexueller Vergehen auf; bei beiden werden die Verfahren später eingestellt. Im Jahr 2006 begeht er erneut eine versuchte Erpressung. Er verlangt von einem Berliner 20 000 Euro, andernfalls droht er, den Mann wegen des Besitzes von Kinderpornos anzuzeigen. Dafür erhält er eine Freiheitsstrafe von zehn Monaten auf Bewährung. Im Zuge dieser Ermittlungen entdeckt die Polizei auf dem Computer des damals 35-Jährigen etwa 30 000 Fotos mit kinderpornografischen Darstellungen. Weil der letzte Zugriff auf die Bilder lange zurückliegt, wird das Verfahren auch diesmal eingestellt.

Ein Jahr später wird der Mann von der Sonderkommission befragt, verneint aber jegliches sexuelle Interesse an Kindern. Er bezeichnet sich selber als bisexuell. Kinder kämen für ihn „überhaupt nicht infrage". Eine Speichelprobe verweigert er. Für eine zwangsweise Abgabe fehlen die rechtlichen Voraussetzungen. Niemand ahnt, dass dieser Mann seit mehr als einem Jahrzehnt als real existierender Kinderalbtraum sein Unwesen treibt – und zu diesem Zeitpunkt bereits das Leben von drei Jungen auf dem Gewissen hat.

Im Oktober 2011 beginnt der Prozess gegen den 40-Jährigen. Auf den Bildern, die nach seiner Festnahme bekannt werden, sieht man einen Mann mit offenem, lächelndem Gesicht. Jetzt, nachdem dem Maskenmann seine Tarnung entrissen wurde, hält er sich beim Betreten des Verhandlungssaals eine Mappe vors Gesicht, um sich so gut wie möglich dem Blitzlichtgewitter der Fotografen zu entziehen. Erst danach werden seine Züge sichtbar. Er hat sich verändert, trägt jetzt Vollbart, seine dunklen Haare sind von grauen Strähnen durchzogen. Unter seinen Augen liegen dunkle Schatten. Mit hängenden Schultern sitzt er da, regungslos. Nun ist es sein Gesicht, das gleichsam zu einer zweiten Maske wurde. Emotionen? Die sucht man in seinen Zügen vergebens. Die Eltern der Jungen, deren Ermordung er gestanden hat, sitzen ihm als Nebenkläger im Gerichtssaal gegenüber. Der Angeklagte sieht sie nicht an. Sie sind gekommen, weil sie wissen wollen, „was genau passiert ist", sagt ein Vater.

An dem Prozess habe ich als Sachverständiger nur kurz teilgenommen. Man hat mich gezielt bezüglich der morphologischen Befunde und der Todesursache befragt sowie zur Leichenliegezeit im ersten und dritten Fall. Speziell ging es um die Frage, ob die Kinder direkt im zeitlichen Zusammenhang mit der Entführung getötet wurden. Ich habe selbst von dem Angeklagten keinen persönlichen Eindruck gewonnen, weil ich ihn im Prozess überhaupt nicht beobachten konnte. Rein äußerlich wirkte er auf mich in jeder Hinsicht unauffällig. Während meiner Sachverständigenäußerung sind mir jedenfalls keine äußeren Regungen deutlich geworden. Man muss bedenken, dass der Gutachter die meiste Zeit den Angeklagten nicht vor Augen hat, weil man sich auf die fragenden Parteien konzentriert, und vor allem auf das Gericht.

In einer von seinen Verteidigern verlesenen Erklärung des Angeklagten heißt es: „Ich bin entsetzt über meine Taten und empfinde tiefe Scham und Reue." Er habe die Opfer „aus Angst vor Entdeckung" ermordet. Er sei sich bewusst, dass er für „unbeschreibliches Leid" verantwortlich sei.

Eine Ahnung davon, wie unermesslich dieses Leid ist, kann der Maskenmann aus der Schilderung eines Vaters bekommen. Doch wie dies auf ihn wirkt, verbirgt er in sich. Während der Darstellung des Zeugen zeigt der Angeklagte keine Regung, starrt vor sich hin. „Es war die schlimmste Zeit meines Lebens", sagt der 68-jährige Vater, dessen Sohn zum ersten Opfer des Angeklagten wurde. „Was ist geschehen?“, habe er seit dem Tod des 13-Jährigen unbedingt wissen wollen. Er hat sich von Beginn an eingehend mit dem Fall befasst und seine eigenen Recherchen angestellt, weil ihm die damaligen Ermittlungen der Polizei nicht ausreichten. Vor allem die Annahme, sein Sohn hätte sich mitten in der Nacht aufgemacht und wäre verschwunden, sei für ihn nicht nachvollziehbar gewesen. Alles habe dem widersprochen: seine Taschen, sein Geld, alles sei noch da gewesen. „Wir sind zu dem Schluss gekommen, da ist jemand drin gewesen und hat den Jungen rausgenommen.“ Wenige Monate nach dem Mord schaltete der Vater einen Anwalt ein, engagierte einen Detektiv und forschte lange Jahre auf eigene Faust.

Als drei Jahre nach dem Mord an seinem Sohn ein zweiter Junge verschleppt, getötet und später tot in Dänemark gefunden wurde, „war es ein richtiger Schock für mich“, sagt der Vater vor Gericht. Trotz des Altersunterschieds von vier Jahren sei die Ähnlichkeit zwischen den beiden Jungen sehr groß gewesen. „Mir war klar, das muss derselbe Täter gewesen sein.“ Die Polizei habe allerdings erst nach dem Tod des dritten entführten Opfers im Jahr 2001 von einem Serientäter gesprochen, stellt der Zeuge fest. Der Mann schildert den Schmerz und die Ängste, als sein Sohn spurlos verschwindet. Die Nachricht vom Tod seines Kindes sei sehr niederschmetternd gewesen. „Dass die Ungewissheit weg war, war auch eine gewisse Erleichterung.“ Er habe immer geglaubt, dass die Tat aufgeklärt wird, sagte er. Seit der Festnahme des Angeklagten „ist das dauernde Grübeln und Nachforschen weg, wer denn nun der Täter ist“.

Der Vater dieses Opfers hat sich persönlich an mich gewandt, er zog auch immer wieder Ermittlungsergebnisse in

Zweifel. Er hat mir wiederholt geschrieben und eigene Recherchen unternommen. Während andere Angehörige oft in eine Starre verfallen, war dieser Mann ungeheuer aktiv, wie getrieben. Viele seiner Untersuchungen bezogen sich auch auf den Todeszeitpunkt. Unser Ergebnis aus der Mageninhaltanalyse, nach der der Junge zuletzt Reis im Internat gegessen und somit schon kurz nach der Entführung getötet worden ist, zog der Vater in Zweifel und legte seine eigene Theorie dar. Wie intensiv sich dieser Mann mit unseren Gutachten auseinandergesetzt hat, zeigt, dass er uns später zwei verschiedene Müsliriegel vorlegte, die sein Sohn gerne aß. Auch diese Müsliriegel enthielten Reiskörner. Letztlich änderte dies nichts an unserer Einschätzung bezüglich des Todeszeitpunkts.

Die Suche nach dem Mörder seines Kindes wurde für diesen Mann zum zentralen Thema seines Lebens. Er gab seinen Beruf auf, um den Täter zu finden. Er investierte dafür sehr viel Geld. Daran sieht man: Es geht nicht nur um das eigentliche Opfer, sondern auch um die Familie. Auch seine Ehe ging an der Suche nach dem Täter, die ihn rastlos hin und her trieb, kaputt. Der Vater ist an dem Fall über zwei Jahrzehnte drangeblieben – und dann tragischerweise eine Woche nach Prozessende, nachdem das Gericht den Täter lebenslänglich hinter Gitter geschickt hatte, an einem Herzinfarkt verstorben. Man kann diese zeitliche Nähe Zufall oder Schicksal nennen. Man kann aber auch ins Grübeln kommen: Vielleicht hat der Vater jetzt, nachdem der Verbrecher überführt und abgeurteilt war, endlich in Frieden gehen können.

Auf das Leid der Angehörigen der Opfer geht der Vorsitzende Richter bei der Urteilsverkündung ein. „Es bleibt zu hoffen, dass Ihnen nun eine gewisse Ruhe vergönnt ist. Ihr unermessliches Leid verdient unser aller Anteilnahme", sagt er, nachdem er das Strafmaß verkündet hat. Das Gericht erkennt auf lebenslange Freiheitsstrafe, darüber hinaus stellt es die besondere Schwere der Schuld fest und verhängt zudem die Sicherungsverwahrung. Diese letzte Maßnahme, die Sicherungsverwahrung, wird später vom Bundesgerichtshof aufgehoben. Die lebenslange Freiheitsstrafe werde „auch in etwa 20 Jahren nicht zur Bewährung ausgesetzt werden können, wenn der Angeklagte dann noch gefährlich ist", begründen die obersten Richter ihre Entscheidung. Damit ist anzunehmen, dass der dreifache Mörder sehr, sehr lange, vielleicht sogar den Rest seines Lebens hinter Gittern verbringen wird. Die Verhängung der besonderen Schwere der Schuld schließt eine Prüfung, ob ein Täter womöglich schon nach 15 Jahren aus der Haft entlassen werden kann, aus. Zudem hatte ein psychiatrischer Gutachter dem Angeklagten eine tief verankerte Pädophilie bescheinigt und festgestellt, dass dieser rückfallgefährdet sei.

Das Gericht schildert die Vorgehensweise des Täters, wie er die Opfer an deren Betten, dem ureigensten Schutzraum, heimsuchte. „Besonders dreist" sei es gewesen, dass er sich sogar an die Elternhäuser von Kindern, die ihm als besonders hübsch, „süß und niedlich" auffielen, heranwagte. Dem Täter sei es gelungen, sein Doppelleben zu verbergen. „Er hatte eine Tag- und eine Nachtseite." Und wenn ihm nach dem Missbrauch eines Opfers die Entdeckung drohte, habe er getötet – aus Angst, seine pädophilen Neigungen würden offenbar werden. „Denn er wusste um die Ächtung seiner Neigungen", so das Gericht. Zusätzlich zum Mordmerkmal der Verdeckungsabsicht erkennt die Kammer lediglich im Fall des Achtjährigen auch auf Heimtücke, weil der Täter nach mehreren gemeinsamen Tagen im Ferienhaus bewusst abgewartet habe, bis dieser spielte, um ihn dann zu erwürgen. Damit habe er die Arglosigkeit des Kindes ausgenutzt. Ganz zum Schluss wendet sich der Richter an die Eltern der drei Opfer, versucht, ihnen Trost zuzusprechen. „Es ist sehr, sehr traurig", sagt er. „Sie haben sich für Ihre Kinder sehr eingesetzt."

Auch bei diesen Worten während der Urteilsbegründung bleibt der Angeklagte reglos. Wie gewohnt stiert er vor sich hin, die Miene erstarrt. Der Maskenmann: Letztlich hat er seine Maske bis zum Schluss nicht wirklich abgelegt.

Operative Fallanalyse, Täterprofil

In den vergangenen Jahren haben fallanalytische Verfahren zur Ermittlungsunterstützung bei Kapitaldelikten eine zunehmende Bedeutung erfahren. Der Begriff „operative Fallanalyse" (OFA) fasst mehrere Verfahren zusammen, die bei der Aufklärung von schweren Gewaltdelikten angewendet werden, wie zum Beispiel Gefährdungsanalysen, Gefährlichkeitseinstufungen, Aussagen zum Täterwohnort, Fallanalysen bei Tötungs-, Sexual-, Brand- sowie Erpressungs- und Entführungsdelikten.

Entwickelt wurden fallanalytische Methoden in den USA maßgeblich durch das FBI. In Deutschland wurde 1999 die bundesweite Einrichtung von OFA-Einheiten in den Landeskriminalämtern in Kombination mit der Einführung des aus Kanada übernommenen Recherchesystems ViCLAS (Violent Crime Linkage Analysis System) beschlossen. Vom Bundeskriminalamt (BKA) wird eine Ausbildung zum polizeilichen Fallanalytiker angeboten. In der Öffentlichkeit wird die Fallanalyse meist mit dem Begriff der Täterprofil-Erstellung gleichgesetzt. Häufig werden die Spezialisten der OFA-Gruppen als „Profiler" bezeichnet, in Fachkreisen hat sich jedoch die Bezeichnung „Fallanalytiker" durchgesetzt.

Es gibt eine enge Kooperation von Rechtsmedizin und OFA-Teams. Da der Fallanalytiker unter Berücksichtigung aller vorhandenen objektiven Fakten eine Hypothese über Täter- und Opferverhalten aufstellt, ist es logisch, dass diese umso genauer sein kann, je ausführlicher und detaillierter die Tatortanalyse sowie die rechtsmedizinische Befunderhebung durchgeführt wurden. Die sorgfältige rechtsmedizinische Dokumentation ist von großer Bedeutung, da Anordnung, Anzahl und Zeitpunkt der zugefügten Verletzungen zur Rekonstruktion des Tatvorgangs beitragen. Darüber hinaus ergeben sich im Labor der Rechtsmedizin weitere Anknüpfungspunkte für die Geschehensrekonstruktion, zum Beispiel im Hinblick auf das Spurenbild sowie etwaige Spurenleger und bezüglich Alkohol-, Drogen- und Medikamenteneinfluss. Aufgrund der zentralen Rolle der rechtsmedizinischen Befunde bei der Tatrekonstruktion und des sich dynamisch entwickelnden Fallanalyseprozesses hat es sich als sinnvoll erwiesen, einen Rechtsmediziner für die Dauer der gesamten Fallanalyse (in der Regel über mehrere Tage) in das Analyseteam zu integrieren.

„Lebenslang" und besondere Schwere der Schuld

In Deutschland sowie im Bereich der Europäischen Union gibt es seit Langem keine Todesstrafe mehr. Die lebenslange Haft ist nach dem deutschen Strafrecht die härteste Strafe, die von den großen Strafkammern des jeweiligen Landgerichts verhängt werden kann. Ist ein Gericht bei einem erwachsenen und voll schuldfähigen Angeklagten davon überzeugt, dass er einen Mord begangen hat (gemäß § 211 Strafgesetzbuch), kann es keine andere Strafe verhängen. Es gibt hier keinen Ermessensspielraum.

Vorgesehen ist, lebenslang Verurteilten nach 15 Jahren Haft eine neue Chance zu geben. Ein spezielles Gericht, die sogenannte Strafvollstreckungskammer, entscheidet dann, ob der Rest der Strafe auf Bewährung ausgesetzt werden kann.

Die Regelung der Haftüberprüfung nach 15 Jahren kann von dem verurteilenden Landgericht jedoch außer Kraft gesetzt werden, wenn in dem Urteil die „besondere Schwere der Schuld" festgestellt wird.

Die Feststellung der besondere Schwere der Schuld bei Verhängung lebenslanger Freiheitsstrafe setzt voraus, dass das gesamte Tatbild einschließlich der Täterpersönlichkeit von den erfahrungsgemäß ansonsten vorkommenden Mordfällen so sehr abweicht, dass eine Strafaussetzung der lebenslangen Freiheitsstrafe nach 15 Jahren auch bei günstiger Täterprognose unangemessen wäre.

Die richterliche Prüfung bezieht sich auf die Gesamtumstände von Tat und Täter, beispielsweise mehrere Opfer, ein extrem brutales Vorgehen, besonders verwerfliche Motive oder fehlende Reue.

Wird die besondere Schwere der Schuld festgestellt, so bleibt der Verurteilte in der Regel zumindest 20 bis 25 Jahre in Haft. Auch noch längere Haftstrafen sind möglich. So verbüßt ein 1963 wegen Mordes in zwei Fällen verurteilter Mann seine lebenslange Freiheitsstrafe seit über 50 Jahren.

Leben mit dem Tod

Dieses Entsetzen, diese Panik, diese Angst. Diese Gefühle schnüren ihr die Kehle zu, lassen das Blut in den Ohren rauschen und den Atem stocken. Wohin bloß? Wohin kann die Flucht noch gehen, jetzt, da die junge Frau erkannt hat, dass ihr scheinbar netter Gastgeber ein Mann mit zwei Gesichtern ist, einem charmanten – und einem mörderischen? Vor dem psychopathischen Killer Norman Bates versteckt sich die junge Frau ausgerechnet im düsteren Keller seines unheimlichen Hauses. Was sie dort im Halbdunklen in einem Lehnstuhl entdeckt, gehört zu den Schockeffekten des Filmes „Psycho", der als bester amerikanischer Thriller aller Zeiten gilt: Es ist die mumifizierte Leiche von Bates' Mutter. Jahrelang hatte der Mann mit der Toten zusammengelebt.

Diese menschlichen Abgründe, die Regie-Titan Alfred Hitchcock 1960 so eindrücklich in Szene gesetzt hat, gehören nicht allein ins finstere Schattenreich cineastischer Fantasien. Es ist ein in der Realität zwar seltenes, aber durchaus bekanntes Phänomen. Und auch in einer norddeutschen Ortschaft wird es bittere Realität. Ein Mann hat einen anderen Menschen brutal getötet – und danach gewissermaßen mit dem Leichnam gelebt! Ein immer stärker verwesender Körper, irgendwann mumifiziert, mit dem man fast drei Jahre als Zimmergenosse lebt. Was für ein Mensch muss der Täter sein?

„Es ist furchtbar", zeigt sich eine Nachbarin erschüttert, als sie von dem Drama erfährt. Eine andere ist fassungslos: „Ich habe wohl jahrelang mit einem Toten Wand an Wand geschlafen." Niemand in dem Sechs-Etagen-Haus mit den zwanzig Mietparteien hat gemerkt, dass ihr Nachbar nicht mehr lebt. Dass er, der als griesgrämig und mürrisch geltende Einzelgänger, in einer vertrockneten Blutlache liegt, erschlagen von seinem langjährigen und bis dahin überaus aufopfernden Betreuer, der sich innerhalb weniger Augenblicke vom Gutmenschen zum Verbrecher gewandelt hatte.

Man kann Menschen nicht hinter die Stirn gucken und weiß nicht, ob sie ein Doppelleben führen. Im bösen Sinne ist das ähnlich wie die Geschichte von Dr. Jekyll und Mr. Hyde. Was mich in diesem Zusammenhang sehr beschäftigt hat: Wie gehen die Menschen damit um, wenn sie in ihrem Lebensbereich ständig einen Leichnam um sich haben? Insbesondere dann, wenn sie den Tod dieses Menschen selbst verursacht haben? Es gibt psychisch Kranke, die das nicht realisieren und das Opfer in ihrem Wohnbereich belassen, mit ihm sprechen, essen, ihm Gesellschaft leisten, zusammen Fernsehen gucken.

In Krimis wird das Thema gern aufgegriffen und auch auf die Spitze getrieben: Dann ist es mitunter sogar ein Toter im Bettkasten, und der Täter schläft direkt über ihm. Oder es gibt die Leiche in der Wohnung, und andere kriegen nicht mit, dass ein Toter im Schrank verwahrt wird. Fallbeispiele übrigens, die mir auch so in meiner rechtsmedizinischen Praxis untergekommen sind. Das wirklich wahre

Leben … und Sterben. In der Kriminalgeschichte gibt es Beispiele wie Jeffrey Dahmer: Er hat seine Opfer zum Teil zunächst gefangen genommen und gefesselt, hat eine Zeit lang mit ihnen gelebt und sie gequält, bevor er sie dann in Fässer versenkt hat, um sie zu konservieren, und das alles in seinem Haus.

Der Mann aus Norddeutschland, der um die Jahrtausendwende das Leben eines ihm sehr nahestehenden Menschen auslöscht, hat indes nichts mit jenen gestörten und verstörenden Serientätern gemein, für die Töten eine zwanghafte und zugleich befriedigende Handlung darstellt und die den Leichnam oder Teile davon aufbewahren, um sich noch über lange Zeit an dem Grauen ergötzen zu können. Dieser Täter Andreas S. (Name geändert) ist keiner mit einer langen Strafakte, von dem es heißen könnte, sein Leben führe geradezu zwangsläufig in den Abgrund und damit ins Gefängnis. Ganz im Gegenteil. Er ist ein Mann mit makelloser Vita und einem Beruf, der auf der Seite der Gesetzeshüter steht. Der Totschläger arbeitet in seinem Traumjob: als Jurist.

Er übt seinen Beruf zur Zufriedenheit aller aus, man vertraut ihm. Er ist auch noch sozial engagiert und mitfühlend, er pflegt seit vielen Jahren aufopfernd einen Behinderten. Dieser Mustermann, fast schon zu gut für diese Welt. Zuverlässig, strebsam, freundlich, belastbar. Lange entspricht dieses Bild der Wahrheit. Doch zuletzt, 32 Monate lang, ist es nichts anderes mehr als Fassade, die nun mit der Entdeckung des Leichnams in sich zusammenstürzt.

Andreas S. und der Mann, den er tötet, haben zwölf gemeinsame Jahre verbunden. Es ist eine auf höchst seltsame Weise nahezu symbiotische Beziehung. Der eine, ein durch einen Unfall seit vielen Jahren Behinderter, dominant, von seinem Umfeld als unleidlich, selbstsüchtig und herrisch beschrieben, der sich einen Bewunderer gefügig macht und diesen allmählich zum willigen Lakaien degradiert. Und der andere, ein Mann mit Helfersyndrom, der sein Selbstbewusstsein auch durch die aufopfernde Pflege des an den Rollstuhl gefesselten Bekannten speist. Der sich von dem späteren Opfer jahrelang willig zum beflissenen Diener dressieren lässt.

Bis eines Tages, urplötzlich, all die Demütigungen hervorbrechen und der Mann, der immer nur eingesteckt hat, austeilt. Andreas S. schlägt zu, immer wieder, auch als sein Peiniger längst tödlich verletzt ist, er macht weiter bis zur Erschöpfung. Nach der Tötung gelingt es ihm, mit eiserner Selbstdisziplin und Kontrolliertheit, mit Ausreden und Tarnung das Verbrechen zu kaschieren, mehr als zweieinhalb Jahre lang. Dann wird das schon mumifizierte Opfer entdeckt, weil Kommissar Zufall die Wohnungsbaugesellschaft auf den Plan ruft, die die Haustür des Toten vom Schlüsseldienst öffnen lässt.

Die Rechtsmedizin ist damals von der Polizei zum Leichenfundort gerufen worden. Mir steht das noch immer vor Augen: Schon beim Betreten der Wohnung fielen unzählige Windelpackungen auf, die ein Lieferdienst über Jahre für den behinderten Bewohner gebracht und die sein Betreuer teilweise fast bis an die Zimmerdecke gestapelt hatte. Man musste sich zwischen den Kartons regelrecht durchschlängeln. Und dann ist da der abgedeckte Leichnam, der im Bett liegt, verborgen unter Unterlagen, wie man sie im Pflegebereich verwendet, sowie unter Decken. Zu sehen war lediglich der Stumpf des rechten Unterarms, die Hand fehlte völlig. Der Tote war vollständig bekleidet, unter anderem mit zwei Paar Wollsocken. Doch das war erst zu sehen, als die Decken über dem Leichnam entfernt wurden. Der Tä-

ter, der ja in der Wohnung regelmäßig verkehrt hat, hatte offenbar die Abdeckung über dem verwesenden Körper in all der Zeit nie entfernt oder auch nur angehoben. Er hatte auch weitere Vorkehrungen getroffen, mit der Leichenzersetzung umzugehen. Er versuchte, mit Duftsprays den Gestank zu überdecken und mit Insektensprays und dem Staubsauger der Ungezieferplage Herr zu werden.

Ich habe nie verstanden, wie ein normal denkender Mensch mit dieser extremen Belastung fertig werden kann. Der Täter lebt mit einem Toten und arbeitet zugleich in einem angesehenen Beruf. So ähnlich habe ich es wiederholt wahrgenommen, Außenstehende sagen dann immer: Nach außen war er gänzlich unauffällig.

Mit dem Verdecken der Leiche will der Täter die Tat verbergen. Es ist natürlich ein zum Scheitern verurteilter Versuch, das Opfer loszuwerden. Man fragt sich, warum er den Leichnam nicht woanders verbarg. Vielleicht reichten dazu seine kriminelle Energie oder sein Erfindungsreichtum nicht aus. Eigentlich müsste ihm klar gewesen sein, dass seine Tat unter diesen Bedingungen irgendwann entdeckt wird.

Kennengelernt haben sich die beiden Männer, deren Vita sich auf so fatale Weise verstricken sollte, als der damalige Schüler dem seit sechs Jahren Querschnittsgelähmten beim Aussteigen aus einem Bus hilft. Da ist Andreas S. gerade 15, mit leidenschaftlichem Interesse für Politik und klassische Musik. Diese Neigung teilt er mit dem 28 Jahre älteren Mann, den er nun öfter besucht. Nach dem Abitur macht der nun 18-Jährige Zivildienst in einem Heim für pflegebedürftige Menschen, wo der Ältere lebt. Andreas S. ist geprägt von den Idealen seiner Mutter, die ihm immer wieder gepredigt hat, wie wichtig neben Fleiß auch soziales Engagement ist. Also kümmert er sich um den Querschnittsgelähmten mit Hingabe. Auf andere wirkt der damals 46-Jährige unsympathisch, teilweise sogar selbstsüchtig, wütend und aggressiv. Doch was viele als schroff und missgünstig empfinden, hält der junge Bewunderer für Durchsetzungsfähigkeit und starken Willen. Er verbringt immer mehr Zeit mit seinem Idol. Er ist fasziniert. Später, mit zeitlichem Abstand, vergleicht er dieses erste intensive Miteinander als „Gehirnwäsche".

Tatsächlich wirkt es zunehmend so, als wäre er in die Fänge eines egoistischen Wüterichs geraten. Das Verhältnis beginnt, pathologische Züge anzunehmen. Der Querschnittsgelähmte ist mittlerweile in eine behindertengerechte Wohnung im vierten Stock eines Mehrfamilienhauses gezogen und erwartet wie selbstverständlich, dass sich sein Bekannter immer intensiver um ihn kümmert. Er beginnt den Jüngeren, der inzwischen ein Jurastudium aufgenommen hat, immer stärker zu vereinnahmen. Er manipuliert, isoliert und kontrolliert ihn, untersagt ihm den Kontakt zu Frauen und für mehr als ein Jahr sogar zu den Eltern. „Du gehörst mir!", verkündet er seine Besitzansprüche. Bei gemeinsamen Unternehmungen empfinden Außenstehende das Verhalten von Andreas S., als „pariere er aufs Wort" und „funktioniere wie auf Knopfdruck". Beschimpfungen und Kränkungen erduldet er.

In gewisser Weise ist der Student nun dem Älteren hörig, betrachtet ihn als „Guru". Die Kontrolle durchdringt mittlerweile sein gesamtes Leben, zerfasert und überschattet auch das Studium. Aufträge muss er minutiös ausführen, er wird darüber hinaus mit Telefonanrufen terrorisiert. Seinen Vorlesungsplan darf er nicht nach seinen Neigungen ausrichten, sondern muss sie den Bedürfnissen seines Bekannten anpassen. Als der Student einmal doch aufbegehrt und nach weiteren Erniedrigungen ankündigt, er werde jetzt gehen und „nie wiederkommen", unternimmt der Ältere einen Suizidversuch; er macht Anstalten, sich von seinem Balkon zu stürzen. Damit hat er seinen Pfleger nun endgültig in seiner Gewalt: Andreas S. wagt es nicht mehr, sich den Befehlen zu widersetzen.

Es bleibt mittlerweile auch nicht mehr bei Kommandos und Aufträgen; jetzt wird der Tyrann sogar zum Schläger. Er haut mit seiner Krücke zu, wenn etwas nicht nach seinen Wünschen läuft. Sein Opfer wehrt sich nicht, sondern macht sich klein. Es ist die absolute Unterordnung, fast schon Verleugnung seines Selbst. Er wird behandelt wie ein Leibeigener.

Doch auch das reicht dem Kranken immer noch nicht aus. Der nun 55-Jährige erleidet einen Schlaganfall, nach dem er noch intensivere Unterstützung benötigt. Er könnte eine professionelle Pflegekraft bekommen, verweigert dies aber. Für ihn ist es selbstverständlich, dass Andreas S. noch mehr für ihn da sein soll. Doch der Jurastudent hat inzwischen zusätzlich einen Job angenommen, der ihm für sein Berufsziel des Juristen wichtig ist. Als er nun erstmals eigene Bedürfnisse äußert und sich weigert, seinen Arbeitsplatz aufzugeben, kommt es zum Streit. Die Auseinandersetzung eskaliert, und der 55-Jährige tituliert Andreas S. mehrfach als „asozialen Egoisten", der sein Leben zerstöre.

Damit hat er endgültig die Grenze überschritten. Zwölf Jahre seines Lebens hat der Selbstlose seinem Idol geopfert. Asozial – er? Welch bodenlose Ungerechtigkeit, zutiefst verletzend! Damit ist der Guru zum bösen Geist geworden. Alle Verzweiflung und Wut, die der Jurastudent über Jahre tief in seinem Inneren verschlossen hat, brechen nun aus ihm hervor, brodelnd, übermächtig. Der

27-Jährige schnappt sich das erstbeste Werkzeug, auf das sein Blick fällt, eine Wasserpumpenzange. Damit schlägt er immer wieder auf den vor ihm auf dem Bett sitzenden Mann ein, nicht auf den ganzen Körper, sondern ausschließlich auf den Kopf, insbesondere auf den Mund. „Ich wollte ihn zum Schweigen bringen", sagt er später im Prozess. Hemmungslos und bis zur körperlichen Erschöpfung schlägt er auf den Älteren ein.

An den Wänden und an der Zimmerdecke fanden sich später ausgetrocknete Blutspuren. Es waren eindeutig Spritz- und Schleuderspuren, wie sie entstehen, wenn mit einem Tatwerkzeug vielfach herumgefuchtelt wird und immer wieder in bereits blutende Bereiche geschlagen wird und das Blut bei einer Ausholbewegung wegspritzt. An der Wand fanden sich Wischspuren, die daher rühren können, wenn Täter oder Opfer dort hinfassen oder entlangstreifen.

Später, bei der Obduktion, haben wir am Rumpf und am Kopf des Toten alte Verletzungen festgestellt, einen verheilten Rippenbruch sowie ausgedehnte alte Wirbelsäulenverletzungen, die gut zu einem Unfall passen konnten, wie der Mann ihn Jahre zuvor erlebt hatte und die zu seiner Behinderung geführt hatten.

Die Schläge, die Andreas S. ausgeteilt hat, führten zu schwersten Folgen. Der Gesichtsschädel des Opfers war geradezu zertrümmert, vor allem die linke Gesichtshälfte sowie die vorderen Abschnitte des Hirnschädels. Auch das linke Jochbein sowie das Keilbein waren vollständig zerstört, ebenso der gesamte Oberkieferbereich, das Nasenbein und die Stirnknochen. Die linke Augenhöhle war nicht mehr abzugrenzen. Einzelne Knochenfragmente fanden sich verlagert in die Tiefe der Zertrümmerungshöhle, zum Teil in den Rachenbereich und bis tief in die Schädelhöhle hinein. Zähne waren ausgeschlagen. Wir haben auch Hin-

weise auf Bluteinatmung in Form von Blutresten in den Atemwegen festgestellt.

Die Analyse des rechtsmedizinischen Befundes führt in der Schlussfolgerung dazu, dass der Täter hochgradig in Rage war. Er hat seine eigene bedrängte und schwierige Situation und unbefriedigende Lebensweise auf seinen Bekannten zurückgeführt. Ihn beherrschte eine große Zerstörungswut, ein absoluter Zerstörungswille in Bezug auf diesen Menschen. Der Täter hat immer wieder auf den Kopf eingeschlagen, weil er den Schädel und den darin wohnenden Geist zerschmettern beziehungsweise unbedingt das Gesicht zerstören wollte.

Nach der Tat setzt sich Andreas S. in den Rollstuhl des Opfers und weint. Später bemerkt er das viele Blut. Er reinigt sich, wäscht seine blutdurchtränkten Sachen. Den Leichnam deckt er fast vollständig ab. Nur die rechte Hand schaut hervor. Die Zange, mit der er den 55-Jährigen erschlagen hat, räumt er zunächst weg, entsorgt aber Monate später das Werkzeug im Müll. Er denkt darüber nach, zur Polizei zu gehen und seine Tat zu gestehen. Doch dann würde er wohl ins Gefängnis kommen, vielleicht sogar lebenslänglich? Davor hat er Angst. Also beschließt er, so zu tun, als wäre nichts geschehen, und sein Verbrechen zu vertuschen. Bereits am nächsten Tag geht er wie gewohnt zur Arbeit. Er ist derartig kontrolliert, dass ihm niemand etwas anmerkt. Er erledigt seine Aufgaben in den nächsten Monaten sogar so konzentriert und gut, dass ihm sein Arbeitgeber nach Abschluss der Ausbildung eine Festanstellung gibt.

Das Opfer, das schon lange kein soziales Umfeld mehr hat, wird nicht vermisst. Manche Nachbarn wissen von seinem Schlaganfall und wundern sich nicht, als sie ihm nicht mehr im Treppenhaus begegnen. Außerdem ergreift der Täter zahlreiche Maßnahmen, damit es so wirkt, als lebte sein Bekannter noch. Er schaltet den Fernseher ein, telefoniert, saugt Staub, übernachtet dort immer mal wieder. Windeln, die nach wie vor geliefert werden, lagert er in der Wohnung beziehungsweise wirft einen Teil von ihnen in den Abfall, um weiterhin Müll zu produzieren. Im Winter schaltet er die Weihnachtsbeleuchtung in der Wohnung und auf dem Balkon an. Er schreibt Briefe, vor allem an Behörden wie das Sozialamt, fälscht die Unterschrift seines Opfers, wenn es um bestimmte Nachweise geht, insbesondere weil sonst die Sozialleistungen nicht mehr gezahlt würden. Er sieht die Wohnung aber auch als Grabstätte, unterhält sich mit dem Toten.

Wenn man den Leichnam bewusst von der Entdeckung fernhält, neige ich dazu zu sagen, dass dies für ein überlegtes Handeln spricht. Denn selbst wenn die eigentliche Tat nicht geplant war, tritt unmittelbar danach ein durchdachtes Handeln ein. Hier gibt es aber Brüche in der Handlungskette. Die ungesteuerte Tat geht nahezu unmittelbar in rationales Nachtatverhalten über. Er war scheinbar völlig ruhig und gelassen. Aber daraus Schlüsse ziehen zu wollen, ist kriminologisch hoch problematisch.

Es sind dies die zwei Gesichter, die Menschen haben können. Es ist schwierig, das psychologisch oder psychiatrisch einzuschätzen. Es ist offenbar so, dass auch diejenigen, die im Bereich Gerichtswesen oder Rechtsmedizin arbeiten, als Ärzte, Erzieher, Juristen oder Krankenpfleger, durchaus zwiespältig agieren können. Eigentlich sind es gute, im besten Sinn geachtete Berufe. Und doch können dunkle Beziehungskonflikte dazu führen, dass diese Menschen Böses tun. Dunkle Gedanken sind in jedem von uns. Wir müssen uns bewusst sein, dass unsere berufliche Arbeit uns nicht davor schützt, unter dem Deckmantel von Recht und Gesetz geheime Fantasien und Beziehungskonflikte auszuleben und uns dadurch zu bösen Menschen werden zu lassen. Manchmal werden die speziellen beruflichen Kenntnisse sogar benutzt, um Verbrechen zu begehen und danach zu vertuschen.

Wieso geht der Täter scheinbar ruhig mit dem Leichnam um? Später, im Prozess gegen den jungen Mann, wurde das so interpretiert, dass der Tod des 55-Jährigen für den Täter auch eine gewisse Befreiung bedeutet, dass er nunmehr endlich auch andere Kontakte aufnehmen kann und in einem positiven Sinne agiert. Gleichwohl hat er, wenn auch mit abnehmender Frequenz, sich in der Wohnung aufgehalten und der Beziehung zu dem anderen nachgehangen.

Allerdings riecht der Leichnam zunehmend stark, was bei Andreas S. vermehrt das Gefühl von Ekel auslöst. Er versucht, mit Duftsprays den Gestank abzumildern. Gegen Ungeziefer, das die Leiche bevölkert, setzt er Insektenspray ein. Doch was tun mit der einen Hand, die nach der Tat aus dem Bett raushängt und die er wegen der einsetzenden Leichenstarre nicht hat abdecken können? Sie verwest immer stärker, einzelne Knochen und Verwesungsreste fallen herab. Kurzerhand nimmt er den Staubsauger und saugt sie auf.

Über einen sehr langen Zeitraum gelingt es dem Juristen, die Fassade vom Mustermann und seinem Schützling aufrecht zu erhalten. Er hat ein ordentliches Einkommen, darüber hinaus verfügt er über die Sozialleistungen, die weiterhin gezahlt werden. Schließlich ahnt bei den Behörden niemand, dass der eigentliche Empfänger der Zahlungen längst tot ist. Andreas S. fängt nun an, Vergnügungen nachzuholen, die ihm sein Bekannter über viele Jahre verboten hat. Er beginnt diverse Beziehungen zu Frauen, geht aber auch zu Prostituierten. Außerdem, vielleicht in einer Art stiller später Rache für die aufgezwungene Enthaltsamkeit, sieht er sich in der Wohnung des Opfers Pornofilme an und führt Sex-Telefonate.

Doch mehr als zwei Jahre nach dem Tod des 55-Jährigen steht eine gesundheitliche Begutachtung an als Voraussetzung für die Zahlung weiterer Sozialleistungen. Nun kann Andreas S. die Täuschung nicht weiter aufrechterhalten. Wegen des nunmehr fehlenden Nachweises stoppt das Sozialamt die Zahlungen, auch die Miete wird nicht mehr überwiesen. 32 Monate nach dem Tod des Querschnittsgelähmten erfolgt eine Wohnungsdurchsuchung, bei der der Leichnam entdeckt wird. Wer für dessen Tötung infrage kommt, ist schnell klar. Schließlich hat der 55-Jährige seit Jahren außer seinem Freund und Pfleger keinerlei soziale Kontakte mehr gehabt. Der Täter wird festgenommen und kommt in Untersuchungshaft.

Bei genauerer Untersuchung der Wohnung des Opfers machten die Ermittler noch eine grausige Entdeckung: Teile der fehlenden Hand des 55-Jährigen wurden im Staubsauger gefunden. Es handelte sich um insgesamt sechs Knochen, vom Daumen, einem Finger und den Handwurzelknochen. Doch die meisten Fingerglieder und die Mittelhandknochen fehlten. Vermutlich sind sie bereits mit einem anderen Staubsaugerbeutel entsorgt worden. Es waren auch keinerlei Fingernägel vorhanden. Die andere Hand, die wie der gesamte Körper bedeckt war, war durch Käferfraß skelettiert. Fliegen hatten ihre Eier abgelegt, und die daraus schlüpfenden Maden hatten sich an dem Leichnam bedient. Es fanden sich auch zahlreiche Puppen von Fliegen, die wir später als Schmeißfliegen identifiziert haben. Auch die Kleidung war durch Käferfraß hochgradig zersetzt, ebenso wie der Leichnam selber. Größere Partien von Haut und Weichteilen fehlten, genauso wie Teile der inneren Organe. Einige Körperteile waren ausgetrocknet, dadurch wird das Gewebe immer fester, zum Schluss ist es steinhart. Diesen Prozess nennt man sekundäre Mumifizierung. Im Verlauf dieser Mumifizierung nimmt der unangenehme Verwesungsgeruch immer weiter ab.

In jeder Wohnung, auch wenn sie sehr sauber gehalten wird, finden sich einzelne Fliegen und Käfer, die angelockt werden durch den Leichengeruch. Sie suchen ihren Weg durch Ritzen oder Türspalten und begeben sich zielgerichtet zum Leichnam. Sogar im Winter finden sich Puppen, die sich über Monate in verborgenen Ritzen und Spalten gehalten hatten, zum Beispiel unter dem Teppich, hinter Fußleisten oder in Blumenkübeln. Die Insekten kommen teilweise auch aus angrenzenden Wohnungen oder von draußen. In diesem Fall war eine Expertin für forensische Entomologie eine der Obduzenten, sie beschrieb dieses Bild sehr detailliert. Sie hatte schon zahlreiche Untersuchungen durchgeführt und auch eine Habilitationsschrift dazu angefertigt.

Sie kam zu dem Ergebnis, dass praktisch in jeder Wohnung Insekten aufzufinden sind, auch in scheinbar hermetisch abgeriegelten Orten. Der Geruch des Todes verstärkt diesen Sachverhalt, er ist für Insekten schon sehr viel früher wahrnehmbar als für Menschen. Man kann sich das so ähnlich wie bei Leichenspürhunden vorstellen. Ihr Riechorgan prädestiniert diese Lebewesen als Mini-Detektive, um in den Toten biologische Substanz aufzuspüren.

Monate nachdem der Leichnam aufgefunden wurde, beginnt der Prozess gegen Andreas S. vor dem Schwurgericht. Zeugen schildern, wie der junge Mann sich manipulieren und isolieren ließ. Die Eltern berichten von der Zeit, als ihr Sohn auf Befehl des Älteren sie mehr als ein Jahr lang nicht besuchen durfte. Und der Angeklagte erzählt von seinem sehr dominanten Bekannten, der über sein komplettes Leben verfügt habe, er erzählt von der Tat und seinem Leben danach. Ein psychiatrischer Sachverständiger geht von erheblich verminderter Steuerungsfähigkeit bei der Tat aus.

Die Staatsanwaltschaft plädiert am Ende wegen Totschlags in einem minderschweren Fall auf eine Freiheitsstrafe von zwei Jahren – mit Bewährung. Bei dieser außergewöhnlichen Vorgeschichte und der tragische Züge tragenden Tat sei es gerechtfertigt, dass der Täter nicht ins Gefängnis müsse, begründet der Ankläger seinen Antrag. Das Gericht kommt im Ergebnis zu einer Verurteilung von drei Jahren und neun Monaten Haft. Zu Lasten von Andreas S. wertet die Kammer unter anderem, dass der Angeklagte so massiv auf den Kopf des Opfers einschlug, dass dieser regelrecht zertrümmert wurde. Außerdem trägt ihm das Nachtatverhalten Minuspunkte ein, weil er rund 30 000 Euro an weiterhin bezahlten Pflegegeldern für sich verwendete.

Doch es gibt auch eine Reihe von Umständen, die zugunsten des Angeklagten gewürdigt werden. Neben dem Geständnis sind es auch die Tatumstände selbst. Von einem „plötzlichen Affektausbruch“ und einem „abrupten Tatablauf mit erkennbarer Wucht“ ist in der mündlichen Urteilsbegründung die Rede, von einer für den Angeklagten persönlichkeitsfremden Tat. „Er stand unter massivem Druck.“ Er sei von dem Täter „wie ein Sklave behandelt“ worden.

Die Staatsanwaltschaft, die eine Bewährungsstrafe beantragt hat, geht gegen das Urteil in Revision, und zwar zugunsten des Angeklagten – ein sehr seltener Vorgang. Die Entscheidung der Schwurgerichtskammer wird später vom Bundesgerichtshof aufgehoben. Eine andere Kammer verhängt im Ergebnis dreieinhalb Jahre Freiheitsstrafe und damit drei Monate weniger, als ursprünglich festgesetzt wurde. Diese Entscheidung wird rechtskräftig. Der Angeklagte hat letztlich die Gefängnisstrafe verbüßt, bis er wegen guter Führung vorzeitig entlassen wird.

Der Fall erinnert an eine Untersuchung, die wir vor Jahren am Universitätsklinikum Hamburg-Eppendorf (UKE) vorgenommen haben. Dabei ging es um Leichname mit zum Teil jahrelanger Liegezeit. Dafür haben wir sechs besondere Fälle analysiert, in denen die Toten erst nach einer Dauer von acht Monaten bis zu fünf Jahren entdeckt wurden. Niemand hatte sie vermisst, und das über so lange Zeit! Was müssen diese Menschen für ein einsames Leben geführt haben! Es waren jeweils Männer, zwischen 22 und 77 Jahre alt, allesamt isoliert lebend, beispielsweise nach einer Scheidung, manche von ihnen hatten stark dem Alkohol zugesprochen. Einer von ihnen, ein junger Mann, war seit Jahren Konsument harter Drogen. Mit Ausnahme dieses 22-Jährigen, der auf einem Dachboden gehaust hatte, waren es alles Personen, die in Mehrfamilienhäusern lebten. Da Leichen bekanntermaßen nach einer gewissen Zeit anfangen, sehr unangenehm zu riechen, ist es erstaunlich, dass trotz der räumlichen Nähe und der definitiv bestehenden Geruchsbelästigung niemand früher dafür gesorgt hat, dass die Wohnungen geöffnet werden und jemandem nach dem Rechten sieht.

Ein Hund der Nachbarin, der immer vor der Wohnungstür anhält und bellt, ausbleibende Mietzahlungen, Eindringen von Ungeziefer in die darunter liegende Wohnung, massive Geruchsbelästigung im Treppenhaus: Die Gründe, warum doch endlich der Sache auf den Grund gegangen wird, wenn von jemandem seit Monaten oder Jahren jedes Lebenszeichen fehlt, sind vielfältig. Und ebenso die Umstände, unter denen die Toten entdeckt werden. Einer dieser Männer saß, mit drei Pullovern bekleidet und unter einer Wolldecke, im Sessel. Ein anderer war vollständig unbekleidet, die Wohnung leergeräumt. Bei einem Dritten war seit Längerem der Strom abgestellt. Der vollständig mumifizierte Tote hielt noch eine Taschenlampe in der Hand. Verstorben war er etwa 16 Monate zuvor. Der Todeszeitpunkt eines anderen Mannes wurde auf etwa 19 Monate vor seiner Entdeckung datiert, in einem Fall auf 31 Monate. Festgelegt wurde dies zum einen durch den Grad der Verwesung beziehungsweise Skelettierung der Leichname, aber auch durch Umstände wie das Verfallsdatum der aufgefundenen Lebensmittel oder der Eingang der letzten Post. Identifiziert wurden die Toten überwiegend anhand ihrer Zähne.

Die Körper befanden sich, jeweils abhängig unter anderem von der Temperatur in den Räumen und der Dauer, die die Leichname unentdeckt in den Wohnungen gelegen hatten, in unterschiedlichem Grad der Verwesung. Manche waren stark fäulnisverändert, zusätzlich mit typischen Defekten von Madenfraß, andere waren zumindest teilweise mumifiziert. Die inneren Organe waren teilweise oder vollständig zersetzt. In dreien der Fälle konnte noch die Todesursache festgestellt werden. Einer der Männer war an Lungenentzündung verstorben, einer an einer krankhaften Gefäßveränderung am Herzen, der 22-Jährige an den Folgen chronischen Drogenkonsums. Auch wenn bei den drei anderen nicht mehr diagnostiziert werden konnte, was zum Tod geführt hat: Es gab jedenfalls keinen Hinweis auf Fremdverschulden.

Die Todesursache konnten wir auch im Fall eines Mannes, der vermutlich 60 Monate zuvor verstorben war, nicht mehr feststellen. Aber Umstände am Fundort gaben uns neben dem Zustand der Leiche Hinweise auf die Zeit, in der

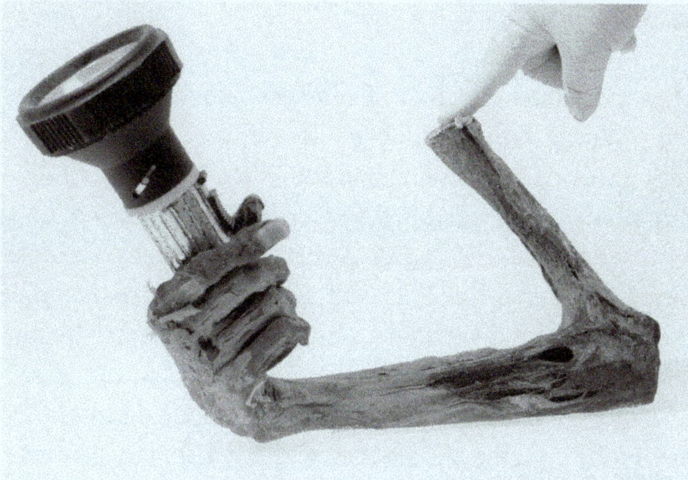

Mumifizierter Arm eines toten „Messies".
Als man den Toten über ein Jahr später fand,
hielt er noch eine Taschenlampe in seiner Hand:
Bei ihm war schon zu Lebzeiten der Strom abgestellt worden.

er verstorben war. Ein Kalender in seiner Wohnung war auf ein Datum fünf Jahre zuvor datiert, auch die Fernsehzeitung von derselben Woche lag aufgeschlagen auf einem Tisch. In der Wohnung stand ein Weihnachtsbaum mit elektrischen Kerzen, ebenso waren andere Bereiche mit Lichtern geschmückt, die von einer Zeitschaltuhr gesteuert wurden. Über fünf Jahre lang war jeden Nachmittag die Weihnachtsbeleuchtung im Fenster der Wohnung angegangen und nachts wieder aus. Fünf Jahre lang! Es hat niemanden aufgeschreckt, niemand hat sich gekümmert. Was für eine traurige Geschichte.

Forensische Entomologie

Dieser Arbeitsbereich der Rechtsmedizin hat in den letzten zwanzig Jahren stark an Bedeutung gewonnen. Es geht darum, Gliedertiere, hauptsächlich Insekten, als kriminalistisch verwertbare Spuren zu untersuchen. Die häufigste Frage, die zu beantworten ist, lautet: Wann ist die Person verstorben? Es geht um eine Todeszeitbestimmung mithilfe der Untersuchung von Insekten, die am Leichenfundort auftreten.

Untersucht werden verschiedene Stadien von Insekten, insbesondere Fliegen, die menschliche Leichen als Brutstelle und Nahrungsquelle nutzen. Leichen werden von den Fliegen extrem schnell wahrgenommen beziehungsweise aufgespürt. Die Fliegenlarven („Maden") verlassen kurz vor der Puppenruhe den Leichnam und verpuppen sich abseits der Leiche, zum Beispiel in Löchern des Erdbodens oder etwa unter Teppichen, zum Teil auch direkt an den Leichen in den Haaren. In diesem Stadium wird die Made innerhalb der Puppe zur Fliege.

Ein Leichnam kann noch von zahlreichen anderen Kleinstlebewesen (etwa Käfern oder Wespen) besiedelt werden. Unterschiedliche Insektenarten bevorzugen verschiedene Verwesungsstadien.

Bei der Spurensicherung (Asservierung entomologischer Spuren am Leichnam) sind spezielle Aspekte zu beachten. Am Leichenfundort und bei der Sektion sollte der Madenbefall durch eine detaillierte Dokumentation erfasst werden. Die Luft- und Bodentemperatur am Fundort muss über einen längeren Zeitraum registriert werden, um die Verhältnisse exakt zu rekonstruieren. Dafür werden auch meteorologische Daten verwendet. Larven und Puppen sind sorgfältig einzusammeln und müssen dann in geeigneten Behältnissen aufbewahrt werden. Alle vorkommenden Insektenformen und Entwicklungsstadien sind zu beachten.

In Extremfällen können sich Insekten auch an einem lebendigen Körper festsetzen, dies insbesondere bei sehr schlechter Hygiene und in verschmutzten und „toten" Hautbezirken.

Es wurden Fälle von sehr starker Vernachlässigung beobachtet, bei denen schon zu Lebzeiten Tausende von Maden am Körper herumkrabbelten. Medizinisch macht man sich dieses Phänomen übrigens zunutze, indem man Maden zur Behandlung chronischer Wunden einsetzt, etwa bei offenen Beinen. In Kriegszeiten war das Phänomen gut bekannt: Die Maden beseitigen totes oder faules Fleisch aus Wunden, ohne dabei in das gesunde, gut durchblutete Gewebe vorzudringen. Dies kann vor dem Fortschreiten eines Entzündungs- und Absterbeprozesses im Bereich von chronisch vereiterten Wunden (auch als „Wundbrand" bezeichnet) schützen.

Die Entwicklungsstadien von Fliegen laufen zeitlich so eindeutig nachvollziehbar ab, dass man den Todeszeitpunkt relativ genau ermitteln kann. Im Bereich der forensischen Entomologie hat man in den vergangenen Jahren sehr viele Nachforschungen angestellt, in denen man zum Beispiel Tierkadaver bewusst in der Natur oder auch in Gebäuden deponiert hat.

Entsprechende Untersuchungen führt man an einigen Orten außerhalb Deutschlands auch mit menschlichen Leichen durch. Die ersten derartigen Einrichtungen entstanden in den USA. Angeschlossen an eine derartige „Bodyfarm" sind wissenschaftliche Forschungseinrichtungen, in denen Rechtsmediziner sehr eng mit Biologen und Chemikern kooperieren.

Alles Käse!

Noch im Tod wirkt die Haltung irgendwie demütig. Der gesenkte Kopf, der gekrümmte Rücken, die angezogenen Beine. Der Mann hat seinen Körper so in die Zimmerecke gedrückt, gleichsam festgeklemmt, dass er noch Stunden nach seinem Ableben wie eine düstere, bizarre Skulptur aussieht, hindrapiert auf dem dezent gemusterten Teppichboden, vor einer kahlen weißen Wand. Doch diese besondere Inszenierung war für das Leben gedacht, offenbar für das ultimative Hochgefühl. Und nicht für den Tod.

Ein Mensch auf der Suche nach dem autoerotischen Abenteuer: Extrem wenig Luft bedeutet extrem viel Lust. Auf diese Formel lässt sich verdichten, was den 40-Jährigen aus einer norddeutschen Kleinstadt wohl angetrieben hat. Diese sehr spezielle sexuelle Vorliebe teilt er mit manchen anderen, die, meist allein und unbeobachtet, sich an Grenzen heranwagen. Sie schnüren sich auf dem Weg zum Orgasmus die Luft ab, mit Masken, Gürteln oder Plastiktüten, um extreme Befriedigung zu erleben. Es ist ein äußerst gefährliches Spiel, bei dem nach dem Höhepunkt die Hölle folgen kann.

Atemberaubend – bei dieser besonderen Form der sexuellen Befriedigung bekommt der Begriff eine ganz neue Perspektive. Autoerotischer Unfall wird dieser unfreiwillige Tod genannt, wenn die Luft zu lange zu knapp geworden ist. Was die Hypoxyphilie, diese für manche Menschen äußerst stimulierende Atemnot, so erregend macht, ist selbst in der Wissenschaft nicht genau geklärt. Sehr wahrscheinlich löst der Sauerstoffmangel im Gehirn eine narkotische und zugleich euphorisierende Wirkung aus. Wer sich zur selben Zeit einen Orgasmus verschafft, erlebt womöglich einen Schub des auch Glückshormon genannten Dopamin – und damit möglicherweise einen intensiveren Höhepunkt, einem Drogenrausch nicht unähnlich. Diese bewusst erzeugte Atemnot für eine intensivere sexuelle Stimulation wird in der Szene auch „Breathplay“ oder „Edgeplay“ genannt. *Play* – als wäre alles wirklich spielerisch. Doch die Gefahr ist immens: In Deutschland ersticken jährlich rund hundert Menschen beim Ausleben ihrer speziellen, dann tatsächlich verhängnisvollen Neigung. Und das sind nur die offensichtlichen Fälle. Die Dunkelziffer könnte deutlich höher liegen.

Unsere absonderlichste Auffindesituation einer Leiche bei einem autoerotischen Unfall war im Fall des 40-Jährigen, der im 13. Stock eines Hochhauses lebte. Wie schon häufig bei derartigen Vorkommnissen wohnte der Angestellte in sehr geordneten Verhältnissen. Er galt als eigenbrötlerisch, vor allem aber auch als absolut zuverlässig. Und so waren seine Kollegen besorgt, als er nach einem Wochenende nicht am Arbeitsplatz erschien und auch nicht erreichbar war. Was war passiert? Die Kollegen alarmierten die Polizei, die die Rechtsmedizin später dazu holte.

Der Leichnam des Mannes befand sich im Schlafzimmer, in einer Hockposition nahe dem eingeschalteten Heizkör-

per. An den teilweise freiliegenden Unterarmen und Händen fanden sich intensive Leichenflecke. Bekleidet war der Körper mit einem Neoprentaucheranzug und dazu gehörigen Füßlingen. Kopf- und Halsregion waren von einem übergestülpten Plastikmüllsack umschlossen.

Nach Aufschneiden des Neoprenanzugs wurde der blaue Regenmantel sichtbar, den der Mann darunter trug. Über die Füße hatte er durchsichtige Plastiküberzüge gestülpt. Beim weiteren schichtweisen Entkleiden entdeckten wir eine abgeschnittene Perlon-Damenstrumpfhose über dem Oberkörper, eine weitere solche Strumpfhose trug er am Unterkörper. Doch das Erstaunlichste war die unterste Schicht. Alles Käse! So kann man zynisch, aber zutreffend den Körper des Mannes beschreiben. Unter den Strumpfhosen war die gesamte Haut mit Käse belegt, man fand ihn an den Beinen, den Genitalien sowie im Bauch- und Brustbereich. Es handelte sich um lauter Käse-Scheibletten, die der Mann sich auf die nackte Haut gelegt hatte. Diese hatte er mit den Damenstrumpfhosen locker fixiert, bevor der Käse durch die Wärme des Körpers und der Heizung schmolz und sich wie eine zweite, glitschige Haut um den Körper legte.

Der Mann muss es eilig gehabt haben, sich in sein sexuelles Abenteuer zu stürzen. Denn so aufgeräumt die Wohnung sonst ist: Die zu dem Käse gehörenden Verpackungen und auch zwei leere Schachteln für Feinstrumpfhosen liegen noch in der Küche herum. Weitere Besonderheiten am Auffindungsort sprechen eindeutig für einen autoerotischen Unfall: Bilder von einer Frau in Latexkleidung, eine Dose mit Äther nicht weit vom Leichnam. Was der Mann damit wollte, wird schnell offensichtlich: Unter der über den Kopf gestülpten Plastiktüte ist intensiver Äthergeruch wahrzunehmen.

Von der Polizei wird dieser Fall, nach Rücksprache mit der Rechtsmedizin, als typischer autoerotischer Unfall eingestuft. Es ergeben sich keinerlei Hinweise darauf, dass noch eine weitere Person in der Wohnung gewesen ist. Und es spricht nichts dagegen, dass der Mann sich ganz allein in dieser merkwürdigen Weise mit Käse überzogen und dann in Plastik sowie in Gummikleidung gezwängt hat. Die sexuelle Motivation ist offensichtlich, worauf auch die vorgefundenen Fotos hinweisen. Gerade dosierte Erstickungsmechanismen sind typisch zur Verstärkung des sexuellen Empfindens, in diesem Fall kombiniert mit einer Ätherinhalation. Eine Obduktion wird nicht durchgeführt; die Todesursache als Ersticken klassifiziert. Der Mann im Taucheranzug hat die Lust gesucht – und unfreiwillig den Tod gefunden.

Dies ist einer der eher seltenen Fälle, die eindeutig, ohne eine genaue Ursachenforschung mit einer Sektion, als autoerotischer Unfall klassifiziert werden. Doch meist stellt sich die Abgrenzungsfrage: War es wirklich ein Unfall oder möglicherweise auch bewusstes Inkaufnehmen eines tödlichen Verlaufs? Problematisch ist die Frage, ob andere Menschen zugegen waren und mitgewirkt haben, die dann die Person in einer hilflosen Situation zurückgelassen haben. Oder sie haben sogar eine Schwäche oder eine Fixierung ausgenutzt, um denjenigen sehr leicht töten zu können. Insgesamt muss man bei derartigen Auffindesituationen daran denken, dass durch eine andere Person, also durch einen Täter, etwas bewusst manipuliert worden sein könnte, um falsche Spuren zu legen und vom Mordgeschehen abzulenken.

Ich habe wiederholt festgestellt, dass zuweilen vorschnell von unbeabsichtigtem und unfallmäßigem Geschehen ausgegangen wird. Unter Umständen werden auch wichtige

Spurensicherungsmaßnahmen versäumt, die die Anwesenheit einer anderen Person belegen könnten. Aus meiner rechtsmedizinischen Sicht sollte man in jedem Einzelfall durch sorgfältige äußere Leichenschau und Sektion zusätzlich Spuren, die auf ein Kampfgeschehen und andere Personen hinweisen, feststellen. Erforderlich sind auch chemisch-toxikologische Untersuchungen, um einen eventuellen Drogeneinfluss nachzuweisen.

Sich die Luft abzuschnüren, ist allerdings nicht die einzige Art, wie manche Menschen den ultimativen Höhenflug suchen. Grundsätzlich geht es darum, die sexuelle Stimulation über die Schaffung einer Angst-, Leidens- und/oder Engesituation, über Sauerstoffmangel oder die direkte Reizung der erogenen Zonen zu erreichen. Auch der Einsatz von elektrischem Strom zur Steigerung des sexuellen Höhepunkts ist bekannt – und hat ebenfalls schon zu unbeabsichtigten Todesfällen geführt.

Autoerotische Unfälle sind keinesfalls ein neues Phänomen des 21. oder auch nur des 20. Jahrhunderts. Der erste wurde schon 1821 beschrieben und seitdem immer wieder, in allen denkbaren Varianten. Doch erst in den 1960er-Jahren wurden autoerotische Unfälle systematisch erforscht und die Ergebnisse hierzu veröffentlicht. Besondere Aufmerksamkeit erregte eine 1978 verfasste Dissertation über Staubsauger-Unfälle. Konstanten oder typische Muster in Bezug auf autoerotische Unfälle zu finden, etwa in Bezug auf Alter oder sozialen Status der Opfer, ist nahezu unmöglich. Eines allerdings ist auffällig: Solche Vorlieben betreffen ganz überwiegend Männer. Das belegt auch eine Studie am Universitätsklinikum Eppendorf, in der 101 autoerotische Unfälle mit Todesfolge aus den Jahren 1983 bis 2002 in den Metropolen Hamburg und München ausgewertet wurden. Nur eines der Opfer war weiblich. Die Toten kamen aus allen Gesellschaftsschichten, und auch die Verteilung von homo-, hetero- und bisexuellen Personen zeigte keine auffälligen Häufungen. 54 der 101 Verstorbenen waren ledig. Und die meisten hatten ihre Neigung für sich behalten; nur in 17 Fällen sollen die autoerotischen Praktiken Bekannten oder Verwandten bekannt gewesen sein. Dafür sprechen auch die Orte, an denen am häufigsten Todesopfer gefunden wurden. Überwiegend waren es die eigenen Wohnungen – oder einsame Orte wie abgelegene Bereiche in der freien Natur.

An manchen Tatorten finden wir in der Nähe des Leichnams Messer oder Scheren. Das zeigt, dass vielen bewusst ist, wie gefährlich insbesondere das Strangulieren ist. Sie wollten daher Vorkehrungen für ihre Rettung treffen. Doch dann ging etwas schief. Und da die meisten ihre Lust im stillen Kämmerlein ausleben, ist niemand da, der sie retten kann. Ich habe Männer erlebt, die selbst im Winter einen Vorwand finden, sich in eine abgeschiedene Ecke des Gartens zurückzuziehen. Und andere, die offenbar nur darauf warten, bis die Familie mal wegfährt. Ich erinnere mich an den Fall eines 89-Jährigen, der die Zeit, die seine Frau auf einer Kaffeefahrt verbrachte, zu einem ganz speziellen Erotikabenteuer nutzte. Er wollte mithilfe eines komplizierten Mechanismus eine Masturbation durchführen. Dazu hockte sich der Senior nackt in einen Bachlauf im Wald – und bekam dabei einen Kreislaufkollaps. Er ging unter und ertrank. Seine Angehörigen wollten einfach nicht glauben, dass es sich um einen autoerotischen Unfall handelte, und vermuteten ein Tötungsdelikt. Das konnten wir jedoch eindeutig ausschließen.

Dieser Fall zeigt auch, dass beim Alter nach oben und unten keine Grenzen gesetzt sind. Aber Fälle mit über

80-Jährigen im Zusammenhang mit autoerotischen Unfällen sind nicht gerade typisch. Viele Menschen sind mittleren Alters. Und es gibt durchaus Jugendliche, die auch im Bereich der Autoerotik ihre Grenzen austesten wollen – und sie auf fatale Weise überschreiten.

Durch eine Sektion konnten wir den einzigen Todesfall einer Frau bei einem autoerotischen Unfall, an den ich mich erinnere, belegen: Todesursache war letztlich eine Luftembolie, die sie bei der Masturbation mithilfe einer Mohrrübe durch eine Scheidenverletzung erlitten hatte. Mit der konisch zulaufenden Karotte hatte sie wie mit einer Luftpumpe immer wieder Luft in die Scheide gepresst. Die Luft bahnte sich dann in Form von Gasblasen durch die Wunde und über die Blutgefäße ihren Weg bis zum Herzen.

Eine weitere Erfahrung aus der Rechtsmedizin ist, dass man autoerotische Unfälle in allen Kreisen der Gesellschaft findet, sowohl hochgradig organisiert in sehr gepflegtem Ambiente, aber auch unter primitivsten äußeren Bedingungen. Ich erinnere mich an einen Obdachlosen, der in einem Dixiklo einen komplizierten Erhängungsmechanismus ausprobiert und sich dabei versehentlich getötet hatte. Man fand ihn später auf der Toilette sitzend, mit einem Seilzug am Türscharnier erhängt, mit vergilbten pornografischen Schriften zwischen seinen Beinen. Zusätzlich hatte er Handfesseln und Bändsel an Penis und Hoden. Erst nachdem die Bauarbeiter tagelang die Toilette nicht benutzen konnten, wurde die Tür des Dixiklos geöffnet und der bereits leicht fäulnisveränderte Leichnam entdeckt.

Am anderen Ende der sozialen Skala sind nicht nur Menschen aus Akademikerkreisen zu finden, denen ihre autoerotischen Experimente zum Verhängnis geworden sind, sondern auch ausgesprochen prominente Opfer. So wurde im Jahr 1997 der Rockstar Michael Hutchence,

Sänger der Popgruppe INXS, im australischen Sidney tot in seinem Hotelzimmer aufgefunden, in einer, wie es das Hotelmanagement diskret formulierte, „etwas ungewöhnlichen Situation". Den Hals in einem zur Schlinge gebundenen Ledergürtel, hing er nackt am Türriegel, das Gesäß knapp über dem Boden. Rechtsmediziner vor Ort stuften den Tod als Suizid ein, doch viele glauben, dass es ein autoerotischer Unfall gewesen sei. „Ein Suizident zieht sich in aller Regel nicht splitternackend aus, bevor er sich aufhängt", formulierte dazu trocken ein amerikanischer Rechtsmediziner. Jedenfalls wird das Ableben von Hutchence auf einer Website gelistet, in der es um Prominente geht, die bei der Selbstbefriedigung erstickt seien.

Auch der amerikanische Filmstar David Carradine, berühmt geworden vor allem für seine Rolle in der Serie „Kung Fu" und Kultfigur in Quentin Tarantinos „Kill Bill", wird auf dieser Liste geführt. Carradines Tod im Jahr 2009 sorgte nicht nur aufgrund seiner Popularität, sondern auch wegen der besonderen Umstände für Schlagzeilen: Der 72-Jährige wurde im thailändischen Bangkok in seinem Hotelzimmer gefunden, erhängt im Kleiderschrank. Der Schauspieler sei nackt gewesen, sein Hals mit einem gelben Nylonband umbunden und seine Genitalien mit einem schwarzen, hieß es damals. Auch hier gehen viele von versehentlichem Erstickungstod aus.

Unter den Top Ten dieser skurrilen Liste findet sich auch ein britischer Politiker, welcher der Konservativen Partei angehörte. Er wurde von seiner Sekretärin tot aufgefunden. Berichten zufolge war der Mann nahezu nackt. Einziges Kleidungsstück, das er trug, war demnach eine Damenstrumpfhose. Er trug eine Schnur um seinen Hals, eine Plastiktüte war über seinen Kopf gestülpt. In seinem Mund steckte eine Apfelsine.

Speziell bei autoerotischen Unfällen gilt der bereits zitierte Satz: Es gibt nichts, was es nicht gibt. Die Fantasie bezüglich der Gestaltung der sexuell stimulierenden Situation ist unendlich. Dies betrifft ungewöhnliche Kleidung, zum Beispiel besonders aufreizende Frauenkleidung bei Männern, zum Teil extrem vielgestaltige, komplizierte Fesselungsmechanismen, oder ungewöhnliche Maßnahmen, um einen Sauerstoffmangel zu erzeugen, von Strangulation über Kompression des Körpers bis zu Plastiktüten und Ganzkörper-Gummikondomen. Bekannt ist zum Beispiel auch die recht erfinderische Einwirkung von elektrischem Strom. Hinzu kommen Zangen, Abbindungen und Umschlingungen von Körperteilen, speziell auch der Genitalien, bis hin zum Einführen von Gegenständen in alle Körperöffnungen, also Mund, After und Harnröhre.

Wir haben schon sehr bizarre Gegenstände in Harnröhre und After gefunden, zum Beispiel Drähte, Nadeln, Dildos, Figuren und sogar Tiere. Häufig kommen dabei auch Drogen zum Einsatz, insbesondere Speedsubstanzen wie Amphetamine, Kokain und spezielle Schnüffelstoffe und Dämpfe bis hin zu narkoseähnlich wirkenden Substanzen. Autoerotik findet häufig in sehr abgeschiedenem, privatem Rahmen statt. Es gibt aber auch Etablissements, in denen diverse Apparaturen und chemische Hilfsmittel bereitgestellt werden, sowie Personen, die beim Applizieren unterstützen und gefährliche Situationen zu vermeiden helfen.

Überhaupt ist das der Rat, der in der Szene der hypoxyphilen Menschen – also jenen, für die extreme Atemnot stimulierend wirkt – kursiert: Niemals allein sein, wenn man seinen speziellen Vorlieben nachgeht. Aber dafür braucht man den Mut, zu seinen Neigungen zu stehen. Und einen Partner, der Verständnis hat. Genau dies fehlte offenbar jenem US-Farmer, dessen bizarres

Ableben als „exzentrische Leiche“ in einem Beitrag in rechtsmedizinischen Fachblättern geschildert wird. Der Bauer, nur mit Stöckelschuhen und roten Damenstrumpfhosen bekleidet, hatte seine Beine an ein Ochsenjoch und dieses wiederum an die Hebehydraulik seines Treckers gekettet. Mithilfe einer selbstkonstruierten Fernsteuerung liftete er sich kopfüber hängend in die Höhe, um in dieser Lage zu masturbieren. Zum Verhängnis wurde ihm, dass seine Fernbedienung versagte. Der mit dem Kopf nach unten hängende Mann konnte sich nicht aus dieser Situation befreien und starb letztlich an einem lagebedingten Herz- und Kreislaufversagen.

Bei dieser Auffindesituation gibt es wenig Zweifel daran, das Ableben als autoerotischen Unfalltod einzustufen. Als möglicher, aber durchaus nicht sicherer Hinweis kann ein sogenanntes atypisches Hängen beim Tod durch Strangulation gelten, zum Beispiel wenn die Füße den Boden berühren. Oder eine Konstruktion mit Dosiereinrichtung im Bereich der Hände des Opfers, um den Druck der Strangulationsschlinge zu variieren. Die Kleidung, wenn das Opfer zum Beispiel mit Reizwäsche bekleidet ist oder gegengeschlechtliche Kleidung trägt, kann ebenfalls für einen autoerotischen Unfall sprechen, ebenso wie beispielsweise Sexutensilien beim Leichnam, Sexspielzeuge wie Vibrator, Gummipuppe, spezielle Lack- oder Lederbekleidung sowie stimulierende und aphrodisierende Substanzen.

Ich gehe davon aus, dass es in Bezug auf tödliche autoerotische Unfälle eine nicht geringe Dunkelziffer gibt. Kordeln, Riemen oder Sexspielzeug beim überraschend verstorbenen Ehemann, Sohn oder Freund, und dieser dazu vielleicht ohne Hose? Ohne Würde? Dies kann von Angehörigen und Freunden als extrem kompromittierende

Situation empfunden werden. Und es ist durchaus denkbar, dass diese womöglich aus Scham versuchen, die Szenerie zu vertuschen und eine unverdächtige Situation herzustellen, also aufräumen, die Pornos weglegen, eine Fesselung entfernen und die chemischen Substanzen entsorgen. Es ist für Angehörige manchmal nur schwer erträglich, sich vorzustellen, von welchen sexuell ungewöhnlichen Fantasien die Opfer geleitet wurden. Sie befürchten unter Umständen auch Gerede über die Familie und versuchen dies, selbst gegenüber dem Arzt, der die Leichenschau vornimmt, zu verbergen. Lieber eine Selbsttötung in der Familie als jemand, der sich unter höchst ungewöhnlichen Umständen selbst befriedigt.

Asphyxiophilie, Hypoxyphilie

Unter Autoerotismus beziehungsweise Automonosexualismus versteht man in der Psychoanalyse eine sexuelle Verhaltensweise, bei der die Trieberfüllung unter Verwendung von Hilfsmitteln am eigenen Körper gesucht wird. Über seine Häufigkeit und Verbreitung in der Bevölkerung gibt es keine zuverlässigen Daten. Es existieren aber in rechtsmedizinischen und kriminalistischen Fachschriften zahlreiche Einzelmitteilungen über Todesfälle bei autoerotischen Handlungen. Ein sehr illustrativer und intensiver autobiographischer Report stammt von John Money, der bezeichnende Titel lautet: „The breathless orgasm – a love map biography of asphyxiophilia".

Es handelt sich hierbei um tödliche Unglücksfälle („Betriebsunfälle") als direkte Folge autoerotischer, besser autosexueller Handlungen Einzelner zur sexuellen Stimulation oder Selbstbefriedigung ohne Sexualpartner. Trieberfüllung wird durch zentrale Erregung infolge Dämpfung von Kontrollfunktionen in der Hirnrinde, zum Beispiel durch Sauerstoffmangel oder Narkotika, zu erreichen versucht. Eine andere Möglichkeit ist die periphere Reizung, vor allem der erogenen Zonen, zum Beispiel elektrisch oder mechanisch. Schließlich kann auch die Schaffung einer Angst- oder Leidenssituation (Masochismus) angestrebt sein. Zusätzliche Komponenten können Fetischismus und Transvestismus sein. Nach internationalen Klassifikationen lautet der Oberbegriff „Störung der sexuellen Präferenz" beziehungsweise „Paraphilie".

Mithilfe unterschiedlicher Techniken wird ein Sauerstoffmangel im Gehirn herbeigeführt. Hieraus resultiert eine Beeinflussung synaptischer Mechanismen und nachfolgend eine Lähmung übergeordneter Hirnzentren mit dadurch bedingter Einschränkung zentraler Hemmungen und Erregung tiefer gelegener Sexualzentren. Dies kommt einem „High" gleich.

Durch Sauerstoffmangel kann der Sommer'sche Sektor im Hirngebiet des Hippocampus besonders betroffen sein. Der Hippocampus ist als eine für die Verarbeitung von Emotionen bedeutende Hirnregion bekannt. Möglicherweise ist durch Hypoxie, also eine Sauerstoff-Unterversorgung, auch das sympathische Nervensystem betroffen, welches bei einer peripheren Stimulation die Ejakulation auslöst.

Die Auslösung und Vertiefung sexueller Erregung bis hin zum Orgasmus durch Luftmangel beziehungsweise durch Kohlendioxydanreicherung der Atemluft (Asphyxie) ist schon seit Jahrhunderten bekannt. Die Auswahl der angewendeten Methoden wird in erster Linie von persönlichen Erfahrungen, Eigenschaften und Fähigkeiten der betroffenen Person beeinflusst.

Sauerstoffmangel herbeizuführen, stellt eine äußerst riskante Manipulation dar. Dies kann Handlungsunfähigkeit und Bewusstlosigkeit zur Folge haben; Selbstrettung ist dann nicht mehr möglich. Auf diese tödlichen Gefahren muss immer wieder hingewiesen werden.

Im Keller und am Ende der Welt

Ein enger Kellerraum, zu einem Verlies hergerichtet. Der darin Gefangene in Todesangst.

Dagegen ein Landstrich mit nahezu unendlicher Weite – und der hierher Gereiste in Todessehnsucht?

Es liegen Welten zwischen diesen beiden Schicksalen, geografische, zeitliche und vor allem emotionale. Und doch sind sie eng miteinander verwoben. Der eine Mann ist Opfer, er wurde brutal niedergeschlagen und verschleppt und musste 33 Tage angekettet in einem Keller sein Dasein fristen – stets in der Ungewissheit, ob seine Entführer ihn töten würden oder ob er mit dem Leben davonkäme. Und der andere ist ein Verbrecher, getrieben von der Aussicht auf Geld und skrupellos genug, um gemeinsam mit anderen Tätern einen unschuldigen Mann als Geisel zu nehmen, ihn einzusperren und dessen Familie zu erpressen.

Die Entführung des Hamburger Millionärs und Mäzens Jan Philipp Reemtsma, der vor seiner Villa in Hamburg niedergeschlagen wurde und nach wochenlanger Gefangenschaft gegen ein Rekordlösegeld freikam, gilt als eines der spektakulärsten Verbrechen in Deutschland. Und dann ist da einer seiner Geiselnehmer, dessen Leben Jahre nach der Verbüßung seiner Haftstrafe an der portugiesischen Algarve endet. An diesem Landstrich, karg, schroff und zerklüftet und dabei von rauer, wilder Schönheit, wo die Küste bis zu 40 Meter steil ins Meer abfällt, wo der Wind tobt und das Wasser schäumt. Viele Tausend Kilometer und 18 Jahre liegen zwischen den beiden Ereignissen.

Der Anfang und das Ende: Ich war in beide Geschehnisse involviert, als einer der Ersten am Tatort, einer der Ersten, die in das Verbrechen eingeweiht wurden, der die frischen Blutspuren sah, der eine Ahnung von dem bekam, was sich an jenem 25. März 1996 ereignet hat. Und ebenso zum Schluss, mit meiner Reise an den Ort, der häufig als das Ende der Welt bezeichnet wird und das Ende von Wolfgang Koszics markierte. War dessen Tod ein Suizid – oder ein raffinierter Mord, bei dem der 72-Jährige die Klippen hinuntergestoßen wurde, vielleicht um so einen unbequemen, unberechenbaren Mitwisser und Mittäter eines der längsten und aufsehenerregendsten Entführungsdramen der deutschen Kriminalgeschichte zu beseitigen?

Es ist März, die Nächte sind noch lang. Dichte Wolken verdecken den Mond, die Temperaturen liegen um den Gefrierpunkt. Die Ruhe auf dem Blankeneser Grundstück der Familie Reemtsma täuscht. Es ist keine friedliche, sondern eine unheilvolle Stille. Gerade hat hier ein Verbrechen stattgefunden, ein Mensch ist brutal überwältigt und verschleppt worden. Von dem gewaltsamen Eindringen der Geiselnehmer, von ihrer skrupellosen Tat zeugen noch ein paar Blutspritzer und abgeknickte Zweige. Und eine Handgranate, die einen maschinengeschriebenen Zettel mit einer nüchtern formulierten, aber dafür umso beängstigenderen Nachricht beschwert: „Wir haben Herrn Reemtsma entführt“, heißt es da, verbunden mit

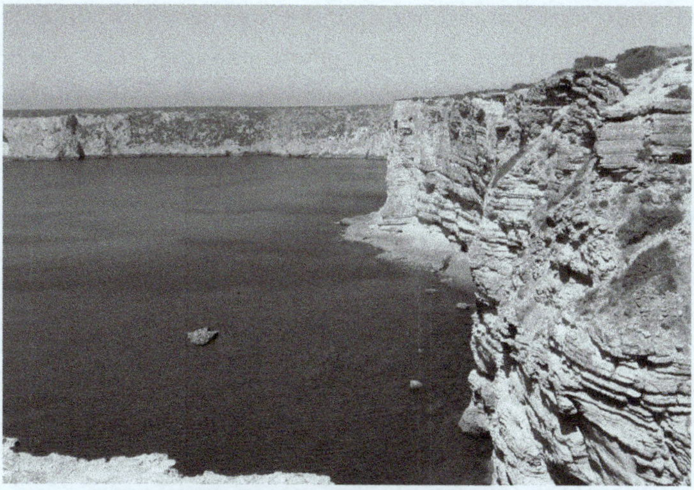

An der Steilküste der Algarve starb Wolfgang Koszics.
Hier am „Ende der Welt“ wollte er
für immer von der Bildfläche verschwinden.

einer Lösegeldforderung von 20 Millionen Mark, zu zahlen je zur Hälfte in D-Mark und Schweizer Franken. Später erhöhen die Täter sogar auf 30 Millionen. Das Opfer werde 48 Stunden nach Zahlung der Summe freigelassen, kündigen sie an. „Das Einschalten von Polizei und Presse bedeutet den Tod von Herrn Reemtsma.“

Ann Kathrin Scheerer, die Ehefrau von Jan Philipp Reemtsma, hat dieses Schreiben unter der funktionsfähigen Handgranate entdeckt, nachdem sie ihren Mann, der nur für einige Stunden von der gemeinsamen Villa in sein nur eine kurze Wegstrecke entferntes Arbeitshaus gehen wollte, nicht erreichen konnte und nach ihm suchte. Reemtsma ist gegen 20.30 Uhr von zwei maskierten Männern überfallen, im Gesicht verletzt und verschleppt worden. Fünf Wochen muss der Literaturwissenschaftler und

Gründer des Hamburger Instituts für Sozialforschung in der Gewalt seiner Peiniger in einem stickigen Keller ohne Tageslicht ausharren, bis er endlich, nach Zahlung des Lösegelds, freigelassen wird. „Ich bin's. Ich bin frei." Mit diesen Worten meldet sich Reemtsma nach wochenlangem quälenden Warten endlich bei seiner Familie.

Für das Opfer ist es eine Zeit der Angst, des Ausgeliefertseins gewesen, der Ungewissheit, welches Schicksal ihm drohen werde. Reemtsma hat darüber ein sehr nachdenkliches, beeindruckendes Buch mit dem Titel „Im Keller" geschrieben. Da ist die Sorge, zurückgelassen zu werden in diesem Verlies, angekettet, hilflos – und nur noch auf den langsamen Tod warten zu können. Seine Entführer haben dieses Schreckensszenario mehrfach angedroht. Und zugleich, zynischer geht es kaum, von einer „De-Luxe-Entführung" gesprochen.

Schon an der Art, wie die Täter ihr Opfer überwältigt haben, ist zu erkennen, dass von einer besonderen Behandlung keine Rede sein kann, dass sie alles andere als zimperlich sind und durchaus brutal sein können. Gleich nachdem die Entführung der Polizei gemeldet wurde und diese, ohne die Öffentlichkeit zu unterrichten, mit ihren Ermittlungen begann, wurde ich zu dem Fall hinzugezogen. Es war ein Polizeieinsatz auf dem Grundstück von Jan Philipp Reemtsma. Ich wurde gebeten, mir das Spurenbild anzuschauen und zu überlegen, welche Rekonstruktionen ich daraus ablesen könne. Wir fuhren zu dem Haus. Das Grundstück war durch einen hohen Zaun gesichert. Auf dem Weg zum Haus sah ich eine umgestürzte Statue und charakteristische Blutspuren, die Hinweise auf eine körperliche Auseinandersetzung und einen Sturz gaben. Blut und Haare fanden sich an einer Mauer. Die Polizei war noch dabei, Spuren zu sichern. Man konnte anhand der abgeknickten Zweige im Gebüsch und am Verlauf der Bluttropfen sehen, wohin die Spuren führten. Die Täter waren nicht über die Straße, sondern hinter dem Haus im Bereich der Büsche und Bäume verschwunden.

Die Entführer verschleppen ihr Opfer, dessen Kopf sie während des Überfalls gegen die Wand schlagen, in einen kleinen Ort bei Bremen, und dort in einen drei mal vier Meter großen Kellerraum eines angemieteten Einzelhauses. Dieser Raum ist ausgestattet mit Stuhl und Tisch, mit Chemieklo und Matratze. Später bekommt Reemtsma Bücher und die Gelegenheit, Briefe an seine Familie zu schreiben. Darin schildert er unter anderem, dass er an einem einzigen Tag 18 000 Schritte in seiner Zelle gegangen ist. Dass es immer nur drei Schritte vor sind, drei Schritte zurück, tausendfach wiederholt und mit einem Fuß an einer in der Wand festgeschmiedeten Kette gefesselt, verrät er erst viel später.

Zunächst aber, ganz zu Beginn der Leidenszeit, geht bei der Familie des Opfers ein Schreiben ein, das neben einem neuen Erpresserbrief ein Lebenszeichen Reemtsmas enthält. Das Polaroidfoto zeigt den damals 43-Jährigen auf einem Campingstuhl mit der aktuellen Ausgabe einer Boulevard-Zeitung in der Hand. Sein Gesicht ist von Wunden gezeichnet, jemand richtet eine Kalaschnikow auf ihn. Die Täter verlangen, dass in einer bestimmten Hamburger Tageszeitung getarnte Botschaften veröffentlicht werden, über die sie fortan mit der Familie kommunizieren.

Das Bild vom Opfer in seinem Verlies wurde mir später ebenfalls gezeigt. Es wurde mir die Frage gestellt, ob ich Verletzungen erkennen kann und ob Erkenntnisse zum psychischen Zustand des Mannes und zu einem etwaigen Drogeneinfluss zu ziehen sind. Für Letzteres fanden wir keine Anhaltspunkte. Das Verletzungsmuster beurteilten wir als nicht unbedingt behandlungsbedürftig oder gefährlich.

Drei Tage nach Beginn der Entführung wird die Angst, die die Familie des Opfers umtreibt, in den Anzeigen der Tageszeitung ganz deutlich. „Ich brauche ein Zeichen", schreibt Reemtsmas Frau. „Ich bin fertig, ich schaffe es nicht." Und: „Das Warten wird unerträglich." Vor allem für das Opfer. „Weggefallen zu sein, irgendwie aus der Welt", nennt Reemtsma in seinem Buch „Im Keller" den Zustand, in dem er sich während seiner Geiselhaft befindet. Allein, ausgeliefert, mit ungewisser Zukunft. Wenn seine Entführer das Verlies betreten wollen, klopfen sie an – für den Literaturwissenschaftler das Zeichen, dass er sein Gesicht in die Matratze drücken muss, um seine Peiniger später nicht identifizieren zu können. Sie drohen, ihm einen Finger abzuschneiden. Er fürchtet sich vor dem Schmerz, mehr aber noch vor dem Wie. In seinem Buch schildert er, wie er sich vorstellt, die Entführer würden, um „Sträuben und Gegenwehr auszuschalten, nachts maskiert in den Keller stürmen, ihn packen und mit einem Messer …". Zunächst ängstigt ihn furchtbar die entsetzliche Vorstellung, vielleicht Monate in dem Keller bleiben zu müssen. Doch am schlimmsten ist die Todesangst, die Reemtsma durchleidet, weil die Geiselnehmer angekündigt haben, ihn gefesselt zurückzulassen. Schon in den ersten Tagen der Entführung schreibt das Opfer im Schein einer immer schwächer werdenden Campinglampe einen Abschiedsbrief an seine Familie.

„Das eigentliche Verbrechen dabei", sagt Reemtsma später im Prozess vor dem Hamburger Landgericht gegen den Haupttäter, „ist aber nicht die Angst vor dem Tod. Darauf kann man sich vorbereiten. Es ist die Frage, wann, wo und wie der Tod eintreten kann." Und diese Frage habe ihn bis zum Schluss gequält. Bis er am letzten Tag hörte, wie in den Räumen über ihm geschäftig hantiert wurde. In diesem Moment habe er befürchtet, so Reemtsma, die Entführer könnten ihre Drohung wahrmachen und ihn seinem sicheren Tod überlassen.

Tatsächlich beseitigen die Entführer in diesem Moment die Spuren ihres Verbrechens und bereiten ihre Flucht vor. Mehrfach haben sie Anweisungen für eine Lösegeldübergabe erteilt, in Briefen und in Telefonaten, die einer der Entführer, die Stimme durch ein spezielles Gerät verzerrt, mit der Familie des Opfers führt. Nachdem zwei Versuche, das Lösegeld an unterschiedlichen Orten zu übergeben, unter anderem an den unpräzisen Angaben der Täter gescheitert sind, hat der dritte Termin geklappt. Exakt einen Monat nach der Entführung, am 25. April, haben zwei Vertraute aus dem Umfeld von Reemtsmas Familie die 30 Millionen übergeben. Es beginnt die Zeit des bangen Wartens; die 48-Stunden-Frist, die die Verbrecher bis zur Freilassung ihrer Geisel gesetzt haben, läuft. Am Ende des zweiten Tages ist durch den Anruf des Opfers bei seiner Frau klar: Reemtsma hat das Drama überlebt. Die Täter haben ihn in einem Waldstück im südlichen Hamburger Umland freigelassen.

Auf die Spur der Entführer kommen die Ermittler unter anderem durch eine Panne bei den Geiselnehmern. Der eingesetzte Stimmenverzerrer funktioniert einmal nicht. Der Anruf wird in den Medien veröffentlicht. „Können Sie mich hören heute?“, fragt der Verbrecher. Ein Bekannter erkennt seine Stimme, der Mann wird identifiziert. Schnell kommen die Ermittler auch auf die Spur eines zweiten Täters, es ist Wolfgang Koszics. Beide, der Anrufer und Koszics, werden einen Monat nach der Entführung in Spanien gefasst und 1997 vom Hamburger

Landgericht zu Freiheitsstrafen von fünf beziehungsweise zehneinhalb Jahren verurteilt.

Der Haupttäter Thomas Drach wird 1998 von Zielfahndern in Argentinien aufgespürt, nachdem seine Telefonate mit einem alten Freund in Deutschland abgehört wurden. Ein Spezialkommando der Polizei verhaftet ihn in einem Hotelzimmer. In einer Linienmaschine wird er in Begleitung deutscher Polizisten von Buenos Aires nach Frankfurt gebracht und von dort aus schwer bewacht mit einem Bundesgrenzschutz-Helikopter nach Hamburg geflogen. 2001 erhält er vor dem Landgericht eine Freiheitsstrafe von 14 Jahren und sechs Monaten, die er, unter Anrechnung einer langen Untersuchungshaft, bis zum 21. Oktober 2013 absitzt.

„Ich möchte denen gerne ins Auge sehen", hat Reemtsma nach seiner Geiselnahme über seine Entführer gesagt. Im Prozess gegen die Täter tut er es. „Alles verliert seine Selbstverständlichkeit", schildert er dort die Folgen des Verbrechens für sich und seine Familie. „Ständig ist da die Sorge, dass die Welt auch an jeder anderen Ecke wieder einbrechen könnte." Jahre später hat der Literaturwissenschaftler eine Studie über Vertrauen und Gewalt in der Moderne veröffentlicht.

Herr Reemtsma agiert umsichtig und selbstbewusst. Er hat offensichtlich einen Weg gefunden, die wiederholten Belastungen so zu verarbeiten, dass er nicht verbittert ist, sondern versucht, eher positive Seiten für sein eigenes künftiges Leben hervorzuheben. Ich habe das Geschehen dann weiter über die Medien verfolgt, die Zeit der Entführung, die Freilassung, die Identifizierung der Täter, die Flucht von Thomas Drach, nun lediglich als interessierter Beobachter von außen. Später habe ich einen erneuten direkten Bezug zu der Familie bekommen, weil die von Prof. Reemtsma und

Ann Kathrin Scheerer gegründete Hamburger Stiftung zur Förderung von Wissenschaft und Kultur mit uns kooperiert. Die Stiftung fördert das Kinderkompetenzzentrum des UKE und gewährt für Kinder in psychischen Notlagen finanzielle Unterstützung, insbesondere wenn sie Opfer von Gewalttaten sind. Ein wissenschaftlicher Bezug besteht auch über Ruanda. Wir haben dort ein Institut für Rechtsmedizin aufgebaut, für Hilfe bei häuslicher Gewalt, Gewalt in der Familie und Kinder und Frauen in Not. Die Stiftung fördert Rechtsmedizinprojekte, vor allem die Ausbildung von Wissenschaftlern, die dort im Bereich Rechtsmedizin und Kriminalistik arbeiten. Die Stiftung und die Familie Reemtsma haben sich speziell nach dem Genozid für die Aussöhnung zwischen den verfeindeten Bevölkerungsgruppen der Hutu und Tutsi eingesetzt.

Nicht den Kontinent Afrika, wohl aber das europäische „Ende der Welt" hat sich einer der Reemtsma-Entführer, Wolfgang Koszics, für seine letzten Stunden ausgesucht. Nach der Verbüßung seiner Haftstrafe bis zum Jahr 2011 hat der Mann, der schon vor der spektakulären Geiselnahme als Räuber aktenkundig war und „Faruk, der Dicke", genannt wurde, nicht mehr richtig Fuß gefasst. Zuletzt ist er in Hamburg gemeldet gewesen, er soll sich bedroht gefühlt haben. Vielleicht als Mitwisser? Als jemand, der Kenntnis davon hat, wo sich zumindest ein Teil des bis heute verschwundenen Lösegeldes befindet? Nach Zahlung der Rekord-Lösegeldsumme von 30 Millionen DM hat sich der Drach-Komplize als Geldwäscher betätigt und rund eine Million Mark in Devisen umgetauscht.

Nun ist er also Anfang Februar 2014 zunächst per Flugzeug und dann mit dem Mietwagen nach Sagres in Südportugal gereist. Dort checkt er in einem kleinen Appartement ein. Vier Tage später ist er tot, von einer Klippe ins Meer gestürzt, später wird er an einem Strand der Steilküste angespült. Doch was genau hat an diesem Tag den Sturz verursacht? Hat er selber seinem Leben ein Ende setzen wollen? Oder ist mit einem kräftigen Stoß nachgeholfen worden, sodass er mit verzweifelt rudernden Armen und einem gellenden Schrei in die Tiefe fiel und im Meer aufschlug?

Dies gilt es herauszufinden. Koszics war immer im Fokus von Zielfahndern des Landeskriminalamts. Seine Aktivitäten wurden registriert und überwacht. Er hat zwar seine Strafe abgesessen, allerdings interessiert die Polizei seine Verbindung zu Drach und ob über ihn der Verbleib weiterer Teile des Lösegelds ermittelt werden kann. Doch die Fahnder haben die Spur verloren, als der 72-Jährige sich nach dem Süden aufmacht. Erst etwa ein Jahr später kommt der Fall wieder ins Rollen: In Portugal ist die Identität einer Wasserleiche, die Monate zuvor an einem Strand anspült wurde, geklärt worden. Die portugiesische Polizei kontaktiert die deutschen Behörden. Es handelt sich um Koszics.

Um den Hintergründen von Koszics' Tod auf die Spur zu kommen, durchleuchtet das Hamburger Landeskriminalamt das ganze Leben des 72-Jährigen noch einmal. Verwandte, Bekannte und Freunde des Mannes werden befragt, wie dessen Kontakte zuletzt waren, ob Koszics Ängste und Sorgen hatte und wie seine finanzielle Situation aussah.

Die Spurensuche hat den Leiter der Ermittlungen, Christian Meinke, zusammen mit mir an die Algarve geführt, wo wir gemeinsam am Ort des Geschehens recherchierten. Die portugiesischen Kollegen zeigten uns, wo Koszics seinen Mietwagen abgestellt hatte und wo er vermutlich vom Steil-

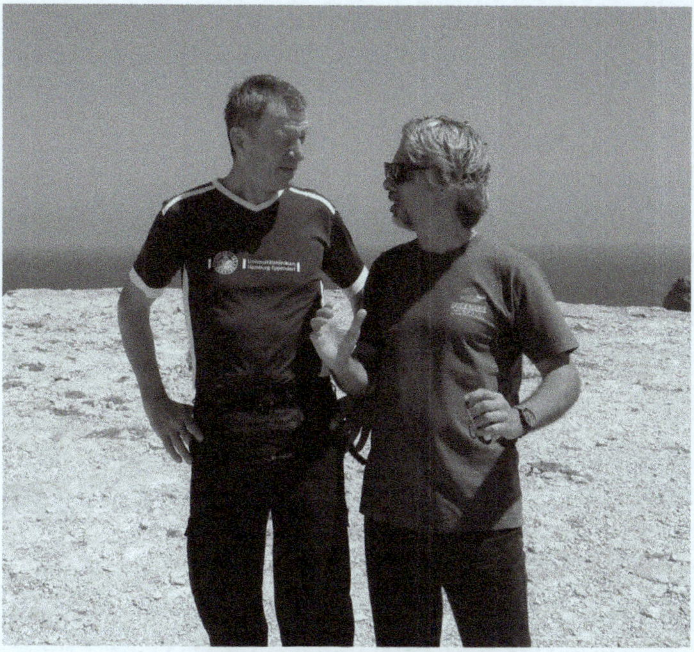

Klaus Püschel zusammen mit dem Chef
der portugiesischen Gerichtsmediziner
am Fundort des Leichnams.
In Höhe der nahe gelegenen Felsen wurde der Leichnam
des Reemtsma-Entführers als unbekannte
Wasserleiche angetrieben.

ufer gestürzt ist und im Meer aufschlug. Die Frage war: Passen die Umstände der Umgebung zu den Verletzungen? Wie war damals genau die Strömung? Kann es sein, dass es ein Suizid war?

Bei dem Sektionsbericht der Portugiesen, die nach dem Auffinden des Körpers im Februar 2014 eine Obduktion durchgeführt haben, sind einige Fragen offen geblieben. Vor allem die wichtigste: Ob die Verletzungen Koszics' allein durch den Sturz von den Klippen zu erklären sind oder ob es möglicherweise auch ein Kampfgeschehen gab? Zudem ist die festgestellte Alkoholkonzentration mit über vier Promille ungewöhnlich hoch. Es stellt sich die Frage, ob der 72-Jährige so einen extremen Wert überhaupt erreichen konnte, weil er eher ein Genusstrinker war und zuletzt nur wenig Alkohol konsumiert hat, und dann vor allen Dingen Wein.

Koszics' Vorstellung war offenbar, sein Leichnam werde hier ins offene Meer hinausgetrieben und damit vollständig verschwinden und keine Spuren hinterlassen. Das hat sich als falsch erwiesen. Es herrschte auflandiger Wind und eine besondere Strömung, sodass der Körper in der übernächsten Bucht am Sandstrand angespült wurde.

Die Wasserleiche wurde vermutlich direkt an Koszics' Todestag gefunden und geborgen. Dann erfolgte die Sektion. Dabei hat das damalige Team auch eine umfangreiche Fotostrecke angefertigt und detaillierte Untersuchungen vorgenommen. Zudem wurde das Umfeld von Koszics' geparktem Mietwagen abgesucht. Es gab keine Hinweise auf ein Kampfgeschehen. Im Auto wurde noch eine leere Flasche Whiskey gefunden. Bei der Obduktion wurde auch gezielt geprüft, ob der Alkohol gewaltsam verabreicht worden sein könnte, beispielsweise über den aufgesperrten Mund oder sogar über ein Klistier. Für beides ergaben sich keine Hinweise.

Mit dem obersten Gerichtsmediziner Portugals habe ich schließlich die Nachsektion an dem stark fäulnisveränderten Leichnam durchgeführt. Koszics' Körper war rund ein Jahr lang nicht tiefgefroren, sondern bei vier Grad aufbewahrt worden. Das Ergebnis: Haut und Weichteile waren so umgewandelt, dass der Körper überwiegend eine breiige Masse war, die Haut besaß eine grau-bräunliche Färbung. Der Anblick in Kombination mit dem Geruch ließ den Be-

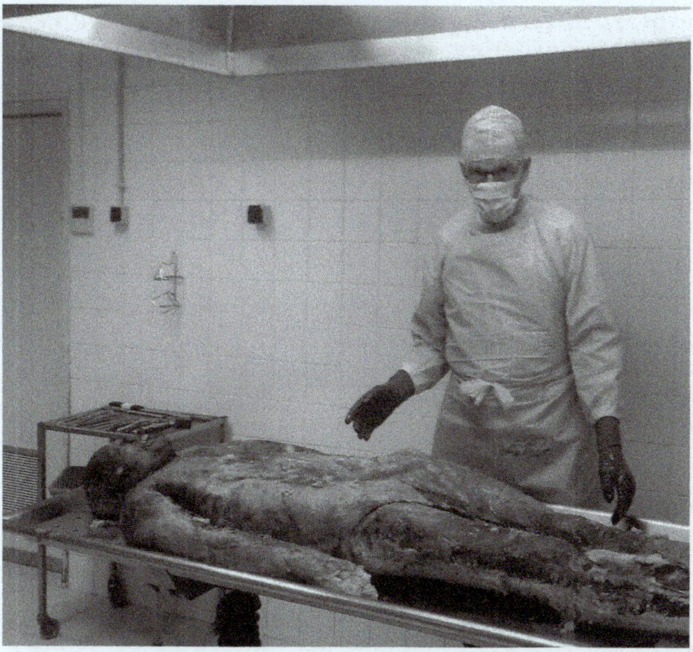

Mehr als ein Jahr nach dem Tod des Mannes untersucht Klaus Püschel im Sektionssaal der Provinzhauptstadt Portimão den Leichnam. Ein schwieriger Fall!

amten des BKA, der uns während unserer Ermittlungen in Portugal betreute, nach einer gewissen Zeit den Sektionssaal verlassen. Die Organstrukturen waren noch im Groben abgrenzbar. Das Skalpell, unser wichtigstes Instrument, ist in so einem Fall nur noch teilweise einsetzbar. Überwiegend gilt es, breiige Gewebestrukturen vorsichtig auseinanderzudividieren. Es wird sorgfältig zum Beispiel nach Fremdkörpern gefahndet. Spuren von Gewalteinwirkung sind nur noch sehr eingeschränkt abgrenzbar. Dennoch konnte ich die Todesursache eindeutig feststellen: Es war Ertrinken in Kombination mit zahlreichen Knochenbrüchen und Organzerreißungen infolge des Sturzes aus großer Höhe. Die Verletzungen sind alle durch den Sturz ins Wasser, durch das Treiben in den Fluten und das Anlanden am Strand erklärlich. Sonstige zusätzliche Verletzungsbefunde, die den Verdacht auf Gewalteinwirkung von fremder Hand hervorrufen können, waren nicht festzustellen. Auch die Ergebnisse unserer detaillierten Röntgenuntersuchungen lassen sich mit der Möglichkeit eines Suizids vereinbaren. Ich habe etliche Körper untersucht, die aus großer Höhe gestürzt waren. Da reicht schon ein Aufschlagen auf das Wasser, um schwere Frakturen und Zerreißungen innerer Organe hervorzurufen. Es ist, als falle man auf Beton.

Durch den Aufprall entstehen häufig massivste innere Verletzungen. Die Organe wie Leber, Milz und auch das Herz können durch die plötzliche Stauchung zerreißen, auch bei den Blutgefäßen, zum Beispiel der Aorta, kann es zu Rupturen kommen. Außerdem werden nicht selten Schädelfrakturen und Hirnblutungen festgestellt sowie Brüche von Wirbelkörpern. Immer wieder kommt es auch zu Anspießverletzungen durch gebrochene Knochen wie zum Beispiel Rippen, die beispielsweise die Lunge durchbohren können. Die Folgen eines Aufpralls sind von sehr vielen Faktoren abhängig, neben der Absturzhöhe auch davon, welche Körperteile als Erstes auftreffen. Auch das Alter des Menschen spielt eine Rolle, weil die Knochen mit den Jahren immer spröder werden. Und nicht zuletzt ist auch das Verhalten des Abstürzenden relevant. Die Schwere der Verletzungen ist bei Bewusstlosigkeit oder bei einem „Akzeptieren des Unvermeidlichen", etwa bei einem Sprung mit dem Ziel des Freitodes, wegen des geringen Muskeltonus oft geringer.

Trotz der multiplen Verletzungen, von denen oft mehrere für sich genommen tödlich sind, kann in einem solchen Fall der Körper von außen betrachtet nahezu unversehrt wirken. Erst die Leichenöffnung zeigt die zerstörerische Wucht des Aufpralls.

Im Rahmen der Nachsektion haben wir unter anderem auch Gewebeproben bei dem Leichnam des 72-Jährigen entnommen, um diese später in Hamburg toxikologisch und mikroskopisch mit Spezialmethoden aufs genaueste zu untersuchen. Diese Proben in formalingefüllten Gefäßen in die Hansestadt zu schaffen, möglichst schonend im Flugzeug, gestaltete sich schwierig. Schon die Autofahrt von der Algarve zum Flughafen drohte, das Projekt zum Scheitern zu bringen. Natürlich durften die Leichenteile, die wir in zugeschweißten Plastikbeuteln und verschraubbaren Gefäßen mit uns im Auto führten, nicht lange den portugiesischen Frühlingstemperaturen ausgesetzt sein. Insofern waren wir alarmiert, als eine Stunde vom Airport entfernt ein Reifen komplett den Druck verlor. Ein fünf Zentimeter langes Aststück hatte sich zwischen die Profilrillen eingebohrt, und das morgens um fünf Uhr. Wir mussten mit einem Taxi in rasender Fahrt zum Flughafen fahren und kamen gerade noch rechtzeitig zum Einchecken an.

Glücklicherweise hatten wir einen speziellen Passierschein, und auch alle weiteren Formalien waren durch die Kripo und internationale Beamte so geregelt, dass man uns mit den Leichenteilen problemlos passieren ließ. Am Ende hatten wir die Proben in einer bunten Kühltasche, wie man sie auch mit zum Strand nehmen würde, gut gepuffert direkt über unseren Köpfen im Handgepäck-Fach des Fliegers.

In Hamburg wurden in der Rechtsmedizin etliche weitere Untersuchungen vorgenommen. Die sehr hohe Blutal-

koholkonzentration konnten wir bestätigen. Sonstige toxische Substanzen waren im Körper von Koszics nicht nachweisbar. Mit der sogenannten Diatomeenprobe, also dem Nachweis von Kieselalgen, war das Ertrinken beweisbar.

Möglicherweise erschien ihm dieser selbstgewählte Abgang einfacher, als sein Leben fortzuführen. Die Polizei verfügte zwar über gesicherte Erkenntnisse, dass der 72-Jährige während seiner Haftzeit Morddrohungen bekommen und sich auch insgesamt bedroht gefühlt hat. Aber nach Einschätzung der Ermittler hat er nach seiner Haftentlassung nie wieder richtig Fuß gefasst. Und mehrfach hatte er verkündet, dass ein Leben ohne Geld nicht lebenswert sei.

Und Geld besaß Koszics nach seiner Haftentlassung kaum. Dabei hatte er vor der Reemtsma-Entführung immer gut gelebt, vor allem aufgrund von Straftaten, darunter Betrügereien im großen Stil, und auch einem schweren Raub. Er war offenbar ein kontrollierter Verbrecher, der überlegt handelte und eine nüchterne Kosten-Risiko-Abwägung betrieb. Vor der Tat in Hamburg war er jedoch völlig abgebrannt, deshalb hatte er beschlossen, an der Entführung mitzuwirken. Auch nach seiner Entlassung hat sich Koszics bemüht, kreativ an Geld zu kommen. So versuchte er, ein von ihm verfasstes Manuskript über sein Leben als Drehbuch zu verkaufen. Teile davon liegen den Ermittlern vor.

Ich habe sehr viel darüber nachgedacht, warum Koszics diesen ungewöhnlichen Weg gewählt haben könnte, um fern der Heimat aus dem Leben zu scheiden. Sich in die Psyche eines Selbstmörders zu versetzen, ist unmöglich. Ich gehe aber davon aus, dass seine starke Vereinsamung und seine desolate finanzielle Situation ihm so sehr zugesetzt haben, dass er keinen anderen Ausweg sah. Mit dem letzten

Geld, das er besaß, bezahlte er sein Quartier und kaufte sich den Whiskey. Danach war kein Euro mehr übrig. Ich nehme an, dass der Verbrecher ursprünglich davon geträumt hat, sich an den Millionen aus dem Lösegeld bedienen zu können. Deshalb stand er ja auch noch im Fokus der Polizei. Aber er erlangte keinen Kontakt zu den Mittätern und suchte dann als letzten Ausweg den Tod. Total verarmt und einsam weiter sein Leben zu fristen, wäre wohl nicht sein Stil gewesen.

Die Polizei hat die Akte Koszics im Zusammenhang mit der Reemtsma-Entführung geschlossen. Da noch viel Geld fehlt, gehe ich davon aus, dass die Aktivitäten der weiteren Beteiligten nach wie vor beobachtet werden.

Späte Leichenveränderungen

Man unterscheidet Fäulnis (durch anaerobe Bakterien) und Verwesung (durch aerobe Bakterien). Fäulnisbakterien können durch die Haut, die Luftwege und auch durch Verletzungen in den Körper eindringen. Vorwiegend stammen sie aus dem Darm, in welchem sie bei gesunden Menschen in großer Zahl vorhanden sind. Deshalb findet man als erste Zeichen der Fäulnis in der Regel eine grünliche Verfärbung der Bauchhaut. Diese Verfärbung ist auf die Bildung des Farbstoffs Verdoglobin zurückzuführen. Die Fäulnisbakterien folgen dann der netzartigen Anordnung der Blutgefäße in der Haut.

Mit zunehmender Fäulnis verfärbt sich die Haut düsterrot, grau-grün oder schwärzlich. Mit der Fäulnis ist stets eine Gasentwicklung verbunden. Die Gase führen zu einer Auftreibung des Leichnams. Die Gesichtszüge haben kaum noch eine Ähnlichkeit mit dem Aussehen zu Lebzeiten. Besonders stark sind diese Veränderungen beispielsweise bei Wasserleichen. Das Zerstörungswerk der Fäulnisbakterien endet schließlich mit der völligen Zerstörung aller Weichteile und führt zur Skelettierung.

Die Geschwindigkeit der Fäulnisentwicklung ist keinen strengen Regeln unterworfen. Ein sehr wichtiger Faktor ist die Temperatur. Einen groben Hinweis auf die unterschiedliche Geschwindigkeit von Leichenveränderungen gibt folgende Faustregel: eine Woche Luft entspricht zwei Wochen Wasser beziehungsweise acht Wochen Erdgrab. Zu den ungewöhnlichen Leichenveränderungen zählen zum Beispiel Tierfraß, Fettwachsbildung sowie Mumifizierung.

Noch ein Wort zum „Leichengift“, das durch die Berührung von Toten übertragen wird. Man glaubte es in

Form der Ptomaine, Eiweißzerstörungsprodukten, gefunden zu haben. Heute weiß man, dass das Anfassen und Einatmen dieser Stoffe ungefährlich ist. Äußerst gefährlich kann dagegen die Übertragung hochvirulenter Keime von infektiösen Leichen sein, insbesondere wenn der Untersucher selbst geringfügige Hautverletzungen, etwa an den Händen, hat. Infektionen jeder Art (zum Beispiel HIV, Hepatitis, TBC) sind bei mangelhafter Vorsicht und Reinlichkeit auch im Sektionssaal möglich.

Alkoholintoxikation

Alkohol spielt im Arbeitsalltag des Rechtsmediziners eine sehr große Rolle, beispielsweise bei Unfällen, speziell im Straßenverkehr, auch bei Arbeitsunfällen, bei Suiziden sowie bei Tötungsdelikten. Dabei ist nicht selten sowohl das Opfer als auch der Täter mehr oder weniger alkoholisiert. Alkohol ist ein Narkotikum, sämtliche Stadien der Alkoholintoxikation sind auf lähmende Einflüsse des Alkohols auf das zentrale Nervensystem zurückzuführen. Der Grad der Alkoholbeeinflussung hängt vom Alter, Ernährungszustand, von Gewöhnung und Art der Alkoholzufuhr ab. Kinder sind stets sehr alkoholempfindlich. Besonders starke Alkoholwirkungen kann man nach Zufuhr konzentrierter Getränke (im Falle von Koszics wurde eine vollständig geleerte Whiskeyflasche vorgefunden) auf leeren Magen innerhalb von kurzer Zeit beobachten (Anflutungsphänomen).

Stadien der Alkoholintoxikation:

0 bis 0,5 Promille: In der Regel keine Auffälligkeiten, ab 0,3 Promille psychotechnisch nachweisbare Leistungsminderungen.

0,5 bis 1,5 Promille: Leichte Trunkenheit mit Symptomen wie zum Beispiel Euphorie, Kritikschwäche, Nachlassen der Konzentrationsfähigkeit, des Kombinationsvermögens und der Geschicklichkeit. Zugleich Antriebsteigerung, leichte Gleichgewichtsstörungen und Gangunsicherheit sowie eine Verlangsamung der Pupillenreaktion. Die Eignung für den Straßenverkehr ist aufgehoben.

1,5 bis 2,5 Promille: Mittlere Trunkenheit, Rauschzustand. Sprach- und Gehstörungen, Distanzlosigkeit, Uneinsichtigkeit.

2,5 bis 3 Promille: Schwere Trunkenheit. Starke Geh- und Sprachstörungen, zum Beispiel mit Torkeln, Lallen. Zunehmend psychische Verwirrtheit, Orientierungslosigkeit, Erinnerungslosigkeit.

Über 3,5 Promille: Schwerste Trunkenheit, unmittelbare Lebensgefahr, Bewusstsein stark getrübt bis aufgehoben. Gefahr der Einatmung von Erbrochenem, des Erstickens in hilfloser Lage, des Todes durch Unterkühlung oder durch Atemlähmung. – Bei stark Alkoholgewöhnten finden sich zum Teil vergleichsweise geringe Auffälligkeiten.

Mord im Gerichtssaal

Er hat das Leben seiner Freundin mit seinen eigenen Händen ausgelöscht. Er hat ihr die Kehle zugedrückt und sie erdrosselt. Und nun liegt der Totschläger selber hingestreckt auf dem Boden, ein sterbender Körper in einer sich rasch ausbreitenden Blutlache. Ein Messer hat schwerste Verletzungen verursacht; sein Leben verlöscht schnell. Auch die Möglichkeiten eines Notarztes könnten den 39-Jährigen jetzt nicht mehr retten.

Auge um Auge, Zahn um Zahn? Der Mann, der ein Leben nahm, ist nun selber zum Opfer geworden. Ein anderer hat ihn aus Rache niedergestreckt, als Vergeltung für den Tod der Frau, die für ihn die große Liebe und Lebensinhalt war. Nun stiert der Rächer, das blutige Messer noch in der Hand, voller Hass auf den Sterbenden: „Der soll mal krepieren, dieses Schwein."

Es ist ein Attentat coram publico – und für die Hamburger Justiz ein Verbrechen, das sie in den Grundfesten erschüttert. Denn es wird ausgerechnet in einem Verhandlungssaal begangen, wo sonst über Mord und Totschlag gerichtet, aber keine Tat begangen wird. Noch während einer Urteilsverkündung wird ein Mensch getötet, und viele Anwesende werden zu fassungslosen Zeugen. Eingreifen und helfen kann niemand mehr; es geht einfach zu schnell.

Wer als Gerichtsreporter über Strafprozesse berichtet, hat oft mit dem Tod zu tun. Mit erschossenen, erwürgten Opfern, bei Verkehrsunfällen getöteten Personen, mit sadistisch Gequälten, mit Menschen, die erstochen oder so massiv geprügelt wurden, dass sie an ihren Verletzungen sterben.

Erfahrene Gerichtsreporter sind vertraut mit der Fratze des gewaltsamen Todes sowie mit zahllosen Facetten des Bösen. Sie erleben es anhand von Akten, von Fotos und von Zeugenaussagen, die oft hochgradig emotional vorgetragen werden, manchmal bis ins Mark erschütternd. Nicht wenige Journalisten berichten, dass einzelne furchtbare Schicksale sie auch im Schlaf nicht loslassen, dass sie eindringen in ihre Träume und über viele Jahre nicht vergessen werden, vielleicht sogar nie. Und doch bleibt es immer ein indirektes Beobachten, retrospektiv, aus der Distanz, das sich nun wieder abspult in einem Gerichtsverfahren. Entsetzlich, ja, aber nicht im Hier und Jetzt.

Diesmal jedoch stürzt es mit Urgewalt auf alle Sinne ein, plötzlich ist das Drama sichtbar, hörbar, spürbar, es geht unter die Haut. Ein Ereignis, auf das auch jahrelange Erfahrung mit dem gewaltsamen Tod nicht vorbereiten kann. Es entlädt sich in Echtzeit, zudem in unmittelbarer Nähe, nur wenige Meter entfernt. Vor meinen Augen erlebe ich einen Mord, sehe brutale, tödliche Gewalt.

Es ist der 14. September 1994. Ich, die Gerichtsreporterin Bettina Mittelacher, bin auf gewohntem Terrain. In einem Verhandlungssaal, in dem ich schon mehrere Prozesse um Kapitalverbrechen verfolgt habe, soll das Urteil verkündet werden gegen einen Mann, der die Tötung seiner Geliebten gestanden hat. Er hat erzählt, die heftig angetrunkene Frau habe ihn immer wieder darum gebeten, sie beim Sex zu erdrosseln. Laut seiner Darstellung ist er lediglich ihrem innigen Wunsch nachgekommen, als er ein Kleidungsstück um ihren Hals geschlungen und zugezogen hat, bis das Leben aus ihr entwich.

Von meinem Platz hinter der hüfthohen Barriere aus, die den Zuhörerbereich des Gerichtssaals von den Prozessbeteiligten trennt, beobachte ich den Angeklagten. Der 39-Jährige ist ein schlanker, sehniger Mann in Jeans und kariertem Hemd, mit blassem Gesicht und ebenmäßigen Zügen. Vor wenigen Minuten hat er noch eine letzte Zigarette auf dem Flur geraucht, nun steht er scheinbar gefasst neben seiner Verteidigerin und nimmt das Urteil entgegen: Drei Jahre und neun Monate Freiheitsstrafe wegen Totschlags in einem minderschweren Fall lautet die Entscheidung des Schwurgerichts.

Was dann geschieht, ist so irreal, so unfassbar, dass niemand rechtzeitig zu reagieren vermag. Sekunden nach dem Urteilsspruch springt schräg hinter mir ein Mann auf, flankt über die Balustrade, stürzt sich von hinten auf den Angeklagten und rammt ihm mit wuchtigen, weit ausholenden Bewegungen eine Messerklinge in den Rücken, einmal, zweimal. Das Opfer richtet sich kurz auf, dreht sich taumelnd zu seinem Angreifer um, einen Ausdruck völliger Verblüffung im Gesicht. Dann sackt der Mann zusammen und sinkt auf den Boden, eine Bewegung wie in Zeitlupe. Ich sehe seine lang hingestreckte Gestalt, vollkommen regungslos, sein bleiches Gesicht, aus dem schlagartig alle Farbe gewichen ist. Und ich sehe einen glänzenden Blutfleck, der sich langsam auf dem Fußboden ausbreitet.

Der Mann mit dem Messer hockt sich nun neben das Opfer, er ist ein Typ mit strähnigem Haar und wirrem Blick. Irgendwie registriere ich, dass er keine Schuhe trägt. Sicherheitspersonal hastet in den Saal, über einen Alarmknopf vom Richtertisch herbeigerufen, und überwältigt den Täter. Der schreit: „Lasst mich, ich tu doch nichts, ich tu doch niemandem etwas." Was für eine Aussage aus dem Mund eines Mannes, der gerade einen anderen niedergestochen hat! Das Gewicht der Schuld, mit irritierend leichtem Maß gewogen. Und wie zur Rechtfertigung fügt er hinzu: „Der hat meine Frau erwürgt." Fast gleichzeitig treffen Rettungsmediziner ein und kämpfen um das Leben des Niedergestochenen. Mit Herzdruckmassage und Defibrillator bemühen sie sich, sein Herz wieder zum Schlagen zu bringen. Vergebens. Ein Mann, von dem Tumult im Saal angelockt, prallt entsetzt zurück. „Oh", stöhnt er. „So viel Blut!"

Dass das Opfer nicht zu retten gewesen ist, erfahren wir erst später. Wir, die Prozessbeteiligten und die Gerichtsreporter im Saal, werden nach wenigen Minuten aus dem Raum geschickt. Später tragen Sanitäter zwei blaue Müllsäcke mit blutigen Tüchern aus dem Saal. Ein Polizeibeamter, der aus dem Raum kommt, sagt über den 39-Jährigen nur: „Er ist tot."

Ich bin fassungslos, ich stehe unter Schock. Vor meinem geistigen Auge flimmern immer wieder die Bilder auf von dieser blitzschnellen Attacke: ein Mann, außer sich vor Zorn, wie er auf den Angeklagten einsticht. Der Gesichtsausdruck des Opfers brennt sich in mein Gehirn, dieses maßlose Erstaunen, als er den Angriff spürt. Der Täter ist von hinten an ihn herangestürzt, ohne Schuhe, leise, wenn man so will. Das Opfer hat ihn nicht kommen sehen und offenbar auch nicht gehört. Sich wegzuducken, die Hände schützend hochzureißen, dafür blieb ihm keine Zeit.

Dieser Fall ist ein spektakuläres Ereignis. Ein Mord im Gerichtssaal, bei dem das Opfer zugleich ein Verbrecher ist und der Mörder sich ebenfalls als Opfer empfindet, weil seine große Liebe getötet wurde – dieser Fall stellt eine extreme Konstellation dar mit vielen spannenden Facetten. Das eine ist vorgeblich eine wohlüberlegte Tat, um der Geliebten ihre Todessehnsucht zu erfüllen; und das andere ein Mord aus dem Drang heraus, ein Verbrechen zu rächen.

Der 39-Jährige war gleich zweimal ein Fall für die Hamburger Rechtsmedizin: als Tatverdächtiger, der gestanden hat, seine Freundin getötet zu haben, und schließlich, neun Monate später, als Mordopfer. Und ich obduzierte auch die Frau, die vermeintlich in der Blüte ihres Lebens war und offenbar doch lebensmüde. Jene Frau, deren 38. Geburtstag am 7. Dezember 1993 zugleich ihr Todestag war.

Tagelang hatte niemand etwas von dem Verbrechen geahnt. Die Hamburgerin hatte relativ zurückgezogen gelebt, ihre Familie stand ihr nicht so nahe, dass jemand sie schnell vermisst hätte. So lag ihr Leichnam nahezu nackt in der gut geheizten, verwahrlosten und dreckigen Wohnung, ausgestreckt auf einer Matratze. Als die Frau vier Tage später gefunden wurde, war ihr Leichnam schon stark fäulnisverändert. In dieser Zeitspanne besiedeln üblicherweise bereits Fliegen und Maden einen Körper, er wirkt aufgedunsen, die Farbe der Haut, insbesondere im Gesicht, wird dunkler, die Oberhaut beginnt sich abzulösen. Die Totenstarre ist bereits gelöst, die Totenflecken sind nicht mehr wegzudrücken.

Wer weiß, wie lange die Tote noch unentdeckt in ihrer Wohnung gelegen hätte, wenn nicht ausgerechnet der Mann, der sie umgebracht hat, einen Hinweis auf das Verbrechen gegeben hätte. Der 39-Jährige hat beim Axel-

Springer-Verlag ein Geständnis abgelegt. „Gabi wollte sterben, sie bat mich, sie zu töten", hat der arbeitslose Dreher auf einen Zettel geschrieben, den er beim Pförtner abgab. Und er kündigt dort ebenfalls an: „Am 7. Dezember 1994 werde ich mir auch das Leben nehmen, das habe ich meinem Liebling versprochen." Nach diesem Geständnis wird der Täter festgenommen und später vor Gericht gestellt. In dem Prozess um den Tod seiner Freundin behauptet der Angeklagte, die arbeitslose Schauspielerin habe für ihr Leben keine Perspektive mehr gesehen. Seine Geliebte habe sich gewünscht, „auf dem Höhepunkt der Lust" sterben zu wollen.

Doch sein Versprechen, der Freundin nach einem Jahr in den Tod zu folgen, kann der 39-Jährige nicht mehr halten. Das Schicksal hat schneller und völlig unerwartet zugeschlagen, in Gestalt eines 58-jährigen Mannes, des väterlichen Freunds der getöteten Frau. „Ich habe vor Gott rechtens gehandelt", sagt dieser über sein Verbrechen. „Gabriela ist auch tot." Für ihn ist es ein Sühneakt, so simpel, so selbstgerecht empfindet er seine Tat. Der Hamburger hat sich auf seinen Angriff vorbereitet. Er hat ein Küchenmesser in das Strafjustizgebäude geschmuggelt, an den Justizbeamten vorbei, die mit einer Metallsonde am Eingang alle Besucher abtasten. Jede Tasche wird überprüft, doch das Messer des Mannes bleibt unentdeckt. Ob er es in einem Aktenordner oder in einem Schuh verborgen hat, sodass es mit der Metallsonde nicht erfasst werden konnte, kann nicht geklärt werden.

Zehn Monate später steht der Attentäter vor Gericht. Mord lautet die Anklage, weil er heimtückisch gehandelt habe. Dort berichtet der Angeklagte, die getötete Frau sei seine „große Liebe, mein Lebensinhalt gewesen. Und ich war für sie Vater, Liebhaber, Ehemann in einer Person."

Ein Mann, der alles für sie getan hat, der sie umsorgt und ihr zugehört hat. Und der wohl gehofft hat, mit seiner Traumfrau zusammenleben zu können. Stattdessen hat er ertragen müssen, sie für immer verloren zu haben. Getötet, während sie Sex mit einem anderen Mann hatte. Dieser andere Mann – was ist das für ein Typ? Wie genau hat er sie umgebracht? Diese Fragen müssen den trauernden 58-Jährigen beschäftigt haben; vielleicht ist er geradezu besessen davon, Details zu erfahren. Er hat den Prozess gegen seinen neunzehn Jahre jüngeren Nebenbuhler als Zuhörer verfolgt. Dabei hat er die Schilderung des Angeklagten miterlebt, wonach seine Geliebte sich selber ein zerrissenes Hemd um den Hals gelegt hätte und er die Schlinge dann angeblich zuzog.

Tatsächlich war die Todesursache bei der 38-Jährigen Erdrosseln, wie wir bei der Obduktion zweifelsfrei feststellten. Unter anderem entdeckten wir bei dem Opfer eine um den Hals verlaufene deutliche horizontale Strangmarke sowie zahlreiche punktförmige sogenannte Stauungsblutungen, beispielsweise außen auf den Augenlidern, in den Augenbindehäuten sowie im Bereich der Haut hinter den Ohren. Kehlkopf und Zungenbein sind nicht gebrochen. Das passt zu der Schilderung des damaligen Angeklagten. Zur Tatzeit war die getötete Frau hochgradig alkoholisiert. Sie hatte 2,5 Promille, wie im Nachhinein festgestellt wurde.

Überhaupt hat nach Angaben des 39-Jährigen der Alkohol im Leben der arbeitslosen Schauspielerin eine große Rolle gespielt – und dazu eine Todessehnsucht, von der der Angeklagte in seinem Prozess um den Tod seiner Freundin erzählt hat. „Gabi fing immer wieder davon an und sagte mir: Wir machen Liebe, und dabei tötest du mich.“ Dies habe die Frau mehrfach gefordert. Ein gewollter Tod bei einvernehmlichem Sex – nach dieser Darstellung hätte sich das Opfer wohl kaum gewehrt. Deshalb war der Mann schon bald nach dem Tod seiner Geliebten im Fokus der Rechtsmedizin.

Bei Tötungsdelikten, die wie das Erdrosseln aus unmittelbarer Nähe verübt werden, kann auch die Untersuchung der Fingernägel des Opfers besondere Erkenntnisse liefern. Hier suchen wir unter anderem nach Hautpartikeln, aus denen wir im Idealfall DNA des Täters ermitteln können. Und natürlich haben wir entsprechend auch den Mann daraufhin untersucht, ob er frische Verletzungen hatte, die Abwehrverletzungen eines um sein Leben kämpfenden Menschen hätten sein können. Dabei wurden beim Täter unter anderem frischere Hautkratzwunden im Gesicht, an den oberen Extremitäten und am Rumpf festgestellt, heißt es im Untersuchungsbericht. Außerdem lag eine oberflächliche Schnittverletzung des rechten Oberschenkels vor. „Das Alter der Verletzungen dürfte wenige Tage betragen. Es erscheint möglich, dass die Verletzungen am 7. 12. 1993 entstanden sind", so der Befund weiter – dem Todestag der 38-Jährigen.

Doch der Mann, der sie erdrosselt hat, hat bei seiner Vernehmung eine andere Version geliefert, wie die Kratzer entstanden seien. Er gab an, die Verletzungen im Gesicht einen Tag vor dem Tod seiner Geliebten während einer körperlichen Auseinandersetzung mit einem ihm nicht näher bekannten Mann davongetragen zu haben. Dieser habe ihn auf offener Straße angegriffen, es sei zu einer Prügelei gekommen. Diese Schilderung ist nach den rechtsmedizinischen Befunden nicht ausgeschlossen. Die andere Deutung, dass die Verletzungen im Zusammenhang mit der Tötung der Frau entstanden sind, erscheint indes wahrscheinlicher.

Neun Monate nach dieser Untersuchung war der 39-Jährige wieder bei uns in der Rechtsmedizin – jetzt mit blut-

durchtränktem Hemd, ein bleicher Körper in der Totenstarre. Seine Haut war mit Tätowierungen übersät, sein Gebiss lückenhaft. Schon bei der äußeren Leichenschau waren zwei weit klaffende Wunden zu erkennen, eine triangelförmige an seiner linken Schulter sowie eine weitere Wunde links am Rücken. Später im Verlauf der Obduktion haben wir die Stichkanäle und die dadurch entstandenen inneren Verletzungen genau festgestellt und vermessen. Grundsätzlich werden bei der Obduktion mit dem sogenannten T- oder Y-Schnitt der Brustkorb und die Bauchhöhle vom Hals bis zum Schambereich freigelegt, vergleichbar wie bei einer großen Operation, und dann die Organe entnommen und untersucht. Bei Verletzungen wie Stich- oder Schusswunden werden die betroffenen Bereiche des Körpers, hier also die rückwärtige Brustwand, zudem genauestens untersucht, beispielsweise die Muskulatur oder die Knochen. Außerdem gehört zu einer Obduktion immer auch die Öffnung des Schädels, um das Gehirn genau in Augenschein nehmen zu können. Für feingewerbliche Untersuchungen entnehmen wir Gewebeproben und konservieren sie in Formalin. Wichtig ist grundsätzlich, den Leichnam äußerlich so wenig wie möglich zu beschädigen und seine äußere Hülle nach der Sektion wieder optimal herzustellen.

Bei der Obduktion des im Gerichtssaal getöteten Mannes haben wir festgestellt, dass die Schulterwunde durch die Muskulatur führte, eine zwar schwerwiegende, aber keinesfalls lebensbedrohliche Verletzung. Ganz anders die zweite Verletzung am Rücken: Der Stichkanal verlief insgesamt 15 Zentimeter lang in die Tiefe der Brusthöhle. Die Obduktion ergab, dass Todesursache bei dem Mann inneres Verbluten aus einer großen Stichverletzung der Brustschlagader war. Die Aorta war fast vollständig durchtrennt. In der Brusthöhle fanden wir insgesamt viereinhalb Liter Blut. Der Tod ist innerhalb ganz kurzer Zeit eingetreten. Auch bei noch schnellerem ärztlichen Eingreifen wäre eine Rettung des Mannes nicht möglich gewesen.

Sein Mörder hat, obwohl extrem aufgewühlt und nicht mehr vollständig Herr seiner Sinne, sein Vorhaben demnach sehr präzise umgesetzt. Zehn Monate später, in seinem eigenen Prozess, erzählt er, er habe geglaubt, den Tod der Frau, die er liebte, rächen zu müssen. Der 58-Jährige sagt, er habe sich ein Leben ohne sie „nicht vorstellen" können. „Ich hörte im Urteil Totschlag, und da ging mir durch den Kopf: Jetzt richte ich ihn", begründet der Angeklagte in seinem Verfahren sein Verbrechen. Das Gericht verhängt elf Jahre Haft wegen Mordes gegen den arbeitslosen Programmierer.

Das bei Mord übliche „Lebenslänglich" wird in diesem Fall nicht ausgesprochen, weil laut psychiatrischem Sachverständigen, der den Angeklagten exploriert hat, eine verminderte Schuldfähigkeit nicht auszuschließen ist. In der Urteilsbegründung heißt es, der Angeklagte habe die Tat lange vorher schon gedanklich vorbereitet. „Der Angeklagte handelte heimtückisch mit unbedingtem Tötungsvorsatz", erklärt der Vorsitzende Richter. Im Gerichtssaal habe das Opfer keinen Angriff erwartet „und durfte sich besonders sicher fühlen". Der 58-Jährige habe sich den Überraschungseffekt „bewusst zunutze gemacht". Über Selbstjustiz sagt der Vorsitzende: „Es ist ein schweres Unrecht, sich zum Richter aufzuwerfen und das Urteil selbst zu vollstrecken." Der Täter habe „kein Verständnis für seine Tat erwarten" können.

Zwei Wochen nach dem Mord im Gerichtssaal werden die Sicherheitsvorkehrungen im Strafjustizgebäude verschärft. Das Geld für den Umbau war schon vor dem Attentat bewilligt gewesen, der Termin hatte schon länger festgestanden. Seitdem gibt es Sicherheitsschleusen, ähnlich denen am Flughafen. Besucher und deren Taschen werden zuverlässig und genauestens kontrolliert beziehungsweise durchleuchtet.

Ich bin häufig im Strafjustizgebäude, als Sachverständiger in Prozessen. Und oft, wenn ich mich durch die Sperre hindurchschleuse, kommen mir die dramatischen Ereignisse von 1994 in den Sinn. Und obwohl die Einlasskontrollen extrem verschärft wurden, zeigt sich: Absolute Sicherheit gibt es nicht. Zuletzt wurde das auf tragische Weise offenbar, als ein verurteilter Totschläger, der seine Freiheitsstrafe verbüßt hatte und wegen eines neuen Vorwurfs in Untersuchungshaft saß, in seinem Prozess plötzlich eine Zeugin angriff. Die Frau war früher kurze Zeit mit ihm liiert gewesen, offenbar hatte er die Trennung nicht verkraftet. Trotz mehrerer Kontrollen war es ihm gelungen, eine Rasierklinge und eine angespitzte Zahnbürste als Waffen in den Verhandlungssaal zu schmuggeln. Während sie nun gegen ihn aussagte, sprang er plötzlich auf sie zu und attackierte die Frau. Sie und der Staatsanwalt, der ihr zu Hilfe geeilt war, wurden verletzt, glücklicherweise beide nicht schwer. Der Angreifer hat sich dann selbst Schnittverletzungen beidseitig am Hals beigebracht. Nicht auszudenken, wenn wieder ein Mensch im Gerichtssaal gestorben wäre, so wie damals.

Mord oder Totschlag?

Landläufig wird „Mord und/oder Totschlag" oft gleichgesetzt. Für den juristischen Laien ist nicht verständlich, warum jemand, der vorsätzlich einen anderen getötet hat, nicht automatisch ein Mörder ist.

Im juristischen Sinne besteht hier allerdings ein erheblicher definitorischer Unterschied, der sich auch im Gesetzestext und im Strafausspruch niederschlägt. Die vorsätzliche Tötung eines anderen Menschen kann als Mord oder Totschlag qualifiziert werden. Für die Abgrenzung des Mordes vom Totschlag ist die sittliche Bewertung des Täters maßgebend.

Was einen Mord ausmacht, ist in Paragraph 211 des Strafgesetzbuchs (StGB) definiert:

(1) Der Mörder wird mit lebenslanger Freiheitsstrafe bestraft.

(2) Mörder ist, wer aus Mordlust, zur Befriedigung des Geschlechtstriebs, aus Habgier oder sonst aus niedrigen Beweggründen, heimtückisch oder grausam oder mit gemeingefährlichen Mitteln oder um eine andere Straftat zu ermöglichen oder zu verdecken, einen Menschen tötet.

Heimtücke wird als das bewusste Ausnutzen der Arg- und Wehrlosigkeit des Opfers definiert. Zudem muss der Angriff in feindlicher Willensrichtung geschehen. Arglos ist jemand, der aus dem Hinterhalt angegriffen wird oder einen Angriff nicht wahrnehmen kann (etwa wegen Dunkelheit oder Schlaf). Für Heimtücke müssen stets beide Voraussetzungen erfüllt sein.

Die Abgrenzung zum Totschlag wird in Paragraph 212 StGB deutlich:

(1) Wer einen Menschen vorsätzlich tötet, ohne Mörder zu sein, wird als Totschläger mit Freiheitsstrafe nicht unter fünf Jahren bestraft.

(2) In besonders schweren Fällen ist auf lebenslange Freiheitsstrafe zu erkennen.

Auch der Totschlag wird juristisch gesehen noch einmal abgestuft. Das Strafgesetzbuch kennt den minder schweren Fall des Totschlags, der in einem eigenen Paragraphen 213 StGB definiert ist und einen milderen Strafrahmen als der Regelfall des Totschlags hat. Dort heißt es: „War der Totschläger ohne eigene Schuld durch eine ihm oder einem Angehörigen zugefügte Misshandlung oder schwere Beleidigung von dem getöteten Menschen zum Zorn gereizt und hierdurch auf der Stelle zur Tat hingerissen worden oder liegt sonst ein minder schwerer Fall vor, so ist die Strafe Freiheitsstrafe von einem Jahr bis zu zehn Jahren."

Die „Tötung auf Verlangen" ist ein eigener Straftatbestand (§ 216 StGB).

Im Gesetzestext ist also eindeutig festgelegt, welche Mordmerkmale vor Gericht zählen. Hieraus ergibt sich auch, dass es sich bei allen sonstigen Tötungsdelikten um einen sogenannten Totschlag handelt. Allgemein gesprochen kann man sagen, dass die typischen Beziehungsdelikte, bei denen es aus momentanem Zorn, Enttäuschung, Eifersucht oder ähnlichen Motiven zu einer spontanen Tötungshandlung kommt, als Totschlag klassifiziert werden und meist eine zeitlich begrenzte Freiheitsstrafe nach sich ziehen.

Sie wollte nur leben

Der Tod hat viele Gesichter. Er kann schleichend kommen, langsam, sich als tückische Krankheit im Körper einnisten und dort im Verborgenen sein zerstörerisches Werk vollbringen. Er kann überraschend zuschlagen, durch einen Unfall, einen Herzinfarkt oder einen Schlaganfall. Er kann von fremder Hand geplant sein, heimlich und dann tückisch ausgeführt. Und es gibt den Tod mit Ansage. Ein Mord, der mehrfach angekündigt – und dann eines Tages gnadenlos vollstreckt wird.

Morsals Sterben war vorausgesagt worden, immer wieder hatte ihr Bruder gedroht, die 16-Jährige zu töten. Nur hatte niemand wirklich daran geglaubt, am wenigsten wohl das Opfer selbst. Und als sie die tödliche Gefahr erkannte, war es zu spät. Sie hatte keine Chance gegen ihren übermächtigen, zu allem entschlossenen Gegner.

Morsal: Das Wort bedeutet in der afghanischen Sprache Paschtu „Blühende Rose“. Ihre Eltern gaben dem Mädchen einen so positiven Namen, der Wachstum, Entwicklung und Schönheit impliziert, Entfaltung im allerbesten Sinn. Tatsächlich konnte in der Familie, die von Afghanistan nach Hamburg gekommen war, von Fortschritt, von Blüte und Gedeihen keine Rede sein. Hier galten weiterhin strengste Regeln, althergebrachte Traditionen, Enge, Bevormundung. Die Schülerin hat dagegen angekämpft, sie wollte frei sein, unabhängig, wie andere Mädchen in ihren Alter auch. Dafür stritt sie, deshalb rebellierte sie. Morsal, die Blühende, wollte leben. Sie wurde nur 16 Jahre alt.

Ihr Leben endet am späten Abend des 15. Mai 2008 auf einem unbeleuchteten Parkplatz am Berliner Tor in Hamburg, ein junger, blasser Körper in einer Blutlache. Ihr eigener Bruder hat sie attackiert und immer wieder auf sie eingestochen – weil er den westlichen Lebensstil seiner Schwester nicht toleriert und darin eine Schande für die Familie sieht. 30 Minuten lang kämpfen Notärzte um das Leben der Schülerin. Doch sie ist nicht mehr zu retten.

Morsal hat sich heftig gewehrt. Der Täter hat gnadenlos und mit festem Tötungsvorsatz agiert. Das Verletzungsmuster sprach für reine Abwehrmaßnahmen gegen einen übermächtigen Aggressor. Aus meiner professionellen Sicht war anhand der Verletzungen der 16-Jährigen eindeutig zu erkennen, dass der Täter mit absolutem Tötungswillen gehandelt hat. Er hat auch nicht inne gehalten, als seine Schwester schon aus vielen Wunden blutend auf dem Boden lag. Sie hat heftig und lange um ihr Leben gekämpft, bis zum letzten Atemzug. Der Täter wurde schließlich zu lebenslanger Haft verurteilt. Das Gericht stellte als Mordmerkmale Heimtücke und niedrige Beweggründe fest.

Als Morsal stirbt, ist das Entsetzen in Hamburg und weit über die Stadtgrenzen hinaus groß. Ihr sinnloser Tod wirft ein Schlaglicht auf Unterschiede zwischen den Kulturen, auf weiter bestehende Zwänge, auf ein Gesellschaftsverständnis, in dem männliche Überlegenheit propagiert und gelebt wird. Zwei Welten prallen aufeinander: auf der einen Seite die afghanischen, archaischen Traditionen mit extrem strengen Regeln, auf der anderen die Werte und Verhaltensmuster einer aufgeklärten, toleranten westlichen Gesellschaft.

Morsal ist drei Jahre alt, als sie 1994 mit ihrer Mutter und drei Geschwistern aus Afghanistan nach Hamburg kommt. Ihr Vater, früher Kampfflieger, ausgebildet auf der Mig-21 in der UdSSR, war schon zuvor nach Deutschland übergesiedelt. Seinem älteren Sohn, damals sieben, hat er beim Abschied eingeschärft: „Du bist bald ein Mann. Du musst auf die Familie aufpassen." Der Junge nimmt diese Anweisung sehr ernst, auf seine ganz eigene Weise, und das auch noch, als die Familie schon längst in Deutschland lebt. Er, der sich in der Schule schwertut und schon im Alter von 13 Jahren mit ersten Straftaten auffällig wird, nimmt für sich das Recht des Stärkeren in Anspruch. Um damit Erfolg zu haben, konzentriert sich der eher schmächtige Junge weniger aufs Lernen als auf Bodybuilding. Mit den Muskeln wächst das Selbstbewusstsein – und die Aggressivität. Als er 18 Jahre alt ist, hat er eine dicke Polizeiakte mit mehr als 30 Einträgen, unter anderem Raub, Diebstahl und Körperverletzung. Er wird später sogar als Intensivtäter geführt und vorübergehend vom Jugendamt betreut. 2006 verbüßt er eine kurze Freiheitsstrafe in der Jugendvollzugsanstalt auf der Elbinsel Hahnöfersand, gibt sich danach geläutert und wird Geschäftsführer in dem Bushandel, den sein Vater seit der Ankunft in Hamburg aufgebaut hat.

Und stets hat der junge Mann ein waches Auge auf seine jüngere Schwester Morsal. Sie kommt in der Schule gut mit, ist sozial engagiert, lässt sich zur Streitschlichterin ausbilden. Ein ehemaliger Schulleiter lobt ihre ausgleichende Art: „Sie konnte sich total in andere Personen hineinversetzen, hat immer versucht, Konflikte zu lösen." Doch zu der traditionellen Lebensweise in der eigenen Familie geht sie auf Distanz. Sie ist freiheitsliebend, westlich orientiert, hat einen großen Freundeskreis und eine lockere Lebenseinstellung, und sie will sich genauso figurbetont kleiden und auffallend schminken wie die anderen Mädchen in ihrem Alter. Sie will sich mit Jungen treffen und über Nacht auch mal wegbleiben – alles Dinge, die in ihrer Familie nicht toleriert werden, jedenfalls nicht bei einem Mädchen. Die Eltern sorgen sich um die Jungfräulichkeit ihrer Tochter, versuchen, sie mit Schlägen zu bändigen. Auch der ältere Bruder haut zu. Morsal wendet sich mehrfach an Jugendhilfeeinrichtungen, und sie zeigt ihren Bruder sogar wegen Körperverletzung an. Doch als die Staatsanwaltschaft Anklage erhebt gegen den jungen Mann, zieht die Schwester ihre Aussage zurück. Es kommt nicht zum Prozess gegen den Bruder.

Inzwischen hat sich die Familie eine andere Strategie ausgedacht, Morsal in ein eng strukturiertes, züchtiges Leben zu zwängen: Sie reisen Anfang 2007 nach Afghanistan, vorgeblich, um dort Urlaub zu machen. Doch tatsächlich wird das Mädchen zu einem Onkel gebracht, wo die Unkontrollierbare das Tschemak erleben soll, das Erwachen als Frau nach islamischen Regeln. Das bedeutet Koranschule, Schleier, Unterwürfigkeit. Nach einem Dreivierteljahr kommt Morsal zurück nach Hamburg. Weil sie in Afghanistan zwangsverheiratet werden sollte? Weil sie nicht zu bändigen war? Auch nach dieser Zeit in ihrem Geburtsland ordnet sie sich weiterhin nicht unter, will ihren Freiheitsdrang nach wie vor ausleben. Zu Hause kommt es immer häufiger zu Gewaltanwendungen, es setzt Schläge. Erneut wendet sich die nun 16-Jährige an Jugendhilfeeinrichtungen, zieht vorübergehend in eine Wohngruppe nach Schleswig-Holstein. Schließlich kehrt sie zu ihrer Familie zurück. Aber inzwischen haben sich die Fronten weiter verschärft, die Gewalt nimmt noch einmal zu.

Einer Polizistin sagt Morsal, sie könne sich gut vorstellen, dass ihr Bruder seine Drohungen, sie zu töten, wahrmacht. Aber sie sagt auch, dass sie nicht möchte, dass eines ihrer Familienmitglieder bestraft wird. Sie will nur, dass es aufhört. Noch sind es Attacken, bei denen Morsal zwar verletzt wird, die aber nicht lebensbedrohlich sind. Und doch ist eine alarmierende Eskalation zu beobachten.

Am 13. Mai 2008 kam Morsal über den Kinder- und Jugendnotdienst zu uns ins Institut für Rechtsmedizin. Es hieß, sie sei Opfer gewalttätiger Auseinandersetzungen mit Familienmitgliedern, sie wurde in der Gewaltopferambulanz untersucht. Sie berichtete von einem körperlichen Übergriff, der offenbar zwei Tage zuvor stattgefunden hatte. Über die Vorgeschichte erzählte sie uns, in der Familie sei es häufig zu Streitigkeiten gekommen, zeitweise habe sie im Internat und im Kinderjugendnotdienst gewohnt. Sie habe lange in Kabul leben müssen und sei dort quasi gefangen gewesen.

Wir haben verschiedene Unterblutungen an Morsals Stirn festgestellt, die überschminkt waren. An einem Schneidezahn war eine Kante abgebrochen. Am Unterarm hatte sie strichförmige Narben, Zeichen früherer Ritzverletzungen, wie man sie von Borderline-Patienten im Rahmen von selbstverletzendem Verhalten kennt. Zudem wies Morsals Körper weitere Hautabschürfungen an verschiedenen Körperregionen auf, die wir ebenfalls auf äußere Gewalteinwir-

kung zurückführten. Auf ihrem Arm hatte sie die Buchstaben MOH in die Haut geritzt. Sie erzählte, das habe sie selber getan, nachdem sie von ihren Eltern so misshandelt worden sei, es seien die Buchstaben ihres Namens. Außerdem stellten wir diverse Narben wie nach Verbrennungen fest, die ihr speziell von ihrer Mutter zugefügt worden sein sollen.

Den Ärzten in der Ambulanz des Instituts für Rechtsmedizin schildert Morsal, wie ihr die jüngsten Verletzungen zugefügt worden seien. Laut ihrer Darstellung hat sie zwei Tage zuvor auf dem Sofa gelegen, als ihr Vater mit den Fäusten auf sie einschlägt, vor allem am Oberkörper und im Gesicht. Sie rutscht vom Sofa, ist zwischen Couchtisch und Sitzmöbel eingeklemmt. Dann tritt der Vater auf sie ein. Die Mutter geht zunächst dazwischen, beißt ihr später aber in den rechten Zeigefinger. Die junge Frau stößt ihre Mutter weg. Ihr Vater schlägt erneut mit Fäusten auf sie ein und zieht sie an den Haaren. Sie flieht in ihr Zimmer und seilt sich von dort aus dem zweiten Stock mithilfe von Bettlaken aus dem Fenster auf die Straße ab. Unten angekommen, nimmt sie ihr jüngerer Bruder, damals 14 Jahre alt, in den Schwitzkasten und würgt sie bis zur Bewusstlosigkeit. Umstehende Passanten hätten ihr dann Wasser ins Gesicht geschüttet und sie geschüttelt, damit sie aufwacht.

Uns Ärzten kamen die Schilderungen plausibel vor, die Verletzungen passten zu der Darstellung. Keiner von uns konnte ahnen, dass wir Morsal zwei Tage später wieder sehen würden – nachdem sie ein furchtbares Schicksal erlitten hatte. Diesmal kam sie zu uns als lebloser, mit schweren Verletzungen übersäter Körper. Nun lag sie auf dem Sektionstisch, ein Mensch, der auf brutale Weise getötet worden war.

Im Nachhinein ist man bekanntlich immer schlauer. Es ist die zutiefst bittere Ironie des Schicksals, dass ihr Bruder eigentlich schon im Gefängnis und Morsal somit vor ihm sicher hätte sein sollen. Denn der 23-Jährige ist mittlerweile, nach etlichen Körperverletzungen und einer folgenschweren Messerattacke gegen einen Bekannten, rechtskräftig zu einem Jahr und fünf Monaten Haft verurteilt, ohne Bewährung. Am 2. Mai 2008 wird er zum Haftantritt geladen, beantragt über seinen Verteidiger jedoch Aufschub, weil er noch wichtige Angelegenheiten zu regeln habe. Meint er damit die Kontrolle und gegebenenfalls schwere Bestrafung seiner Schwester? Am 15. Mai wird ihm vonseiten der Justiz mitgeteilt, dass sein Antrag abgelehnt wurde und er ins Gefängnis kommen muss. Noch am selben Tag tötet der Mann seine Schwester mit 23 Messerstichen.

Sie muss verzweifelt um ihr Leben gekämpft haben. Bei der Obduktion der Schülerin haben wir aktive und passive Abwehrverletzungen an den Unterarmen festgestellt. Eine aktive Abwehrverletzung entsteht durch die aktive Gegenwehr eines Opfers. Die bei einem Schutzverhalten entstehende Verwundung, zum Beispiel durch Bedeckung von Kopf oder Körper durch Gliedmaßen, bezeichnet man dagegen als passive Abwehrverletzung. Morsal hat ihre Arme schützend vor sich gehalten und auch aktiv in das Messer gegriffen, um einen Angriff abzuwehren. Ihr linker Daumen war fast abgetrennt. Wir wissen von Zeugenaussagen, dass sie geschrien hat und wegzulaufen versuchte. Doch ihr Bruder stach immer wieder zu. Tödlich waren zwei Stichverletzungen ins Herz, eine davon links vorne und die andere links seitlich an der Brust. Zudem wurden dem Opfer zwei weitere lebensgefährliche Stichverletzungen in die rechte Lunge, vorn und hinten rechtsseitig am Brustkorb, zugefügt. Neben 23 perforierenden

Hautverletzungen erlitt Morsal eine Reihe von oberflächlichen Stichverletzungen sowie Hautabschürfungen am linken Bein. Außerdem hatte sie eine Verletzung an der rechten Scheitelregion, die sie davongetragen hat, als sie schon am Boden lag und der Täter weiter auf sie einstach.

Die Stichverletzungen erfolgen in unterschiedliche Körperregionen und aus unterschiedlichen Richtungen. Die Stichkanäle sind bis zu zehn Zentimeter tief. Es ist zudem erkennbar, dass mit großer Intensität agiert worden ist: Zum Teil sind auch Rippenknochen durchstoßen worden. Und der Leichnam zeigt sich völlig ausgeblutet. Abgesehen vom Blutverlust nach außen hat das Opfer stark nach innen geblutet, sodass sich 1700 Milliliter Blut in der Brusthöhle gesammelt haben. Die Verletzungen zeigen, dass der Täter mit großer Wucht und absoluter Tötungsabsicht auf sie eingewirkt hat und dass sie bis zum letzten Atemzug gekämpft hat.

Für mich war das eine äußerst bedrückende Erfahrung. Zunächst erlebten wir die junge Frau in der Ambulanz und als Opfer häuslicher Gewalt. Letztlich konnten auch soziale Dienste, Polizei und Rechtsmedizin bei dieser familiären Zerrüttung keine überzeugenden Alternativen anbieten, sodass sie sich wieder in diese gefährliche Situation zurückbegeben und diesen Schritt letztlich mit dem Leben bezahlt hat. Man fragt sich, ob man die Eskalation der Gewaltspirale hätte verhindern und die vitale Bedrohung hätte erkennen können beziehungsweise müssen.

Gerade in solchen Familien mit uns wenig verständlichen kulturellen, religiösen und sozialen Hintergründen tun wir manchmal nicht genug, um eine ausreichende Schutzfunktion wahrzunehmen.

Nicht selten müssen wir erkennen, dass die vorgesehenen Schutzmaßnahmen versagen beziehungsweise die Betroffe-

nen sich aus einem für uns nicht nachzuvollziehenden Zwang in den familiären Kontext zurückbegeben. Zum einen ist die Atmosphäre aufgeheizt, der Anspruch von Macht und Kontrolle soll durchgesetzt werden, zum anderen fehlt jede Diskussions- und Kompromissbereitschaft. Wie gefährlich Täterpersönlichkeiten in einem solchen Moment werden, lässt sich nicht voraussehen. Jedenfalls haben wir im Fall von Morsal das Mädchen in die lebensbedrohliche Situation zurückkehren lassen. Es ist nicht gelungen, das Mädchen aus ihrem familiären Umfeld herauszulösen, damit es nicht zu den eskalierenden Schritten in dieser dunklen familiären Verstrickung kommt.

Auch Morsals Bruder wird ein Fall für die Rechtsmedizin – als mutmaßlicher Täter, der vergleichsweise gering verletzt ist. Und der Ort der Untersuchung ist nicht das UKE, sondern eine Gewahrsamszelle im Polizeipräsidium. Seine rechte Hand ist mit Mullverband umwickelt. Nach dem Ablösen des Verbands zeigt sich eine klaffende Hautdurchtrennung, die eine Bewegungseinschränkung zur Folge hat. Außerdem gibt der 23-Jährige an, er habe Schmerzen. Die Verletzung an seiner Hand wird von den Rechtsmedizinern als Spur einer scharfen Gewalteinwirkung diagnostiziert. „Es kann sich sehr gut um eine Selbstverletzung durch das Führen eines Messers handeln", heißt es in dem Bericht der Ärzte. Der Polizei sagt der Mann über seine Schwester: „Sie hatte sich von der Familie abgewandt."

Es ist seine ganz eigene Interpretation von Morsals Verhalten. Ein Freund der 16-Jährigen hat es anders empfunden: Sie habe nur ein bisschen mehr Ausgang haben und in Ruhe telefonieren wollen. Sie wollte nicht unter ständiger Kontrolle stehen. Doch der Bruder sei „wie ein eifersüchtiger Liebhaber" gewesen. Am 15. Mai nimmt seine Wut über das Verhalten der Schwester überhand. Mädchen aus ihrem Umfeld haben über sie gelästert und behauptet, sie nehme Drogen und gehe auf den Strich. Der Bruder schäumt. Er bittet seinen Cousin, mit Morsal zusammen am Abend zum Berliner Tor zu kommen. Er wolle lediglich mit seiner Schwester reden, behauptet er. Tatsächlich hat er ein Messer dabei. Als die 16-Jährige auf ihn zugeht, sie trägt einen Minirock, sticht der Rasende auf sie ein, 23 Mal. „Ich hörte sie schreien. Aber ich konnte ihn nicht daran hindern, weiterzumachen", sagt der Cousin später über das Verbrechen, das er mitansehen muss. Dann flüchtet der Täter, nimmt erst die Bahn, dann ein Taxi, verbringt letztlich die Nacht in einem Park. Am nächsten Tag wird er festgenommen. Die Eltern distanzieren sich von der Tat. Sie erzählen, sie seien zwar nicht mit Morsals Lebensstil einverstanden gewesen. „Aber die Tat", sagen sie, „war nicht von der Familie geplant." Der Vater bezeichnet den Sohn als „Verbrecher", die Mutter verkündet: „Ich hasse ihn."

Als ein halbes Jahr später der Prozess gegen den Messerstecher beginnt, lautet die Anklage auf Mord. Der 23-Jährige habe „heimtückisch und aus niedrigen Beweggründen" getötet, heißt es. Der junge Mann habe seine Schwester aus Wut darüber getötet, weil sie sich von der Familie abgewandt, sich unangemessen bekleidet in der Öffentlichkeit bewegt hat. Der Bruder habe geglaubt, sie arbeite als Prostituierte. Wie sie sich anziehe und ihre Zeit verbringe, soll Morsal ihrem Bruder entgegnet haben, gehe ihn „einen Scheißdreck an". Der Angeklagte sagt nichts zu den Vorwürfen, er bestreitet sie aber auch nicht. Die Mutter schluchzt im Verfahren: „Ich habe zwei Kinder verloren." Sie sagt im Prozess nicht aus.

Auch Morsals ältere Schwester und der Vater schweigen. Mehrere Zeugen schildern, wie Morsal in der Familie misshandelt wurde. Ein Polizist erzählt, wie er die Jugendliche zwei Monate vor ihrem Tod nachts vor ihrer gewalttätigen Familie gerettet habe. „Als wir Morsal mitnahmen, sagte die Mutter zu ihr: ‚Du bist eine Polizei-Nutte.' Als wir die Wohnung verlassen wollten, stand ihr Bruder am Ausgang und schlug ihr mit der Faust ins Gesicht."

Da waren es noch Übergriffe, die jedenfalls keine erhebliche Gefahr für das Leben darstellten. Aber wie ist das Verletzungsbild durch die Messerattacke zu deuten?

Mord oder Totschlag? Als ich auf dem Weg zu meiner Aussage im Prozess bin, ist mir sehr bewusst, wie viel von meiner Expertise abhängt. Das, was ich zu sagen habe, kann für den Angeklagten lebenslange Haft bedeuten. Seine Augen folgen mir auf dem Weg zum Zeugenstuhl. Doch davon lasse ich mich nicht ablenken. Wenn ich mein Gutachten erstatte, bin ich vollkommen fokussiert. Ich konzentriere mich auf die Befunde, die wir erhoben haben. Und die sind eindeutig: Morsal hatte bei den Verletzungen keinerlei Überlebenschance. Das war absolut tödlich.

Eine psychiatrische Gutachterin spricht indes im Prozess davon, die Tötung Morsals durch ihren Bruder sei „eine Affekttat" gewesen. Er sei ein „explosiver Charakter". Als die Schwester ihn mit der Bemerkung abgefertigt habe, ihr Lebenswandel gehe ihn nichts an, habe er ungeplant zugestochen. Sein ohnehin „narzisstisches Gefüge" sei „zusammengebrochen. Es entwickelte sich ein Affekt", so die Sachverständige. Es handele sich daher um „keine gezielte Tötung".

Das würde gegen eine Verurteilung wegen Mordes sprechen. Doch der Staatsanwalt ist anderer Überzeugung, wie er in seinem Plädoyer darlegt: „Das war ein

Mord mit Ansage, heimtückisch und aus niedrigen Beweggründen." Jahrelang habe die Familie Morsal geschlagen und misshandelt. Die 16-Jährige habe angefangen, „die traditionellen Fesseln der Familie abzuschütteln. Sie wollte nur freie Luft atmen, wie ihre deutschen Mitschülerinnen." Der Täter habe nicht spontan, sondern zielgerichtet gehandelt, das Messer erst hinter dem Rücken verborgen, bevor er für das Opfer überraschend zustach. Der Angeklagte habe sich in seiner Familienehre verletzt gefühlt. „In seiner Macho-Welt gab es nur die eine Antwort: Die Schwester musste verschwinden, damit die Ehre wiederhergestellt wird." Den Begriff „Ehrenmord" möge er nicht, so der Staatsanwalt. „Mord ist ein ehrloses Delikt." Es habe nichts mit Ehre zu tun, wenn ein Mann einer Frau mit einem Dolch seinen Lebensstil aufzwingen wolle. „Das ist finsterstes Mittelalter."

Der Verteidiger argumentiert gleichwohl, es sei kein Ehrenmord, sondern eine „Spontantat" gewesen." „Er wollte nur mit ihr reden, wie auch früher, das ist furchtbar schief gegangen." Und der Angeklagte selbst gibt in seinem Schlusswort an, er bereue seine Tat. „Es tut mir aus tiefstem Herzen leid, was passiert ist", schluchzt er. „Es war nicht irgendjemand, es war meine Schwester, ich habe sie geliebt."

Wahrscheinlich hat er fest damit gerechnet, dass das Urteil des Gerichts auf Totschlag lauten und er also mit einer wohl mehrjährigen, aber zeitlich begrenzten Strafe davonkommen würde. Als schließlich die Schwurgerichtskammer ihre Entscheidung verkündet und lebenslange Haft wegen Mordes verhängt, wird der Angeklagte kreidebleich und taumelt zurück, sitzt dann minutenlang wie versteinert da. Der Vorsitzende Richter spricht von einem Blutbad, das der Täter vorsätzlich plante und letztlich vollendete, weil alle anderen Möglichkeiten zur „Disziplinierung“ Morsals scheiterten. Der 23-Jährige habe die Arg- und Wehrlosigkeit des Opfers ausgenutzt. Den Vorsatz für die Tat habe er spätestens unmittelbar vor dem Telefonat mit seinem Cousin gefasst – und nicht, wie die psychiatrische Sachverständige festgestellt hatte, erst unmittelbar vor der Tat. Laut Gericht war der Angeklagte bei Begehung der Tat schuldfähig. Zwar sei er, wie die Gutachterin diagnostiziert hatte, emotional instabil und weise eine narzisstische Persönlichkeitsstörung auf. Das Fazit der Sachverständigen, der Täter sei „in seiner Steuerungsfähigkeit zur Tatzeit erheblich eingeschränkt gewesen“, lehnte das Gesicht dagegen ab.

„Sie haben Morsals Leben nach einem jahrelangen Martyrium am Berliner Tor endgültig zerstört. Wir haben nicht den geringsten Zweifel, dass Sie Morsal getötet haben, weil Sie ihre Einstellung, wie deutsche Mädchen zu leben, nicht toleriert haben. Morsals Unglück war, dass sie eine Frau war“, sagt der Vorsitzende. „Einerseits liebte er sie, andererseits war er wütend und fürchtete, sie werde die Ehre der Familie beschmutzen“, weil sie sich schminkte, mit Jungen ausging und Alkohol trank. „Die Familienangehörigen sind gefangen in ihren Traditionen und streng hierarchischen Werten. Ihre Werte und Normen sind noch die ihres Heimatlandes. In der Familie des Angeklagten wird nicht lange diskutiert. Alles, was das Ansehen gefährdet, wird mit Schlägen geregelt.“ Der 23-Jährige sei der Auffassung gewesen, „Morsal beschmutze durch ihr Verhalten Ihre sogenannte Ehre und vor allem die Ihrer Familie.“ Somit habe er auch aus „niedrigen Beweggründen“ gehandelt, aus Gründen, die auf sozial niedrigster Stufe stehen, so die Juristen. Die Tat sei „verachtungswürdig“. Der Richter verdeutlicht: „Maßstab ist die

Wertevorstellung der Rechtsgemeinschaft in Deutschland, nicht die einer afghanischen Volksgruppe." Nach den Vorstellungen des Angeklagten habe seine Schwester keinen korrekten Lebenswandel geführt. „Er tötete aus reiner Intoleranz." Auf der Flucht habe der Täter einem Taxifahrer gegenüber die Tötung seiner Schwester gerechtfertigt und die Hoffnung geäußert, dass sie tot sei.

Auch Morsals Eltern kritisiert der Vorsitzende Richter scharf. Über ihre Schuld habe das Landgericht zwar nicht zu befinden, denn weder Mutter noch Vater seien angeklagt worden. „Aber wenigstens eine hohe moralische Mitschuld trifft sie." Die Eltern hätten ihren ältesten Sohn möglicherweise „zum Vollstrecker ihrer Erziehungsmethoden" gemacht.

In diesem Moment erwacht der Verurteilte aus seiner Erstarrung, die ihn bei den Worten „lebenslange Haft" übermannte. Als der Richter sagt, der Angeklagte habe getötet, um die sogenannte Ehre wiederherzustellen, ruft dieser aufgebracht dazwischen: „Sag mir, welche Ehre? Ich kenne keine Ehre." Und als der Vorsitzende betont, dass eine solche Straftat auch in Kabul strafbar wäre, gibt sich der Verurteilte kämpferisch: „Nee, da wäre ich schon längst draußen." Nach der Urteilsverkündung schreit er in Richtung Staatsanwalt unflätige Beleidigungen und wirft einen Stapel Papier nach ihm.

Auch die Familie des 23-Jährigen hat offenbar nicht mit dem Urteil „lebenslang" gerechnet. Der Bruder tobt, die Schwester erleidet einen Weinkrampf. Die Mutter bricht ebenfalls in Tränen aus, sie schreit und pöbelt und droht, aus dem Fenster zu springen. Vor dem Strafjustizgebäude schnappt sich der Vater eine brennende Kerze mit einem aufgedruckten Bild seiner toten Tochter. Er schleudert die Kerze voller Wut auf die Straße. Was hatten die Eltern Monate zuvor gesagt? Dass sie um ihre Tochter trauern? Dass ihr Sohn ein Verbrecher sei? War das ernst gemeint?

Das Urteil gegen den Mörder von Morsal hat für unsere Gesellschaft eine entscheidende Bedeutung, weil es klarstellt, dass die Tat nichts mit Ehre zu tun hat, sondern mit niedriger Gesinnung und Heimtücke des Täters. Sie ist eine Folge der dahinter stehenden Familienstruktur, steht jedoch für individuelle Schuld.

Ich habe mich eingehend mit dem Problem sogenannter Ehrenmorde beschäftigt. Ich halte es für besonders wichtig, mit dieser falschen Bezeichnung ein für alle Mal aufzuräumen, weil das Ganze nichts mit Ehre zu tun hat, sondern eine besonders feige und hinterlistige Art zu töten bedeutet. Eine bestimmte Kultur argumentiert mit scheinbar religiös begründeten Argumenten, die aber in Wirklichkeit von einer völligen Überhöhung der Macho-Rolle von männlichen Familienmitgliedern, mangelnder Selbstreflexion und Kritikunfähigkeit geprägt sind. Männer spielen sich zu Richtern auf, in einem Beziehungsgeflecht, in dem sie selbst völlig weltfremd und zurückgewandt gegen Freiheit, Selbstbestimmung und Grundrechte agieren.

Ihre Welt ist geprägt durch Ignoranz der Gleichberechtigung von Frauen. Es geht um eine Ausübung des Machtanspruchs insbesondere der männlichen Familienmitglieder, wo sich Frauen beziehungsweise Mütter häufig nicht widersetzen, sodass die Kinder ganz allein gestellt sind, ohne bei der Mutter Schutz zu finden. Ich weiß aus Diskussionen mit Rechtsgelehrten und Religionsgelehrten aus der arabischen Welt, dass eine solche Tat auch bei ihnen völlig inakzeptabel ist. Man hat im Grunde das Gefühl von zwei Welten: der theoretischen, wo Gerechtigkeit und ein klarer Blick herrschen. Und der praktischen, wo sich viele weitest-

gehend dieser männlichen Position anschließen und keine konsequenten Untersuchungsmaßnahmen, keine Verfolgung und Strafbarkeit kennen.

Ehrenmord

Ein Mord aus Ehre oder als Tat der Ehre – das schließt sich nach unseren Wertvorstellungen aus.

Der Begriff Ehrenmord, auf Englisch *honor killing*, bezeichnet die Tötung beziehungsweise Ermordung eines Familienmitglieds für eine als Verletzung der familieninternen Verhaltensregeln empfundene Tat. Die Opfer sind in der Regel weiblich, die Täter üblicherweise männlich und meist Vater, Bruder, Onkel oder ein anderer naher Verwandter. Der Mord soll die vermeintliche Schande beziehungsweise die drohende oder bereits zugefügte gesellschaftliche Herabsetzung der betroffenen Familie abwenden und dem Umfeld signalisieren, dass die „Ehrbarkeit" wiederhergestellt wurde.

In streng traditionalistischen Gesellschaften hängt die „gesellschaftliche Ehre" der gesamten Familie auch von der sittlichen Moral der Familienmitglieder ab. Hierbei geht es um die Jungfräulichkeit der unverheirateten Mädchen und Frauen, aber auch insgesamt um eine besondere Sittsamkeit. Deshalb braucht es in derartigen Wertesystemen keinesfalls unbedingt sexuelle Kontakte, um die Familienehre bedroht zu sehen. Schon ein intensiver Blick kann reichen, Händchenhalten oder Kleidung, die vermeintlich zu tiefe Einblicke gewährt.

Aus angeblich ehrverletzendem Verhalten motivierte Tötungsdelikte sind überwiegend in archaischen, von Stammestraditionen bestimmten Gesellschaften anzutreffen. Sie stammen aus einer vorislamischen Tradition und lassen sich nicht mit dem Koran begründen. Zwar treten sie in islamischen Staaten vermehrt auf, werden aber von vielen islamischen Gelehrten verdammt, weil der „Ehrenmord" in der islamischen Gesetzgebung, der Scharia, keinerlei Basis findet. Sogenannte Ehrenmorde kommen auch in nichtmuslimischen Regionen vor, beispielsweise in Brasilien und Indien.

Obwohl in allen Staaten der Welt bei vorsätzlichen Tötungsdelikten üblicherweise hohe Strafen verhängt werden, gibt es Staaten, in denen Ehrenmorde ungesühnt bleiben. Dies ist insbesondere der Fall in sehr streng archaisch organisierten Gesellschaften. Richter tolerieren oftmals entgegen den Strafgesetzen kulturell-traditionell motivierte Verbrechen.

Eine Familie kann in streng traditionalistischen Kulturen nach deren Verständnis auch dann „entehrt" sein, wenn die betreffende Person keine „Schuld" an den Vorkommnissen trägt, zum Beispiel bei einer Vergewaltigung.

Auch männliche Opfer gibt es, beispielsweise wenn sie als Liebhaber einer Frau auftreten oder als homosexuell gebrandmarkt werden. Nach Schätzungen der UNO werden alljährlich weltweit etwa 5000 sogenannte Ehrenmorde an Mädchen und Frauen verübt. Die Strafgesetzgebung in der Bundesrepublik Deutschland unterscheidet bei den vorsätzlichen Tötungsdelikten zwischen Mord und Totschlag. Ehrenmorde werden häufig als Tötung aus niedrigen Beweggründen eingestuft und damit als Mord bestraft. Der Wunsch, „alte Besitzrechte" nicht aufzugeben oder ein unbeschränktes Herrschaftsrecht über Frauen und Mädchen zu demonstrieren, wird in der Regel als niedriger Beweggrund eingestuft, insbesondere bei Tätern, die schon länger in der Bundesrepublik leben.

Hände ab – Geld her!

Die heruntergefallene Gehwegplatte war schuld. Oder das schwere metallene Gartentor. Andere erzählen von Unfällen beim Holzhacken oder von schwersten Verletzungen beim Arbeiten mit der Kreissäge, von einer missglückten Autoreparatur oder von einem brutalen Überfall, bei dem skrupellose Verbrecher mit kräftigem Schneidewerkzeug Verstümmelungen verursachen. Es sind oft grausige Geschichten, bei denen einzelne Finger oder ganze Hände abgetrennt wurden. Und manchmal ist das fehlende Glied verloren gegangen und kann nicht wieder angenäht werden. Immer wieder gibt es Menschen, die wegen abgetrennter Gliedmaßen hohe Schadenersatzforderungen an ihre Versicherungen stellen.

Bei einigen Fällen stellt sich heraus, dass sie absichtlich herbeigeführt wurden, um erhebliche Zahlungen zu erschleichen. Oft geht es um sechs- und sogar siebenstellige Summen. Mit viel Schmerz und Invalidität sehr viel Geld abzocken, lautet bei manchen die kühl kalkulierte Rechnung. Oft geht sie aber doch nicht auf. Häufig schalten Versicherungen bei dem Verdacht, ein Unfall könnte gefakt sein, Rechtsmediziner ein, um die Wahrheit herauszufinden.

Man muss sich von dem Gedanken verabschieden, dass sich niemand absichtlich große Schmerzen sowie eine Gliedmaßenamputation zufügen würde. Für Selbstverletzungen gibt es viele Ursachen, etwa psychische Gründe. Und manche Menschen erhoffen sich eben durch Versicherungsbetrug viel Geld. Da wird dann tatsächlich zur Axt oder Gartenschere gegriffen, um sich beispielsweise Finger abzutrennen. Es lockt das finanziell sorgenfreie Leben.

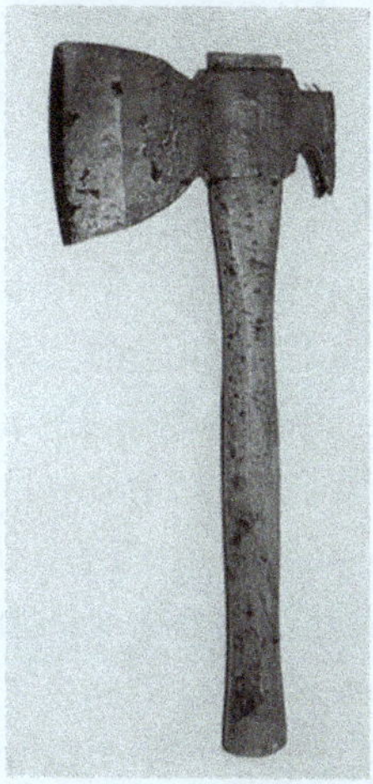

Selbstverstümmelung als Versicherungsbetrug – ein Tatwerkzeug.

So wie in dem Fall des Kfz-Meisters, der innerhalb eines Jahres sage und schreibe neun Unfall- und Invaliditätsversicherungen über insgesamt fast 3,5 Millionen Mark sowie eine Rechtsschutzversicherung abgeschlossen hat. Wenige Monate später ereignet sich ein Vorfall, den der 48-Jährige als Unglück darstellt. Demnach will er in der Küche zwei Eisbeine in Scheiben hacken. Seine beiden Dackel sind bei einer solchen Aktion immer dabei, so auch an diesem Tag. Hechelnd, die Schnauzen erwartungsfroh nach oben gereckt, verfolgen die dunklen Augen der beiden Hunde aufmerksam jede Bewegung ihres Herrchens. Beim ersten Eisbein läuft alles noch reibungslos, das zweite jedoch rutscht dem Mann plötzlich aus der Hand. „Ich griff hinterher und genau unter das Hackbeil. Mein Daumen und mein Zeigefinger wurden glatt durchtrennt und flogen auf den Fußboden, dorthin, wo die Hunde gerade ihre Fleischration erwarteten. Als das Blut spritzte, war ich zuerst wie gelähmt", lautet später seine Schilderung. Er sei dann ins Badezimmer gelaufen, um die Wunden zu verbinden. Zunächst habe er mit einem frischen Handtuch die Blutungen tamponiert. „Dann versuchte ich, meinen Hunden den Daumen und den Zeigefinger wegzunehmen. Doch wenn die fressen, kommt da keiner ran. Meine Hunde guckten nur noch und warteten auf die nächste Portion. Ich suchte noch nach Resten, doch es war alles weg."

Die von dem Invaliden in Anspruch genommene Versicherung holt Gutachten ein, unter anderem von Rechtsmedizinern. Diese lassen sich den angeblichen Tatablauf genau schildern und machen Versuche, die das Szenario nachstellen. Dabei benutzen sie auch „biologisches Material", also Leichenhände. Es stellt sich heraus, dass bei einem Geschehen, wie es der Kfz-Meister erlebt haben will, niemals eine solche Verletzung entstehen kann. Hergang, Handhaltung – nichts ist plausibel. Auch die Zeit, in der das Beil herabgesaust sein muss, lässt sich nicht mit dem behaupteten Nachfassen nach dem herabgerutschten Eisbein in Einklang bringen, wie weitere Versuche eindeutig belegen. Die zwingende Schlussfolgerung für das Gericht, das sich mit dem Rechtsstreit um die Versicherungssumme befasst: Die Verletzungen sind nicht unfreiwillig entstanden. Auch der Weg durch die Instanzen hilft dem 48-Jährigen nicht. Stets entscheiden die Gerichte zu seinen Ungunsten. Nun wird der Verletzte von seiner Rechtsschutzversicherung verklagt, die die Kosten für mehrere Prozesse gezahlt hat. Die Folge: Der Mann bekommt nicht nur keinerlei Entschädigung aus seinen Versicherungen, er muss auch noch 70 000 Mark an Gerichtskosten zahlen.

Ich kenne Dutzende ähnlich gelagerte Fälle, in denen sich Menschen an ihre Versicherung wandten und ihre Verletzung als Unfall ausgaben. Bei etwa der Hälfte der Fälle kriegt man durch sorgfältige und detailgerechte Dokumentation und Rekonstruktion heraus, dass das nicht stimmt.

Da war zum Beispiel der Mann, dem ein Finger der linken Hand fehlte und der behauptete, dieser sei ihm bei Arbeiten auf seinem Grundstück abgetrennt worden, als ihm angeblich eine fast 30 Kilogramm schwere Gehwegplatte auf die Hand fiel. Das Röntgenbild zeigte eine glatte Knochendurchtrennung und keinerlei Bruchfragmente. Wir ließen uns den Hergang genau schildern. Dann simulierten wir das Szenario mehrfach und stellten fest: Es kommt zu Trümmerfrakturen und niemals zum glatten Bruch. Der Betrüger war überführt.

Bei einem anderen Fall erlitt ein sehr gut versicherter Allgemeinmediziner schwerste Quetschverletzungen an den Zeigefingern beider Hände. Nach seiner Darstellung hatte er den Reifen seines Wagens wechseln und die Bremsscheibe prüfen wollen. Dabei kam er mit der Schulter an den Radkasten, das Auto krachte herunter und quetschte mit der Bremsscheibe seine Finger. Die Frage für Rechtsmediziner lautet regelmäßig: Ist ein solches Szenario ausgeschlossen? Es geht schließlich um sehr viel Geld. Zum Schluss endete der Fall mit einem Vergleich, aber auch so bekam der Mann noch mehrere Millionen.

Das Besondere in solchen Verfahren: In Schadenersatzprozessen müssen Versicherungen den Antragstellern sicher nachweisen, dass die vorgetragene Version nicht stimmen kann. Wenn Zweifel zurückbleiben, geht das immer zu Lasten der Versicherung. Der Nachteil für die Verletzten ist allerdings, dass sich die Fälle oft über Jahre hinziehen, weil die Versicherungen durch alle Instanzen klagen. Oft kommt es dann zum Vergleich, in dem sich der Versicherte und die Gesellschaft einigen, dass ein bestimmter Anteil gezahlt wird, oft sind es 50 Prozent der ursprünglich versicherten Summe. Es ist aber auch jede andere Aufteilung möglich.

Hund oder Katze: Nicht selten sind es auch die lieb gewonnenen Haustiere, die als angebliche Täter oder zumindest Auslöser eines solchen Unfalls herhalten müssen. Wenn die Katze sich erschreckt und mit ausgefahrenen Krallen auf einen zuspringt, sodass man stolpert und sich den Finger beispielsweise in einer Tür quetscht; wenn der Hund übermütig zwischen den Beinen herumtollt, just während die Axt zum Holzspalten niedersaust; oder, wie in einem Fall aus Norddeutschland, wenn zwei Hunde beteiligt gewesen sein sollen. Der eine, der gefährlich nah an eine rotierende Kreissäge gerät, woraufhin Herrchen hinstürzt, um ihn wegzuzerren. Und dabei dem anderen Hund auf den Schwanz tritt, dieser jaulend hochspringt, den Hausherrn zum Stolpern bringt – und schon nimmt das Unglück seinen Lauf. Dem früheren Versicherungsvertreter fehlen nun ein Daumen und der Zeigefinger der linken Hand. Die Frage ist: War es wirklich ein Unfall?

Im medizinischen Bereich wird im Zusammenhang mit Versicherungen insgesamt extrem viel getäuscht und gelogen. Natürlich sind die Fälle von Selbstverstümmelung oft die spektakulärsten, und doch handelt es sich nur um einen kleinen Bereich. Mancher Betrug ist ganz banal, wie etwa mit einer Krankschreibung wegen angeblicher Kopfschmerzen bei der Arbeit zu fehlen. Oder jemand bekommt nach

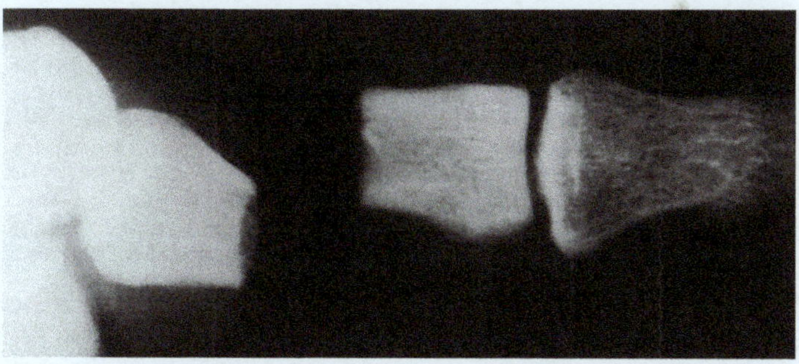

Röntgenbild eines linken Zeigefingers.
Die glatte, quer verlaufende Durchtrennung des Grundglieds wird als sogenannte Exekutionsstellung des Fingers bezeichnet.

einem Auffahrunfall mit angeblichen Nackenschmerzen vom Arzt attestiert, er habe ein Hals-Wirbel-Schleudertrauma erlitten, obwohl dies gar nicht stimmt. Da geht es bundesweit um einen Schaden von Hunderten von Millionen Euro jedes Jahr. Auch bei Selbstverletzungen gibt es etliche Interessenlagen.

Wichtig ist die Frage nach dem Vorteil, den jemand erlangt. Das gilt zum Beispiel auch für den Gefängnisinsassen, der Rasierklingen schluckt, weil er raus aus dem Knast und in ein Krankenhaus will. Oder das angebliche Vergewaltigungsopfer, das jemandem schaden möchte oder für sich selbst mehr Beachtung sucht.

Gerichtsmediziner haben die Aufgabe, mit medizinischer Rekonstruktion und Sachbeweis die Wahrheit herauszufinden, so eben auch im Auftrag von Versicherungen. Es gehört zur Problematik, dass die Experten sehr spät, manchmal zu spät eingeschaltet werden. Unmittelbar nach einer schweren Verletzung wie dem Abtrennen einer Hand mit einer Kreissäge steht die Versorgung des

Opfers im Vordergrund. Notfallmediziner oder Chirurgen stellen in der Regel keine Nachfragen bezüglich technischer Details, es wird keine spurenkundliche Dokumentation vorgenommen. Außerdem werden häufig Fragen zu sonstigen Begleitumständen nicht aufgeworfen, also etwa ob Drogen, Medikamente oder Schmerzmittel eingenommen wurden. Auch werden meist die Werkzeuge, die die Amputation oder Quetschung eines Gliedes verursacht haben, nicht gesichert; vielleicht werden sie sogar später vom Verletzten entsorgt.

Deshalb haben Rechtsmediziner eine Vorgehensweise entwickelt, um der Wahrheit auf die Spur zu kommen: Wenn von der Versicherung der Auftrag erteilt wird, ein Gutachten zu erstellen, wenden sich die Experten direkt an den Versicherten und lassen sich am mutmaßlichen Geschehensort ganz genau den Ablauf des Schadensfalls schildern, insbesondere wie die Hand gehalten und das Werkzeug gefasst wurde. Die Rechtsmediziner versuchen, dabei genau nachzustellen, was passiert sein soll, möglichst mit dem Originalwerkzeug oder zumindest mit einem sehr ähnlichen Objekt. Später erfolgen dann im Labor ausgefeilte, exakt dokumentierte und protokollierte Kontrollexperimente zum angegebenen Verletzungsmechanismus, mit Kunstfingern oder -händen, mit Schweineschwänzen oder auch mit entsprechendem Demonstrationsmaterial von Menschen. Das wären Finger und Hände von Verstorbenen, die ihre Körper für wissenschaftliche Untersuchungen zur Verfügung gestellt haben. Die nachgestellten Szenarien werden mit Foto und Video für die Versicherung und das Gericht dokumentiert.

Es gehört zu den vertraglich festgelegten Pflichten des Versicherten, dass er möglichst exakt Auskunft erteilen muss. Das Problem ist, dass der Verletzte nach der Amputation nicht selten meint, er könne die Tat nicht erinnern, weil es zu lange her sei oder weil Schmerzen, Bewusstseinseintrübungen und Blutverlust zu starken Beeinträchtigungen geführt hätten. Es kommt gelegentlich auch vor, dass die Opfer wechselnde Schilderungen der Tat abgegeben. Das kann unter Umständen zu speziellen Problemen für die Verletzten führen, weil dieser laut Versicherungsbedingungen eindeutig auskunftspflichtig ist.

Ich habe es schon erlebt, dass sich ein Verletzter bei einer späteren Schilderung mit einer völlig neuen Version aus einem Erklärungsnotstand herausreden wollte. Dann kommt es zur sogenannten Beweislastumkehr, und das bedeutet, dass der Verletzte wegen der gänzlich anderen Darstellung der Tat vom Gericht als unglaubwürdig zurückgewiesen wird. Man muss genau hinsehen und zuhören. Bei unseren Nachforschungen stellen wir immer wieder mal fest, dass bestimmte Verletzungsmuster unmöglich so entstanden sein können, beispielsweise beim Holzhacken.

Auch bei einem Chirurgen, der seinen rechten Daumen verlor, wurde eingehend nachgeforscht, ob sich der von ihm geschilderte Unfall wirklich so ereignet haben kann. Der 59-Jährige hat eine gut gehende Praxis, als er an einem Sonntag selbst ein Fall für den Notarzt und schließlich für den Handchirurgen wird. Was war geschehen? Seine Version lautet, er und seine Frau hätten einen Ausflug geplant, als er feststellt, dass das Eisentor vor ihrer Ausfahrt klemmt. Er ölt das Tor und versucht mit mehrfachem Hineindrücken des Schnäppers, diesen wieder gangbar zu machen. Dabei hält er sich mit der rechten Hand an dem Pfosten des anderen Türflügels fest. Just in diesem Moment stolpert seine Frau auf dem Weg zu ihm plötzlich und stützt sich an dem noch offen stehenden Tor ab. Dieses fällt nun mit großer Wucht zu und klemmt ihrem Mann den rechten Daumen ein und zerquetscht ihn regelrecht. Nun reißt er in einem Reflex den rechten Arm zurück, der beschädigte Teil des Daumens bleibt zwischen Schloss und den Eisenteilen des Gartentors hängen. Der Verletzte steht unter Schock, hat starke Schmerzen und ist nicht mehr in der Lage zu stehen.

Seine Frau holt Verbandszeug, verbindet den Stumpf provisorisch und wickelt auch den abgeklemmten Teil des Daumens ein. „Alles, was da war, habe ich mitgenommen. Es war alles weich, zerquetscht, blutig", ergänzt seine Frau. „Weitere Teile habe ich nicht gefunden." Dann bringt sie ihren Mann ins Krankenhaus. Später zu Hause habe sie die Pflanzen im Garten gewässert und dabei auch mit dem Gartenschlauch die Platten in der Umgebung des Tors abgespült, um die Blutlache zu entfernen.

Vom Handchirurgen wird eine glattrandige Amputation des rechten Daumens im Grundgliedbereich festgestellt. Die Verletzung ist eindeutig frisch. Das mitgebrachte Amputat ist lediglich ein kleines zerfetztes Haut- und Weichteilareal – ohne Knochen und Fingernagel und für eine Replantation ungeeignet. Die Weichteilabtrennung war „wie von einem Chirurgen gesetzt", heißt es im Arztbericht. Deshalb ist eine plastische Deckung des Stumpfes problemlos möglich.

Drei Tage nach dem Vorfall meldet der Verletzte seiner privaten Versicherung den Schaden. Als Entschädigungssumme hätten ihm 315 000 DM bei Verlust des Daumens zugestanden. Die Versicherung beauftragt daraufhin einen Rechtsmediziner mit der Begutachtung des Schadens. Bei einem Ortstermin führt der Experte eine Rekonstruktion durch. Dabei fällt auf, dass der Mann, ein Rechtshänder, sich mit rechts abgestützt hatte, während er angeblich mit links die Reparaturarbeit machte. Die

Haltung des Daumens ist sehr unnatürlich, als die Tür endlich auf die angebliche Amputationsebene passt. Bei dieser Arbeit gibt es auch keinen Grund, sich abzustützen. Und die beiden Torschlossbeschläge können nicht zu einer glattrandigen Amputation führen, wie experimentelle Untersuchungen zeigen. Möglich wäre allenfalls eine vollständige Abquetschung, bei der es zu zerfetzten Wundrändern und unregelmäßigen Knochenabtrennungen wie Splitterungen gekommen wäre. Die Begutachtung führt schließlich zu dem Ergebnis, dass eine Amputation mit dem geschilderten Unfallmechanismus zwar möglich, aber mit der vorgewiesenen Morphologie der Verletzung nicht in Einklang zu bringen ist. Der Chirurg, der inzwischen seine Praxis abgegeben hat, erreicht gleichwohl mit anwaltlichem Beistand eine außergerichtliche Vergleichszahlung in Höhe von 225 000 DM.

Für die Rekonstruktion ist es besonders relevant, ob es eine Begleitverletzung an den anderen Fingern gab oder eine isolierte Verletzung. Bei einem echten Unfall ist der Schnitt oft schräg, auch benachbarte Finger werden mit verletzt. Ist nur ein Finger amputiert, etwa der Zeigefinger, und das auch noch im Grundgliedbereich und die Abtrennungslinie verläuft quer zur Längsachse dieses Fingers, ist oft klar, dass dieser vor dem Zuschlagen mit einem Werkzeug in der sogenannten Exekutionshaltung, also gerade ausgestreckt, hingehalten wurde. Dann hat das angebliche Opfer ein Problem, weil damit die Täuschung belegt ist.

Er bekommt kein Geld, weil es keinen Versicherungsschutz mehr gibt, und er steht in der Gefahr der Strafverfolgung wegen Betrugs. Außerdem hat er den Verlust von Finger oder Hand zu verschmerzen, ist Invalide ohne finanzielle Ersatzleistung. Darüber hinaus kommen unter Umständen hohe Kosten auf ihn zu für einen Anwalt und

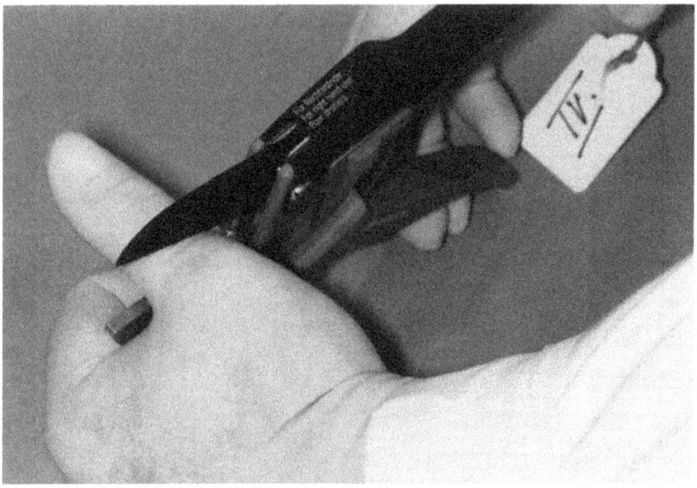

Das Abtrennen des Daumens durch eine Amboss-Gartenschere: Rekonstruktion eines angeblichen Überfallgeschehens.

ein Gerichtsverfahren. Solche Kosten können so hoch ausfallen, dass sie den Versicherten in den Ruin treiben. Schließlich kommt noch der Ehrverlust hinzu, weil er als Lügner und Betrüger dasteht.

Es gibt ein unendliches Spektrum an Verstellung beziehungsweise selbstschädigenden Maßnahmen. Das reicht vom Vortäuschen eines geringfügigen Überfalls mit kleiner Hautabschürfung bis zu höchst komplizierten selbstmörderischen Abläufen, die als Versicherungsfall ausgelegt werden, zum Beispiel tödliche Unfälle an Maschinen oder im Straßenverkehr. Für solche Darstellungen gibt es ganz unterschiedliche Motivlagen. Ärzten wird beigebracht, dass sie erst mal dem Patienten glauben. Das finde ich auch richtig. Aber nach der Erstversorgung sollte man schon die Frage stellen, ob die Tat so möglich ist? Eine sorgfältige Rekon-

struktion bei Unfällen und Überfällen ist extrem wichtig, um abzugrenzen, ob es tatsächlich eine Begehung von fremder Hand oder womöglich ein Suizid beziehungsweise eine Selbstverletzung war.

Man muss bedenken, dass die Opfer unter Umständen ermutigt werden, mit den selbstschädigenden Taten fortzufahren. Ich habe einen Fall erlebt, in dem ein Mensch, nachdem er sich ein Bein abgesägt hatte, später auch noch das zweite Bein selber amputierte. Er hatte Beachtung und Geld sowie eine Rente bekommen, Aufmerksamkeit und Mitleid, sodass es für ihn verlockend und lukrativ war, mit dem zweiten Bein dasselbe zu versuchen.

Der teuerste Fall, den ich in Erinnerung habe, ist ein Vergleich, bei dem ein Versicherter mehr als fünf Millionen Mark ausgezahlt bekommen hat. Damals hatte ich ein Gutachten und die Rekonstruktion im Auftrag des Arztes angenommen, der sich verletzt hatte. Im Gegensatz zu dem Gutachten der Versicherungsgesellschaft kam ich zu dem Schluss, dass seine Schilderung so möglich war.

Wichtig ist, dass bereits unmittelbar nach einem Unfall von Ärzten genau hingesehen wird. Manchmal entdeckt man zum Beispiel Einstichstellen, weil ein Finger vorher betäubt wurde. Verdächtig ist eine Situation speziell dann, wenn die Gliedmaßen nicht mehr aufzufinden sind. Ein wieder angenähter Finger erbringt nämlich keine Versicherungsleistung. Bei den Erklärungen von Verletzten, warum die Gliedmaßen verloren gingen, sind der Fantasie keine Grenzen gesetzt. So hat einer geschildert, er hätte sich so geekelt, dass er den Finger in den Müll warf. Und dann war da der Arzt, der sagte, er sei Opfer eines Überfalls geworden. Weil die Verbrecher wenig Beute machten, wären sie verärgert gewesen. Sie hätten ihm den Finger mit einer

Gartenschere abgetrennt und etwas von „Souvenir“ gemurmelt. Dann seien sie verschwunden – mit dem Finger.

Mit solchen und ähnlichen Schilderungen wurde in den neunziger Jahren eine Versicherung überhäuft, die damals neu aufgelegt worden war. Das Besondere an ihr war, dass speziell Hände und Finger mit einer verbesserten Gliedertaxe versichert werden konnten, sodass bei Verlust beziehungsweise Funktionsverlust einzelner Finger erhöhte Versicherungssummen gezahlt wurden. Es ging vor allem um Daumen und Zeigefinger, die wichtigsten beiden Finger. Bei einem Jahresbeitrag von 1000 Mark war eine Versicherungssumme von einer Million Mark möglich. Die Versicherung hatte in den ersten Jahren ein auffällig hohes Schadenaufkommen. Relativ viele Fälle gab es, in denen insbesondere der Verlust eines Fingers gemeldet wurde.

Eine eigene Auswertung unseres Rechtsmedizinischen Instituts hat ergeben, dass in 80 Prozent der Fälle der Zeigefinger der linken Hand betroffen ist. Das ist einerseits verständlich, weil die meisten Menschen Rechtshänder sind, sodass die Haltehand besonders gefährdet ist, von scharfen, schneidenden Werkzeugen wie etwa Beil, Axt, Messer oder Säge getroffen zu werden. Andererseits ist der Zeigefinger links auch vergleichsweise leicht zu entbehren. Zwischen dem Daumen und dem Mittelfinger ist immer noch eine Greiffunktion möglich. Der Verlust wiegt nicht so schwer, und der Versicherte bekommt eine vergleichsweise sehr hohe Summe.

Bei der Analyse der Versicherungsfälle fiel ebenfalls auf, dass der Zeigefinger häufig im Grundglied abgetrennt wurde. Dann ist die gesamte Versicherungssumme fällig, weil es zu einem vollständigen Verlust gekommen ist. Bei diesen Versicherungsfällen kommen immer wieder be-

stimmte kriminalistische und versicherungstechnische Besonderheiten vor: Der Versicherte hat häufig sogar mehrere Versicherungen, ist oft verhältnismäßig hoch versichert im Verhältnis zu Beruf und Einkommen. Nicht selten ist er in wirtschaftlichen Schwierigkeiten. Auffällig ist auch: Der abgetrennte Finger wird nicht für eine mögliche Replantation mit in die Klinik gebracht. Gemeinsam ist diesen Fällen auch, dass es üblicherweise keine Zeugen gibt.

Wir haben für unsere Studie ungefähr siebzig Fälle analysiert. Am häufigsten waren Ärzte und Versicherungsvertreter betroffen. Es gab mehr oder weniger fantasievolle Geschichten, wie der Unfall passiert sein soll. Bei normalen technischen Arbeitsvorgängen wurde der Hieb verrissen, weil man zum Beispiel ausgerutscht ist, ein Insekt ins Auge flog oder Geräusche einen erschreckt haben. Es sind in der Regel Schilderungen, die nicht mehr nachprüfbar sind.

Das Vortäuschen von Verletzungen und Krankheiten ist keineswegs erst ein Phänomen, seit es Versicherungen gibt. Solche Fälle sind fast so alt wie die Medizin selbst. Schon der große griechische Arzt Galen, der von 129 bis ca. 200 nach Christus lebte, hat eingebildete Kranke beschrieben und ein Büchlein darüber verfasst, wie man die Simulierenden überführen könne. Ein Fall aus seiner Praxis:

Die Knie! Der junge Diener bot ein jämmerliches Bild. Unmöglich, bei diesen Schmerzen und Schwellungen der Beingelenke auch nur einige Schritte zu Fuß zu gehen. Geschweige denn, seinen Herrn per pedes auf dessen Reisen zu begleiten, wie es eigentlich von ihm erwartet wurde. Plagte den Mann eine rätselhafte Krankheit? Ein geheimnisvolles, noch nicht erforschtes Leiden? Tatsächlich war es vielmehr die Liebe zu einer Frau, die den angeblich Lahmen vom Reisen abhielt. Um in der Nähe seiner Angebeteten bleiben zu können, hatte er den Extrakt eines die Haut reizenden Gewächses auf die Knie aufgetragen, was die Schwellung und die Schmerzen verursachte. Es war ein Simulant, der von seiner angeblichen Krankheit zu profitieren erhoffte.

Den Faulen, den Verwegenen, den Betrügern kamen die Ärzte mit ihrer Kunst schon damals, vor fast zweitausend Jahren, auf die Schliche. Und im Laufe der Jahrhunderte nahm nicht nur die Raffinesse der Simulanten zu, sondern vor allem auch Erfahrung und Versiertheit der Ärzte. In der Literatur sind immer wieder haarsträubende, extreme Fälle von Simulation beschrieben, viele mit zum Teil schwersten Selbstbeschädigungen. So eine 23-jährige als „Hysterika" bezeichnete Frau, die 1360 Grammophonnadeln in ihrem Magen hatte. Wehrpflichtige rieben sich etwa die Gegend der Lungenspitzen mit grauer Quecksilbersalbe ein in der Hoffnung, dass bei der Durchleuchtung eine Lungenkrankheit diagnostiziert wird. Oder sie drückten brennende Zigaretten auf ihrem Glied aus, um eine beginnende Syphilis vorzutäuschen. Rekordverdächtig sind Menschen, die am sogenannten Münchhausen-Syndrom leiden, einer Störung, bei der sie durch vorgetäuschte Beschwerden ärztliche Behandlungen provozieren, um Aufmerksamkeit und Zuwendung zu erzwingen. So gab es eine 27-Jährige, die in acht Jahren 480 Krankenhausaufenthalte im gesamten Bundesgebiet absolvierte. Die „Rechtfertigung" der Frau für ihr Handeln: „Was hätte ich denn, wenn ich das nicht mehr hätte?"

Selbstverletzung – rechtlicher Vorteil, materieller Gewinn

Zur rechtsmedizinischen Denkweise gehört stets, Argumente für und gegen eine Geschehensversion abzuwägen. Manchmal heißt es dabei: „Kaum zu glauben, aber wahr." Andererseits gilt aber auch immer wieder: vorgetäuscht, gelogen, unwahr. Eine Verletzung wurde selbst zugefügt oder ein Angriff oder ein Unfall vorgetäuscht, um hierdurch Vorteile zu erlangen.

Materielle Vorteile im Zusammenhang mit (selbst beigebrachten) Verletzungen sowie daraus resultierenden Schmerzen/Behinderungen (eventuell auch durch eine gesteigerte Darstellung solcher Beschwerden) ergeben sich aus erheblichen Versicherungsleistungen (zum Beispiel Unfallversicherung, Invaliditätsversicherung, Verdienstausfall, Krankentagegeld, Schmerzensgeld, Rente, Haftpflichtversicherung, Opferentschädigungsgesetz). Um es klar zu sagen: Das ist Versicherungsbetrug.

Hierbei kann man unterschiedliche Fallkonstellationen unterscheiden:

- fingierter Unfall (z.B. Sturz, Verkehrsunfall, Arbeitsunfall)
- Deklaration einer selbst verschuldeten Verletzung (z.B. aus Unachtsamkeit, alkoholisiert, unter Drogeneinfluss) als Fremdeinwirkung (z.B. Überfall)
- Versuch der Vertuschung einer suizidalen Handlung
- Betonung von unfallbedingten Beschwerden (z.B. sogenanntes Halswirbelsäulen-Schleudertrauma); Vorspiegelung schwer objektivierbarer Beschwerden, z.B. Bauchschmerzen, Kopfschmerzen, psychische Belastungsstörung nach Trauma, Arbeitsunfähigkeit
- Schließlich auch Selbstverstümmelung als intendierter Versicherungsbetrug.

Sehr viele andere Motivlagen können dazu führen, dass Selbstverletzungen als Straftat dargestellt werden. Weitere Motive können Rache an Personen oder Institutionen sowie die Verschleierung einer vorausgegangenen autoerotischen Handlung mit erkennbaren Verletzungen sein. Oder es wird eine Notwehrsituation vorgetäuscht nach versuchter Verletzungs- oder Tötungshandlung. Gelegentlich gibt es auch das Vortäuschen einer politisch oder fremdenfeindlich motivierten Straftat, zum Beispiel durch Hakenkreuz-Ritzer.

Nicht selten sind auch Selbstverletzungen nach Festnahmen beziehungsweise im Polizeigewahrsam zur Vortäuschung von Notwehrhandlungen oder zur Belastung von Polizeibeamten, die den Festgenommenen misshandelt haben sollen. Selbstschädigung im Strafvollzug wird zur Erlangung von Hafterleichterung durchgeführt.

Andere Ursachen für das Vortäuschen eines Überfalls sind zum Beispiel schulische Schwierigkeiten, verschmähte Liebe, schließlich der simple Versuch – überwiegend von Jugendlichen –, Aufmerksamkeit, Mitgefühl und Zuwendung zu bekommen. Man spricht dann von einem appellativen Charakter der Selbstbeschädigung.

Besonders problematisch sind fingierte Sexualdelikte, wenn dadurch andere Personen belastet werden, die damit einer gesellschaftlichen Ächtung unterliegen. Dies kann sogar dazu führen, dass Gerichtsurteile ergehen, die Unschuldige für ihr Leben zeichnen. Sabine Rückerts Buch „Unrecht im Namen des Volkes“ beschreibt solche Fälle.

Die zerstückelte Tote

Mächtige Neonröhren erleuchten den Kellerraum. Die weiß gefliesten Wände und die silbrig schimmernden Sektionstische und Laborschränke reflektieren das kalte Licht. Zwei Männer beugen sich über den länglichen Tisch aus rostfreiem Edelstahl. Zwischen ihnen liegt der Körper einer toten jungen Frau. Geschäftig machen sich die beiden Ärzte im Institut für Rechtsmedizin ans Werk und beginnen, den Leichnam zu bearbeiten. Doch es ist nicht der berühmte Y- oder T-Schnitt, den sie ansetzen, um die Körperhöhle kunstgerecht zu öffnen. Die Männer gehen absolut rücksichtslos vor, fast wie im Schlachthaus: Sie trennen den Kopf von dem Körper ab und die Gliedmaßen, teilen diese in mehrere Stücke. Immer wieder ist ein schmatzendes Geräusch zu hören, wenn ein Gelenkkopf aus der dazugehörenden Pfanne gezogen wird. Die Ärzte schneiden die Brüste der Frau ab und entnehmen dem Körper die Organe. Konzentriert und systematisch gehen sie dabei vor. Die Leichenteile stopfen sie unsanft in mehrere Plastiktüten, um sie später an zwei unterschiedlichen Orten in der Nähe des Instituts abzulegen.

Und neben den Männern steht ein kleines Mädchen und schaut mit großen Augen und wachsendem Entsetzen bei dem brutalen Massaker zu.

Es ist eine Szenerie zum Gruseln, wie der düsteren Fantasie eines Thrillerautors entsprungen. Fiktion? Oder doch grausame Wahrheit? Verschaffen zwei schwedische Ärzte dieser Szenerie eine gnadenlose Realität?

Es gibt viele, die genau das glauben. Die überzeugt sind, dass diese Männer in den Arbeitsräumen des Instituts für Rechtsmedizin einer furchtbaren Leidenschaft nachgehen – und sich sicher wähnen, mit ihren zerstörerischen Machenschaften unentdeckt zu bleiben. Das elende Gemetzel bleibt allerdings nicht verborgen. Fünf Wochen später werden Teile des Frauenkörpers, in Tüten verpackt, in einem Mülleimer nördlich von Stockholm gefunden, nicht weit vom Institut entfernt.

Wer die so entsetzlich zugerichtete Tote ist, kann anhand der Fingerabdrücke festgestellt werden. Es handelt sich um eine 28 Jahre alte Prostituierte aus Stockholm, die zuletzt am 10. Juni 1984 in der Malmskillnadsgatan, wo die leichten Mädchen ihrer Profession nachgehen, gesehen worden ist. Knapp drei Wochen später werden weitere Überbleibsel der Frau entdeckt. Ihr Kopf, die Organe, die Genitalien und eine ihrer Brüste bleiben indes für immer verschwunden.

„Hallo, Klaus! Hast du Interesse an einer zerstückelten Leiche?"

Die sonore Stimme am Telefon klingt entspannt und hellwach zugleich. Einen Moment lang bin ich irritiert und kann nicht einordnen, wer der Anrufer sein mag. Es muss ein sehr vertrauter Kollege sein oder ein Polizist, der mich ausgesprochen gut kennt. Mit Vornamen nennen mich nur wenige, mit denen ich beruflich zu tun habe. Doch dann wird mir bewusst, dass der Anrufer zwar sehr gut Deutsch spricht, aber mit leichtem Akzent. Und schließlich dämmert mir, warum er gleich zum vertrauten Du gegriffen hat: Der Anruf kommt von einem Rechtsmediziner aus Schweden, wo jeder jeden duzt und mit Vornamen anspricht. Natürlich bin ich interessiert, wenn es um einen ungewöhnlichen Fall geht, und das ist bei einem zerteilten Leichnam wohl garantiert. Und dann ein Fall aus Schweden? Ich bin neugierig.

Wer hat die junge Frau getötet? Zwei bis dahin hoch respektierten Medizinern wird vorgeworfen, die unfassbare Tat begangen zu haben, die als „styckmordet“ bekannt wird. Übersetzt heißt das so viel wie Zerstückelungsmord. Ein Gericht ist schließlich sicher, dass die Ärzte es waren, die die junge Stockholmer Prostituierte in den Kellern des Karolinska-Instituts zerlegt haben, und spricht die beiden Angeklagten schuldig. Ob sie das Opfer auch getötet haben, bleibt offen. Zwar wird ihnen wegen Mordes der Prozess gemacht, und sie werden auch zunächst verurteilt. Doch die Entscheidung wird wegen juristischer Fehler aufgehoben. Im zweiten Durchgang reichen nach Überzeugung des Gerichts die Beweise nicht aus, es gibt einen Freispruch.

Jetzt ist die schwedische Nation gespalten. Viele halten die beiden angeklagten Ärzte für grausame Verbrecher und den Freispruch für einen Skandal. Sie glauben, es sei das absolut Mindeste, dass den Ärzten ihre Approbation entzogen werden müsste. Doch andere finden, dass allein schon die vorübergehende Festnahme der zwei Männer und der Prozess ein großes Unrecht war, ebenso wie der Schaden, der ihrem Namen und ihrem Ruf zugefügt wurde. Der Fall bekommt fast so viel Aufmerksamkeit wie das Attentat auf Premierminister Olof Palme im Jahr 1986, der auf offener Straße erschossen wurde.

Was den „styckmordet" besonders spektakulär macht: Einer der Verdächtigen ist ein Rechtsmediziner und gefragter Gutachter, damals 31 Jahre alt. Er wird immer wieder in Schweden als Sachverständiger zu Rate gezogen, wenn es gilt, Tötungsdelikte aufzuklären. Und so einer soll ein Mörder sein? Ein bisschen klingt das nach einer modernen, erschreckend realen Version von Dr. Jekyll and Mr. Hyde.

Jedenfalls hat der Arzt mit dem viel zu frühen, unnatürlichen Tod durchaus sehr persönliche Erfahrungen gemacht: Im Jahr 1982 wurde seine erste Ehefrau erhängt im gemeinsamen Schlafzimmer gefunden. Offiziell galt ihr Tod als Suizid, doch es gab auch viele Zweifler, allen voran die Eltern der Verstorbenen, die den Ehemann im Verdacht haben, für den Tod seiner Frau verantwortlich zu sein. Und auch aus Sicht der Polizei gibt es Umstände an dem Ableben der Frau, die verdächtig erscheinen. Wie kommt jemand dazu, sich in Abendgarderobe zu erhängen? Und ist der Bettpfosten nicht ein merkwürdiger Platz, um die Schlinge zu knüpfen? Darüber hinaus kommt der Rechtsmediziner den Polizeibeamten erstaunlich abgebrüht vor. Ihn scheint der Tod seiner Frau nicht wirklich zu erschüttern, sondern vielmehr anzuspornen. Er, dessen besonderes Interessengebiet schon länger der Tod durch Strangulation ist, veröffentlicht zwei Monate danach den ersten seiner viel beachteten Aufsätze über dieses Thema. Es ist auch sein wissenschaftlicher Schwerpunkt bei diversen Kongressen.

Tatsächlich bin ich diesem Mann bei einer Fachtagung in Kopenhagen im Juni 1982, also zwei Jahre vor dem Mord an der Prostituierten, begegnet. Er hielt als 39. Redner einen Vortrag über spezielle Obduktionsbefunde bei jungen Drogentoten, und ich war als 41. Referent an der Reihe und

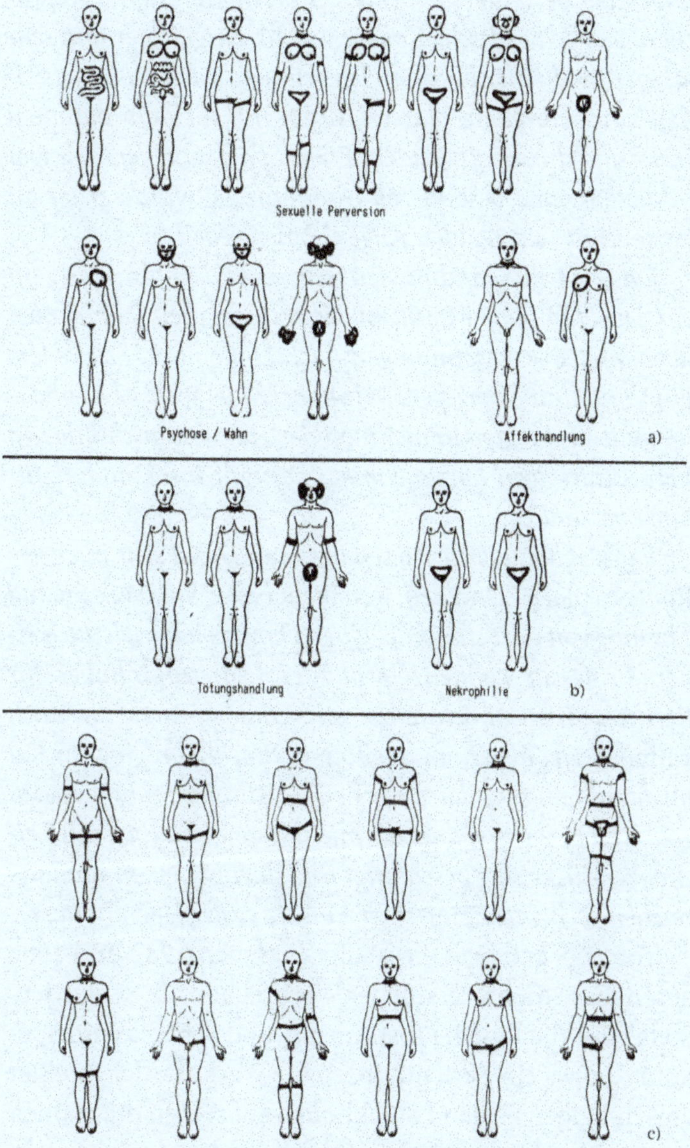

Schematische Darstellung verschiedener Formen der defensiven und offensiven Leichenzerstückelung. (Aus einer wissenschaftlichen Arbeit im Archiv für Kriminologie.)

habe über besondere Aspekte des Ertrinkungstodes gesprochen. Der schwedische Kollege war als ehrgeiziger und sehr fähiger Mediziner bekannt. Ich erinnere mich an ihn als einen sehr schmalen, blassen Mann mit dichtem blondem Haar und durchdringendem Blick. Später, als Verdächtiger in diesem ganz besonderen Mordprozess, wurde er oft als Person mit „stechenden Augen" beschrieben.

Dass ich in Skandinavien war, kam damals relativ oft vor. Die Hamburger Rechtsmedizin verfügt seit Jahrzehnten über intensive Verbindungen nach Dänemark, Schweden, Finnland und Norwegen. Wir haben dort viele persönliche Freunde und waren immer motiviert, an wissenschaftlichen Veranstaltungen teilzunehmen. Das gilt insbesondere für mich persönlich.

Parallel dazu hatte ich seit der Studienzeit sehr intensive Kontakte nach Schweden, weil mein bester Studienkamerad Thomas von dort stammte. Über Thomas habe ich auch einen Professor kennengelernt, der Lehrstuhlinhaber für Rechtsmedizin in Schweden war. Dieser war es, der mich kontaktierte, als es um die Tote in Stockholm ging. Er hat mich zu dem Fall der zerteilten Prostituierten hinzugezogen, weil er wusste, dass ich mich wissenschaftlich mit Leichenzerstückelung beschäftigt und darüber einen umfangreichen rechtsmedizinischen Aufsatz geschrieben hatte.

Tote Körper, brutal zerteilt: Zwischen 1982 und 1987 geschehen mehrere solcher Verbrechen in Schweden. Stets sind die Opfer Prostituierte, und schnell wird spekuliert, dass ein Serienmörder am Werk ist, der in einer einschlägigen Gegend Stockholms auf seinen grausamen Beutezug geht. Die ersten Opfer werden genau jenem Mann zur Obduktion überlassen, der später als einer der beiden Verdächtigen verhaftet und vor Gericht gestellt wird: dem Assistenzarzt der Stockholmer Rechtsmedizin.

Zu diesem Zeitpunkt ist er noch über jeden Zweifel erhaben und als Fachmann überaus geschätzt. Der Forensiker legt dar, dass aufgrund der fachmännischen Art, wie die toten Frauen zerlegt worden sind, der Täter spezielle Kenntnisse haben müsse. Vielleicht sei er ein Schlachter oder sogar jemand, der medizinisch bewandert ist. Diese professionelle Meinung teilt auch sein Kollege und ehemaliger Förderer, ein renommierter Institutsdirektor. Dieser meint sogar, dass der Täter sehr wahrscheinlich Erfahrung mit der Obduktion von menschlichen Körpern hat. Wie weit dies gehen könnte, lässt sich schwer beurteilen. Die Frauenleiche wird zu einem gutachterlichen Streitfall der schwedischen Rechtsmedizin. Der Kopf der zerstückelten Frau bleibt verschwunden.

Die Frage an mich hieß, wie es zu beurteilen ist, wenn eine Leiche ohne Kopf gefunden wird. In diesem Fall war das Haupt der Frau so abgetrennt, dass der Bereich Kehlkopf und Zungenbein fehlte. Diese wären aber insbesondere wichtig zur Beurteilung der Frage, ob das Opfer einer Strangulation unterzogen wurde. Ich kam zu der zugegebenermaßen sehr wissenschaftstheoretischen Schlussfolgerung, dass man die Todesursache bei so einer Konstellation nicht zweifelsfrei feststellen kann. Es könnte theoretisch auch sein, dass die Frau infolge eines Schlaganfall-Geschehens oder infolge einer Aneurysmablutung im Bereich der Hirnbasisarterien eines natürlichen Todes gestorben ist.

Mir waren die Obduktionsbefunde an den vorhandenen Leichenteilen bekannt und die toxikologischen Befunde sowie die Auffindesituation der jeweiligen Stücke, die in Plastiksäcken verstaut worden waren. Bei der toten Prostituierten konnte anhand der gefundenen Leichenteile nachgewiesen werden, dass sie harte Drogen konsumiert hatte, unter anderem Heroin. Die Drogenkonzentration in den Körperflüssigkeiten beziehungsweise den Organen war nicht ausreichend aussagefähig für die Frage, ob die Konzentration tödlich ist. Ob Drogen eine letale Wirkung haben, hängt von vielen Faktoren ab, zum Beispiel vom Ausmaß der Gewöhnung, des Mischkonsums, der zeitlichen Verhältnisse bei der Intoxikation sowie von Vorerkrankungen. Das Opfer hatte jedenfalls keine sonstigen inneren Erkrankungen, die den Tod hätten erklären können. Weil die Todesursache nicht hatte festgestellt werden können, ist es auch nicht bewiesen, dass das Opfer von fremder Hand getötet wurde.

Damit stand auch keineswegs fest, dass der Rechtsmediziner Täter war oder dass die Männer, die den Körper zerteilt haben, die Frau auch getötet haben. Allerdings hatte ich schon damals an einer Literaturanalyse und Auswertung eigener Sektionsfälle gearbeitet, woraus sich ergab, dass bei Leichenzerstückelung nahezu regelhaft ein Tötungsdelikt vorausgegangen war. Man kennt zwar Fälle aus dem Drogenmilieu, bei denen Rauschgifttote vom Sterbeort fortgeschafft und für den Abtransport zerteilt worden sind. Und es gibt auch Konstellationen, bei denen eine Person, die eines natürlichen Todes gestorben war oder einen Suizid beging, von Unbeteiligten zerstückelt und entsorgt wurde. Diese sind aber höchst selten. Üblicherweise gilt: Derjenige, der einen Toten zerstückelt, ist auch für dessen Tod verantwortlich.

Und wie steht es mit dem 31-jährigen Forensiker? Er, der schon verdächtigt worden war, am Tod seiner Frau mitgewirkt zu haben, gerät nun erneut ins Visier der Ermittler. Dass er offenbar gern Horrorvideos ansieht und angeblich ein ausschweifendes Sexualleben pflegt, gern auch mit Prostituierten, wird von der Polizei durchaus registriert. Die Ermittler befragen Frauen im Stockholmer Prostituiertenmilieu, mit dem Ergebnis, dass er von etlichen Frauen erkannt wird.

Eine Ärztin, die ich bei einem meiner Aufenthalte in Schweden kennengelernt habe, hat während ihres Medizinstudiums in Stockholm Vorlesungen und Kurse in der Rechtsmedizin besucht, die von dem Verdächtigen gehalten wurden. Die Bekannte konnte sich noch gut an die Person des Dozenten erinnern. Im Gedächtnis geblieben waren ihr seine auffällige Kleidung, mit Lack, Leder und Metall. Im Sektionskurs kam zur Untersuchung und Demonstration zufällig der Leichnam einer Prostituierten, die durch Rauschgift gestorben war. Der Rechtsmediziner machte ungewöhnliche Bemerkungen über das Vorleben der Toten und führte Untersuchungsmaßnahmen vor, die normalerweise nicht in einen Demonstrationskurs für Studenten gehören, die erstmals direkt mit der gerichtsmedizinischen Untersuchungstechnik konfrontiert werden. Der Gesamteindruck, der seinerzeit von dem Dozenten bei den Studenten haften blieb, war eine Mischung von Überheblichkeit und Arroganz sowie befremdlich-bedrohlicher, düsterer Unbehaglichkeit. Dies muss natürlich nichts aussagen über die Persönlichkeit des Dozenten, entspricht aber doch dem Eindruck, der in Variationen immer wieder über den Stockholmer Rechtsmediziner verbreitet wurde.

Und vor allem im Milieu gilt er nicht nur als düster, sondern auch als gefährlich. Eine Prostituierte behauptet, er habe sie misshandelt. Mehrere beschreiben einen weißen Wagen eines bestimmten Typs, der ihnen wiederholt verdächtig vorkam. Genau so ein Modell wird von dem Arzt genutzt. Er wird festgenommen und verhört. Er verneint, etwas mit dem Tod seiner Frau oder dem der Prostituierten zu tun zu haben. Er sagt aus, er habe die Frau, die ihn beschuldigt, noch nie getroffen. Nach fünf Tagen wird er wieder freigelassen. Aufgrund der Festnahme und des Verdachts, er könnte ein Kapitalverbrechen begangen haben, verliert der Rechtsmediziner seinen Job. Die öffentliche Diskussion des „styckmordet" hat ihn in seiner beruflichen Laufbahn und in seinem sozialen Leben gewissermaßen vernichtet und schließlich in einen Selbstmordversuch mit einer hohen Dosis Methadon getrieben. Er wird gerettet, allerdings verliert er fast sein gesamtes Hörvermögen.

Etwa zur gleichen Zeit gerät das Leben eines anderen Arztes in Turbulenzen. Gegen den Allgemeinmediziner, der einige Jahre zuvor mit dem verdächtigen Rechtsmediziner zusammengearbeitet und sich mit diesem angefreundet hat, erhebt dessen Ehefrau Anschuldigungen. Sie wirft ihm vor, die gemeinsame kleine Tochter sexuell missbraucht zu haben. Das Paar lebt mittlerweile getrennt. Die Frau befragt das Mädchen immer weiter – bis das Kind eine Bemerkung über eine Puppe ohne Kopf macht. Eine Puppe – oder sogar eine Frau? Die Mutter ist alarmiert. Sie bringt die Erzählung der Tochter in Zusammenhang mit dem „styckmordet" und erfährt durch Nachfrage bei der Polizei, dass der Verdächtige jener Rechtsmediziner ist, mit dem ihr Mann privaten Kontakt hat. Die Mutter lässt nicht locker und lässt ihre mittlerweile vier Jahre alte Tochter immer wieder erzählen, was ihr widerfahren sei. Am Ende interpretiert sie die Darstellung der Kleinen so, dass diese im Alter von knapp zwei Jahren dabei gewesen sei, als der Vater und ein weiterer Arzt einen Frauenkörper zerteilt haben. Wahre Geschichte oder Horrorstory? Jedenfalls etwas, das sich medial auszuschlachten lohnt: In der Presse wird es teilweise so dargestellt, das Kind hätte angeblich einer Puppe den Kopf abgerissen und dazu gesagt: „Das ist es, was Papa mit einer richtigen Frau gemacht hat!"

Es wird viel darüber diskutiert, inwieweit die Aussage des Kindes, die nicht unmittelbar bei der Polizei erfolgt ist, sondern gegenüber der Mutter, glaubwürdig ist. Es geht um Ereignisse, die das Mädchen etwa zweieinhalb Jahre zuvor erlebt haben soll. Zwei Psychiater kommen zu dem Schluss, dass die Schilderungen durchaus auf realem Erleben gründen könnten. Andere haben daran erhebliche Zweifel.

Ein in Schweden sehr bekannter Kriminalpsychologe hat sich wiederholt über die Glaubwürdigkeit und Authentizität der kindlichen Zeugin geäußert. Prof. Leif Persson hat an der Aussage des kleinen Mädchens nicht den Hauch von Wahrheit bezüglich des realen Hintergrunds entdecken können. Das Mädchen habe vermutlich eine bleibende Erinnerung an mythische Wesen aus der Welt der gartenzwergähnlichen Trolle in Schweden, die von ihrer Kopfbedeckung her (Zipfelmütze) auch Ähnlichkeit mit einem Weihnachtsmann aufweisen. Deswegen nannte das Kind den beschuldigten Rechtsmediziner in ihrer Bildsprache auch „Tompt", ähnlich dem schwedischen Wort für Weihnachtsmann („Tompte").

Auch ich bin zur Einschätzung der Glaubwürdigkeit des Mädchens befragt worden. Ich sollte dazu Stellung nehmen, ob ein kleines Kind eine unbeeinflusste, intakte Erinnerung an eine Situation im Sektionssaal, bei der der Kopf abgetrennt wird, haben könnte und erstmals zwei oder drei Jahre später darüber berichtet. Dies halte ich in Kenntnis der Erinnerungsleistung und Ausdrucksmöglichkeiten von kleinen Kindern nach wie vor für vollkommen unrealistisch.

Zudem kam aus Schweden eine weitere Anfrage, diesmal über den Direktor des Karolinska-Instituts, also genau des Instituts, an dem der Verdächtige gearbeitet hat und wo die Leiche zerteilt worden sein soll. Der Direktor wollte meine Expertise dazu, ob man aus der Art, wie eine Leiche zerlegt wurde, auf die Profession desjenigen schließen kann, der die Teile abgesägt hat. Dies habe ich aufgrund meiner eigenen Analyse bei einer wissenschaftlichen Untersuchung zum Thema Leichenzerstückelung generell verneint. Für die Arbeit hatten wir etliche Fälle untersucht. Zwar konnten wir feststellen, dass von 23 ermittelten Tätern immerhin bei acht aus dem Lebenslauf hervorging, dass sie in der Ausbildung oder am Arbeitsplatz die Möglichkeit hatten, sich anatomische Kenntnisse anzueignen, etwa durch eine Schlachterlehre oder ein Krankenpflege-Praktikum. Allerdings kamen wir bei unserer Untersuchung zu dem Ergebnis, dass die in der Literatur beschriebene „fachmännische Zerlegung" eines Leichnams, die unter Umständen den Verdacht auf eine bestimmte Berufsrichtung beim Täter lenken soll, nicht von der Tatausführung durch „Laien" abzugrenzen ist. Wie gesagt, dies bezieht sich nur auf die von mir ausgewerteten Mordfälle mit Zerstückelung (unter denen wir übrigens keinen Arzt als Mörder vorfanden).

Die beiden Verdächtigen, die die Polizei jetzt in Sachen „styckmordet" im Visier hat, wären jedenfalls in diesem Sinne „Fachleute". Und für die Tatbeteiligung des Rechtsmediziners gibt es nun einen weiteren Hinweis. Drei Jahre sind mittlerweile seit dem Mord an der Prostituierten vergangen, als sich die Besitzer eines Fotoladens 1987 an die Polizei wenden. Sie schildern den Ermittlern, dass ihnen etwa zur Zeit des Mordes Fotos zum Entwickeln überlassen wurden, die grauenhafte Bilder eines zerstückelten Leichnams zeigten. Die beiden männlichen Kunden haben demnach gesagt, es handele sich bei den Fotos um Beweisstücke in einer Top-Secret-Ermittlung. Die Polizei bittet die beteiligten Männer zu einer Gegenüberstellung. Dabei benennen die Fotoladenbesitzer, mit unterschiedlicher Wahrscheinlichkeit, jeweils aus der Reihe der Männer die beiden verdächtigen Ärzte. Sie seien diejenigen, die die Entwicklung der Gruselfotos in Auftrag gegeben haben.

Nun reichen die Indizien aus Sicht der schwedischen Justiz für eine Anklage gegen die beiden Mediziner. Ihnen wird der Prozess gemacht, ihnen wird Mord an der Prostituierten sowie die spätere Zerstückelung der Leiche vorgeworfen, dem Allgemeinmediziner zusätzlich auch noch Kindesmissbrauch. Eine Jury spricht die Angeklagten schuldig. Doch bevor das Urteil offiziell vom Richter bestätigt und das Strafmaß verkündet werden kann, lassen sich einige der Juroren von der Presse interviewen. Daraufhin wird der gesamte Prozess für ungültig erklärt. 1988 kommt es zu einem neuen Verfahren vor einem anderen Gericht. Hier werden die beiden Männer vom Vorwurf des Mordes freigesprochen, und der Allgemeinmediziner wird auch nicht wegen sexuellen Missbrauchs von Kindern verurteilt. Allerdings betont das Gericht seine Überzeugung, dass die Angeklagten den Körper der Toten zerstückelt haben. Die Tat ist jedoch mittlerweile verjährt. Als Folge wird den Ärzten allerdings die Approbation entzogen. Dagegen klagen die Mediziner vor mehreren Gerichten und über Jahre, zuletzt vor dem Europäischen Gerichtshof für Menschenrechte. Doch die Entscheidung bleibt bestehen.

Immer wieder haben die beiden Verdächtigen betont, dass sie unschuldig seien. Sie hätten weder etwas mit dem Tod der 28-Jährigen noch mit deren Zerstückelung zu tun, versichern sie. Schließlich verklagen sie den schwedischen Staat auf 40 Millionen Kronen, was etwas mehr als vier Millionen Euro entspricht. Sie fordern die Summe als Schadenersatz für entgangenes Einkommen und Rufschädigung. Auch mit dieser Klage beschäftigen sich mehrere Gerichte, sie wird in jeder Instanz abgewiesen. Diese Entscheidung ist ebenfalls rechtskräftig.

Wird die Wahrheit, wer wirklich für den Tod der jungen Frau verantwortlich ist – und ob es überhaupt ein Mord war –, jemals mit Sicherheit herausgefunden werden? Trotz des Freispruchs vom Vorwurf der Tötung halten viele Schweden die Ärzte für die tatsächlichen Verbrecher. Dabei gab es noch einen anderen Verdächtigen, auf den einiges hindeutete. Dieser Mann hatte bereits einen Mord begangen, bei dem er das Opfer strangulierte und zerstückelte. Dafür saß er seit 1974 mehrere Jahre im Gefängnis, war aber 1984 wieder auf freiem Fuß. Er hatte für den Zeitpunkt, an dem die junge Prostituierte verschwand und vermutlich auch starb, kein Alibi und soll wiederholt bei Prostituierten gesehen worden sein. Gleichwohl ist gegen ihn nie ernsthaft ermittelt worden, warum, wurde nicht wirklich klar. 1988 starb er.

Auch wenn viel dafür spricht, dass der Tod der 28-jährigen Frau durch ein Gewaltverbrechen herbeigeführt wurde: Ohne den Kopf des Opfers ist das nicht eindeutig zu sagen. Und selbst wenn mehr als dreißig Jahre nach ihrem Tod der Kopf doch noch gefunden würde, wären zweifelsfreie rechtsmedizinische Ergebnisse wegen des starken Verwesungsgrads, vermutlich bis zur vollständigen Skelettierung des Schädels, wahrscheinlich nicht mehr festzustellen. Anders wäre es allerdings, wenn wir bestimmte Schäden an den Knochen finden würden. Ein Einschussloch etwa oder eine Beschädigung des Schädels durch einen Schlag würde man auch noch nach so langer Zeit eindeutig zuordnen können. Man wüsste dann allerdings immer noch nicht, wer der Mörder war.

Im Fall des „styckmordet“ haben viele Vieles verloren – Ansehen, Ruf und Glaubwürdigkeit –, aus kriminalistischer, kriminalpsychologischer, rechtsmedizinischer, wissenschaftlicher, juristischer und publizistischer Perspektive. Der Fall war und ist ein Thriller – mit offenem Ende: Eine aufsehenerregende Mordserie im Rotlichtmilieu der schwedischen Hauptstadt bleibt ungeklärt.

Die Rechtsmedizin geriet in ein extremes Zwielicht. Sie konnte nicht nur keine wissenschaftliche Klärung bringen, es geriet auch ein Rechtsmediziner selbst in den Fokus der Ermittlungen. Eine gruselige Vorstellung: Was der Täter angerichtet hat, wird ihm danach zur Untersuchung gebracht. Sein Gutachten geht in die Ermittlungsakten ein.

Das Fach, die Fachvertreter und die rechtsmedizinische Arbeit waren in ihren Grundfesten erschüttert. Es kam zu einer tiefen Sinnkrise des Fachs Rechtsmedizin, indem man sich zum Beispiel fragte, ob die alltägliche Arbeit zur Aufklärung von Gewalt und Tod durch die hiermit verknüpften speziellen negativen Erfahrungen zu einem bösartigen Stimulus im realen Leben werden kann? Oder ob die Untersuchung von Gewalt und Tod eventuell auch Charaktere anzieht, die hier ihre eigenen Fantasien verfolgen und in ihrer Arbeit die perverse Umsetzung ihrer geheimen Gewaltfantasie suchen und finden?

Beim „styckmordet" haben einige Schweden gewisse Parallelen zum Fall der Ermordung des Ministerpräsidenten Olof Palme gezogen. Die Frage, ob konspirative Mächte im Hintergrund und das organisierte Verbrechen die Fäden gezogen haben, hat in beiden Fällen, die im Dschungel zwischen Polizei und Justiz ungelöst und ungesühnt blieben, die Fantasie vieler Publizisten angeregt. Möglicherweise wurden hierdurch auch verschiedene Kriminalautoren angeregt, die dieses besonders aufgeschlossene, offene, positive Land und seine idyllischen Regionen zum Schauplatz gruseliger Mordgeschehen und verbrecherischer Charaktere werden lassen.

Ärzte als Mörder

„Wenn ein Arzt vom Weg abkommt, dann wird er ein König der Verbrecher. Er besitzt Kaltblütigkeit und Wissen. So war es in allen Zeiten." Diese Worte wurden dem Meisterdetektiv und Superhirn Sherlock Holmes in den Mund gelegt von seinem literarischen Schöpfer, dem Autor und Arzt Arthur Canon Doyle.

1989 wurden in Wien vier Krankenpflegerinnen des Krankenhauses Wien-Lainz verhaftet, weil sie Patienten mit subtilen Methoden getötet hatten. Diverse weitere Serien von Patiententötungen folgten, analytisch überzeugend aufgearbeitet von Herbert Maisch in seinem Buch über „Patiententötungen". Zuletzt hat der Fall eines Krankenpflegers ganz Deutschland aufgeschreckt, der in Oldenburg und Delmenhorst zahlreiche schwer kranke Patienten durch die Injektion eines Herzmittels tötete, wobei er selbst offensichtlich Abwechslung empfand durch die auftretende „Action" und die eingeleiteten Wiederbelebungsmaßnahmen. Mit Bezugnahme auf dieses Geschehen werden derzeit übrigens neue Leichenschaugesetze in Bremen und in Niedersachsen praktiziert.

Ärzte als Täter unter Ausnutzung ihrer speziellen beruflichen Situation – dies scheint zunächst abwegig. Beinahe jedenfalls. Denn zumindest in geschichtlicher Perspektive waren sie längst ins öffentliche Bewusstsein gedrungen: als approbierte Töter „lebensunwerten" Lebens und als Verantwortliche für grausame Menschenexperimente in der NS-Zeit. Lange schien unvorstellbar, dass in einem zivilisierten Land ein Arzt über Jahre hin unauffällig morden könne. Dass dies aber durchaus möglich ist, zeigte sich 1999 durch zahlreiche Patientenmorde. Diesmal begangen von einem niedergelassenen Arzt in England, der, was die Zahl seiner Opfer angeht, zu den größten Serienmördern zählen dürfte: Mehr als 300 Fälle sind wahrscheinlich.

Harold Shipman war 24 Jahre praktischer Arzt in der Stadt Hyde bei Manchester. Für 15 sicher zu rekonstruierende Patientenmorde wurde er zu einer lebenslangen Freiheitsstrafe verurteilt. Er tötete zumeist ältere, nicht schwer kranke Patientinnen mittels Morphium- oder Heroininjektion. Weil der vierfache Familienvater als Arzt selbst die Totenscheine ausstellte, kam lange kein Verdacht auf.

Sollten zum Beispiel regelmäßig Todesbescheinigungen sowie Krankenakten von neutralen Kontrollstellen auf „Shipman-Phänomene" durchforstet werden? Doch so verstörend Fälle wie die des Engländers wirken, sie sind offensichtlich kein Massenphänomen. Der überwiegende Teil der Tötungsdelikte durch Ärzte bewegt sich im Spannungsfeld von Beziehungstaten oder in einem Milieu jenseits der Praxiswände. Hier wurden die Opfer nicht deshalb Opfer, weil sie sich als Patienten einem Arzt zuwandten.

Ob Medizinstudium und Arztberuf verstärkt Personen mit einem pathologischen Interesse an der Macht über die Existenz anderer Menschen anlockt, ist offen. Ebenso wird diskutiert, ob erst nachträglich die unter psychischer Schwerbelastung stattfindende Berufsausübung zu einer Art „Machtanmaßung" über andere verleiten könnte. Eventuell kommen Tötungsgedanken beim medizinischen Personal gar nicht öfter vor als allgemein unter den Menschen, jedoch könnte das Fachwissen häufiger dazu verleiten, daraus konkrete Tötungspläne zu entwickeln. In jedem Fall erscheint ein Mutmaßen über Motive unangebracht, solange nicht die Exploration der geständigen Täter selbst durch erfahrene Gutachter möglich war.

Tod im Kinderbett

Von Schokoladenpudding erzählt die Frau, von Brei, von drei Mahlzeiten täglich für ihr Kind. „Bis zum Schluss. Bis das passiert ist", wie es die Mutter formuliert. „Passiert" – so als wäre der grausige Hungertod ihrer Tochter Jessica ein überraschendes Ereignis gewesen, ein Unglücksfall.

Dabei ist es Mord. Der Tod eines kleinen Mädchens, ausgelöst durch Vernachlässigung und Mangel an Nahrung und Flüssigkeit, aus Grausamkeit und Hass, verursacht von den eigenen Eltern, die ihr Kind doch hätten versorgen sollen, es schützen und lieben. Drei Mahlzeiten täglich? Fürsorge? Mitnichten. Es ist das qualvolle Sterben der Siebenjährigen aus Hamburg, die von ihren Eltern in einem zum kalten, dunklen Kerker umfunktionierten Kinderzimmer eingesperrt worden ist, weggeschlossen, ignoriert, aus dem elterlichen Leben verbannt. Die fast vergessen worden und schließlich verhungert ist. Der Fall erschüttert die Menschen in Hamburg. Wie ist es möglich, dass ein solches Verbrechen in dieser Stadt geschehen kann? Dass ein Kind an elterlicher Vernachlässigung solch unvorstellbaren Ausmaßes stirbt?

Unfassbar. Auch erfahrene Juristen, Rechtsmediziner und Prozessbeobachter, die schon sehr viel Leid in den Gerichtssälen miterlebt haben und wissen, wozu Menschen fähig sind, sind erschüttert, was dieses Verfahren an den Tag bringt: schwer zu ertragende Fakten, grausame Details, die einem den Schlaf rauben und sich in Träume schleichen, belastend, quälend. Es ist ein Fall, der Grenzen sprengt. Wie können Menschen, wie können Eltern zu so etwas fähig sein? Die Leiden der gemarterten und gequälten Jessica, sie sprengen jede Vorstellung.

Das Erstaunliche war, dass ein Kind über einen sehr langen Zeitraum vollkommen abgeschottet wird, immer mehr aus dem Bewusstsein seines Umfeldes gerät, gewissermaßen unsichtbar wird und schließlich verschwindet. Jessica war weggesperrt, in einem ungeheizten, dunklen Raum, vollkommen sich selbst überlassen. Sie wurde schlimmer als ein Tier gehalten. Die Eltern haben „grausam" gehandelt, stellt das Schwurgericht später fest. Mutter und Vater von Jessica werden wegen Mordes jeweils zu lebenslanger Haft verurteilt. Dem kann ich auch aus Sicht des Rechtsmediziners nur zustimmen. Es war in der Tat grausam, was diesem Kind angetan wurde: der Hunger, der Durst, die grobe Vernachlässigung, die Schmerzen und die seelischen Qualen, die dieses Mädchen durch ihre vollkommene Isolation erlitten hat, müssen wie schlimmste Folter gewirkt haben. Beide Eltern waren nicht berufstätig. Sie hätten Zeit und Gelegenheit genug gehabt, sich zu kümmern. Offensichtlich war ihnen ihre Tochter völlig egal.

Der Aufwand für das Mädchen wurde minimiert, abzulesen an der Heizung im Kinderzimmer, die auf geringster Stufe fixiert war, und am Licht, das nicht einmal eingeschaltet werden konnte. Und natürlich was das Essen

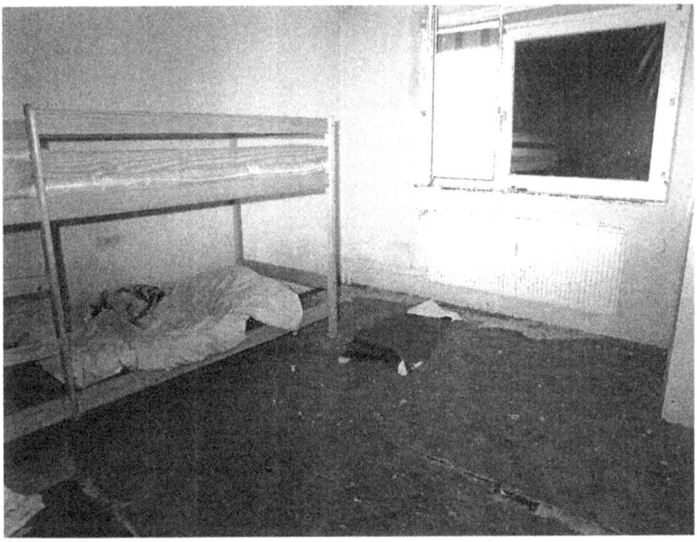

Verlassen, verschwunden, vergessen – verhungert.
In diesem trostlosen Raum ohne Licht und ohne Heizung
war Jessica mehr als ein Jahr eingesperrt.
Die grobe Vernachlässigung, die Schmerzen
und die seelischen Qualen müssen wie
schlimmste Folter gewirkt haben.

anbelangt. Es ist ein Fall, der in dieser extremen Ausprägung meines Wissens noch nicht dokumentiert wurde.

Es ist der Morgen des 1. März 2005, als ein Notruf aus der Wohnung der Familie bei der Polizei eingeht. „Unsere Tochter ist die Nacht entschlafen. Die ist tot", sagt Jessicas Vater. Wenige Minuten vorher hat die Mutter nach dem Kind geschaut und festgestellt, dass es nicht mehr lebt. „Zicke ist tot", teilt sie ihrem Mann mit. „Zicke", so haben die Eltern ihr Kind genannt. „Das ist einfach aufgetaucht. Es war aber nicht böse gemeint", sagt die 36-Jährige dazu später im Prozess. Sie hat sich längst ihre eigenen Wahrheiten zurechtgelegt, die mit der Realität so gar nichts mehr gemein haben. „Nicht böse gemeint?" Wer kann das noch glauben, der auch nur eine Ahnung von den Qualen bekommen hat, die Jessica hat durchleiden müssen?

Kindheit, das sollte Unbeschwertheit bedeuten, Wärme, Geborgenheit, Neugier, Spiel, Spaß. Kuscheln, erleben, ertasten, fühlen, hören, riechen, eine Welt voller Entdeckungen. Jessica aber hat nichts davon, gar nichts. Nur Missachtung, Ängste, Isolation und Leid.

Erst als die Siebenjährige verstorben ist, haben die Eltern wieder jemanden zu ihr gelassen. Und was dort zu sehen war, dieses vollkommen ausgezehrte Kind, entzieht sich jeder Vorstellungskraft. Sie muss durch die Hölle gegangen sein. Ich bin total verbittert angesichts dessen, was das Mädchen durchlitten hat. Ihr Körper war am Ende wie zusammengeschrumpft, ihre Haut wie Papier. Arme und Beine waren dünn wie Stöcke, der Schädel über dem wie greisenhaft wirkenden Gesicht an manchen Regionen kahl. Sie war ein Kind, das sich zuletzt nur noch mühsam robbend oder kriechend fortbewegen konnte. Ein Mädchen, das sich vor Hunger die eigenen Haare ausgerissen und geschluckt hat, um die Illusion von etwas Essbarem aufrecht zu erhalten. Das zuletzt vollkommen entkräftet im Bett gelegen hat, sich vor Schmerzen krümmend. Auch in ihren letzten Stunden, wie in den Monaten und Jahren zuvor, war niemand bei ihr.

Als die Polizei die Wohnung im siebten Stock eines achtgeschossigen Wohnhauses betritt, finden die Beamten überwiegend dreckige und vermüllte Räume vor. An vielen Stellen liegen Unrat und schmutzige Kleidung. Auf dem Herd steht ein Topf mit Reis und Hühnerfrikassee – jener Mahlzeit, die Jessica laut Auskunft ihrer Mutter zuletzt bekommen hat. Allein das Wohnzimmer scheint ein Mindestmaß an Behaglichkeit zu erfüllen, mit Sitzgruppe, Couchtisch. In dem Raum liegt ein Luftballon mit der Aufschrift: Ein Herz für Kinder. Dieses Motto in dieser Wohnung wirkt wie blanker Hohn und unendlich makaber. Und dort sitzt der Kater der Familie, gesund und wohl genährt, wie der fleischgewordene Gegensatz zu der vernachlässigten Jessica. In einem Küchenschrank stehen mehrere Dosen Katzenfutter. Neben der Eingangstür hat das Tier eine Schüssel mit Katzenfressen und sein Katzenklo.

Essen, Toilette, Behaglichkeit, Nähe zu den Eltern, die die Katze versorgen: All dies hat Jessica im Gegensatz zu dem Haustier nicht. Ihr Zimmer liegt am Ende des Flures. Der Schlüssel zu dem Raum steckt von außen und ist mit einem Gummiband fixiert. Die Fenster des überwiegend kahlen und stark verschmutzten und von Schimmel befallenen Raumes sind mit lichtundurchlässiger Folie abgedunkelt und so verschraubt, dass sie sich nicht öffnen lassen. Bis auf einen Kleiderschrank, auf dem eine Kiste mit Bällen abgestellt ist, und ein Etagenbett gibt es keine Möbel.

Und was für ein Bett! Die untere Matratze besteht nur noch aus Metallfedern, darauf liegt eine nicht bezogene Bettdecke. Unterhalb des Lichtschalters fehlen Bodenfliesen. Auf dem Fußboden liegen Teppichflusen sowie Reste von Kabelbindern, unter dem Bett befinden sich einige Plastikbälle. Weiteres Spielzeug gibt es im gesamten Raum nicht. Der Teppich ist nur noch teilweise vorhanden, er wirkt wie zerrupft und ist extrem verschmutzt. Die Wände sind kahl, ohne Tapete, der Putz ist bis in 1,20 Meter Höhe abgekratzt – das ist in etwa die Höhe, die eine kriechende Jessica erreichen konnte. Wegen der auf die niedrigste Stufe eingestellten Heizung muss das Mädchen in der kalten Jahreszeit unter Auskühlung gelitten haben.

Vermutlich ist das Kind in seinem Etagenbett verstorben und dann von der Mutter in das Zimmer der Eltern gelegt worden. Dort liegt die Siebenjährige auf der Seite, auf einem grünen Handtuch in dem großen Doppelbett, wo sie besonders zierlich und mager wirkt. Dürr bis auf die Knochen, den Kopf zum Fenster gewandt, die Haare kurz und schütter, ein dünner Arm hinter dem Rücken, der andere vor dem Bauch, beide knochigen Beine leicht angewinkelt. Der gesamte Raum ist sehr schmutzig. In der Wohnung liegen Kinderschuhe, die wie neu wirken, sowie eine Kinder-Regenjacke, die ebenfalls unbenutzt scheint. Wie sollte es auch anders sein? Jessica hat vermutlich seit Jahren ihr Verlies nicht verlassen dürfen; an die frische Luft kam sie wohl nur in der frühsten Phase ihrer Kindheit.

Die Halterungen der Latzhose, die Jessica zum Zeitpunkt ihres Todes trägt, sind mit Kabelbindern fixiert. Sie trägt ein grünes T-Shirt. Auch ihr Body, den sie unter der Latzhose anhat, ist mit einem Knoten verschlossen und mit Kabelbindern festgeschnürt. Darunter trägt sie extrem verschmutzte Windeln. Schon in bekleidetem Zustand ist auch für den Laien offensichtlich, dass dieses Kind über Monate unter extremer Unterernährung gelitten haben muss, sie ist nur noch Haut und Knochen.

Bei der äußeren Leichenschau und schließlich bei der Sektion wurde offensichtlich, wie massiv die Vernachlässigung und die Mangelernährung waren. Der Körper zeigte einen extremen Grad an Austrocknung. Unterhautfettgewebe war praktisch nicht mehr vorhanden, die Wangen waren eingefallen. Die Siebenjährige zeigte darüber hinaus entsprechend ihrer extremen Lebensumstände körperliche Veränderungen. Sie litt an Osteoporose, hatte eine verkümmerte Muskulatur und Glasknochen, die brüchig waren wie bei ganz alten Menschen. Außerdem hatte das Mädchen ei-

nen extremen Vitamin-D-Mangel. Solche Knochen halten einer Belastung wie aufrechtem Gehen nicht stand. Da ihre Beine aber nicht verformt waren, ist davon auszugehen, dass Jessica sich zumindest über Monate nicht mehr aufgerichtet hat, geschweige denn gegangen ist. Sie konnte sich bestenfalls noch kriechend fortbewegen.

Was mag einige Jahre zuvor geschehen sein im Leben der Eltern? Die 36 Jahre alte Mutter hat nie einen Beruf erlernt, der 49 Jahre alte Vater, ein gelernter Maler, ist seit Längerem arbeitslos. Bis etwa Mitte 2000 haben sich beide um ihr drei Jahre zuvor geborenes Kind ganz offensichtlich angemessen gekümmert. Aus der Zeit haben sie Fotos aufgehoben, die dokumentieren, dass Jessica ausreichend ernährt war und sich altersgerecht entwickelt hat. Das Mädchen kann stehen, sitzen und wohl auch einige Schritte gehen. Sie wird in der Karre ausgefahren und hat Spielzeug, wie die Bilder zeigen.

Dann zieht die Familie in einen anderen Stadtteil um, in eine Drei-Zimmer-Wohnung. Hier beginnt Jessicas Eingesperrtsein. Die Eltern erwähnen zwar in ihrem sozialen Umfeld, ein Kind zu haben, behaupten jedoch, es sei bei der Tagesmutter. Nachbarn bekommen das Mädchen nicht zu Gesicht, auch Bekannte der Eltern sehen das Kind nie. Deshalb wird spekuliert, ob es vielleicht behindert sei oder nach einer Maßnahme der Behörden nicht mehr bei den Eltern lebt. Die Mutter und der Vater verbringen ihre Zeit vorzugsweise in Kneipen und beim Dartspielen. Ein Mann, mit dem die 36-Jährige einige Wochen lang ein Verhältnis hat, berichtet später, er habe zwar erfahren, dass sie ein Kind hat. Als er die Frau darauf angesprochen habe, sei sie ausgewichen. Sie sei „lustig drauf" gewesen und habe stolz Fotos von ihrer Katze gezeigt. Und Jessica? „Über die wollte sie nie reden."

Der Vater sorgt sogar bewusst dafür, die Fassade einer intakten Familie aufrecht zu erhalten. Während einer Aushilfsarbeit als Maler erzählt er 2004 voller Stolz von seiner Tochter und dass sie eingeschult worden sei. Er bittet auch ein paarmal darum, früher Feierabend machen zu können, angeblich um die Tochter von der Schule abzuholen. Schließlich bekommt er einen ausgemusterten Computer geschenkt, von dem er sagt, er wolle ihn für Jessica nutzen.

Das Mädchen hat zu diesem Zeitpunkt schon seit Jahren die Wohnung nicht mehr verlassen. Auch als sie am 1. August 2004 schulpflichtig wird, gelingt es den Eltern, ihr Kind weiterhin zu isolieren und einzusperren. Zwar bekommen sie einen Brief der Schule mit der Aufforderung, Jessica zum Unterricht anzumelden. Als sie dies nicht tun und auch auf mehrere weitere Schreiben nicht reagieren, meldet der Schulleiter dies der Schulbehörde. Staatliche Mitarbeiter klingeln an drei unterschiedlichen Tagen an der Wohnung, ohne dass die Eltern öffnen. Hinterlegte Briefe beantworten Mutter und Vater nicht. Die Schulbehörde verhängt schließlich ein Bußgeld in Höhe von 60 Euro wegen einer Schulpflichtverletzung. Auch die Bußgeldforderung ignorieren die Eltern. Danach stellen die Behörden ihre Bemühungen komplett ein, weil davon ausgegangen wird, dass die Familie fortgezogen ist.

Jessica ist nun vollständig aus jeglichem sozialen Umfeld entfernt, gleichsam unsichtbar. Sie wird vernachlässigt, ist in ihrem Zimmer eingesperrt, ist immer wieder über längere Zeit ohne Nahrung und ohne Flüssigkeit, ohne sich angemessen bewegen zu können. Sie muss sich ohne frische Luft über lange Phasen in einem viel zu kalten Raum aufhalten. Und abgesehen von den Momenten, in denen die Tür geöffnet wird, ist Jessica in weitestgehender Finsternis gefangen, wie es aus ganz schlimmen Folterszenarien beschrieben wird. Sie ist auch ohne jede Ansprache, Beschäftigung und ohne menschliche Beziehungen, ganz zu schweigen von Zuwendung und Zärtlichkeit. Ihre Eltern verbringen ihre Zeit lieber bei Bekannten oder in der Spielhalle. Es liegt auf der Hand, dass Kinder, die derartig isoliert sind, sich nicht einmal ansatzweise altersgerecht entwickeln können. Im Gegenteil: Sie entwickeln sich zurück, ihr Sprachvermögen lässt nach. Neben Jessicas seelischen Leiden werden ihre körperlichen Qualen immer schlimmer, durch Entkräftung, dauerhaften Hunger und Durst. Das muss mindestens über Monate so gegangen sein, schon lange bevor das Mädchen starb.

Gegen die Eltern der Siebenjährigen wird Anklage erhoben, der Prozess beginnt im November 2005 vor dem Hamburger Schwurgericht. Die Staatsanwaltschaft wirft der Mutter und dem Vater Mord durch Unterlassen vor sowie Misshandlung von Schutzbefohlenen. In der Anklage heißt es unter anderem, Jessica sei so sehr vernachlässigt worden, dass sie an Kleinwuchs litt. Die Eltern hätten den Tod nicht nur in Kauf genommen, sondern auch noch etwas unternommen, um ihn herbeizuführen. Der Vater habe in Jessicas Zimmer ein Stromkabel installiert. „Sie erwarteten, dass sie den Draht berühren und an einem Stromschlag sterben wird." Ein Sachverständiger sagt dazu, es habe einen Draht gegeben, der die Netzspannung von 220 Volt hatte. „Sinn machte er nicht. Er war menschengefährdend. Das war meiner Meinung nach eine absichtlich konstruierte Stromfalle. Ein siebenjähriges Mädchen hätte geringe Chancen gehabt, einen solchen Stromschlag zu überleben."

Im Gerichtsverfahren wollen die Angeklagten von einer derartigen absichtlichen Konstruktion nichts wissen.

Zum Prozessauftakt kommt die Angeklagte in den Gerichtssaal gehuscht, die Kapuze ihres Shirts tief ins Gesicht gezogen. Ihren Mann blickt die Angeklagte nicht an. Denn dazu müsste sie den Kopf wenden, und das Publikum würde ihre Miene erspähen. Ist es Scham, die sie gleichsam in Deckung treibt? Bleich sieht die Mutter aus, ein wenig füllig das Gesicht, sie schluchzt. Die Nägel wirken abgekaut, ihre Hände hält sie verschränkt. Ob sie je ihrer Tochter damit über den Kopf gestreichelt hat? Zumindest früher, in den ersten Jahren? Mit Anfang zwanzig bekam die Hamburgerin ihr erstes Kind, danach zwei weitere. Ihr damaliger Partner berichtet, sie habe schon seinerzeit die Kinder als Last empfunden und sich kaum um sie gekümmert. Die Jungen und Mädchen wachsen bei ihrem früheren Lebensgefährten auf.

Jessicas Vater, ein schmächtiger Mann, der die grauen schütteren Haare zum Zopf gebunden hat, blickt ins Leere. Ein Gesicht, ausdruckslos, anscheinend geprägt von lebenslangem Desinteresse. Ein Psychiater hat dem wegen Betruges und Körperverletzung vorbestraften Mann eine „wenig durchsetzungsfähige Persönlichkeit" bescheinigt. Er sei gefühlsmäßig verarmt, wozu auch sein jahrelanger Alkoholmissbrauch beigetragen habe, gleichwohl aber voll schuldfähig. Im Prozess macht der Angeklagte keine Aussage. Seine Verteidigerin sagt: „Er schafft es schlichtweg nicht." Bei einer polizeilichen Vernehmung hat Jessicas Vater noch erzählt, er habe seine Tochter „Ende 2004 oder Anfang 2005 zuletzt gesehen". Ihm sei aufgefallen, dass sie dünn war. Er hätte sich „mehr kümmern müssen. Wir haben beide gleich Schuld." Das Letzte, was er von Jessica gehört hat: „Sie hat etwas gemeckert. Aber ich bin nicht hingegangen."

Seine Tochter sei ihm „nicht völlig egal“ gewesen. Ein Kripobeamter erzählt als Zeuge im Prozess, der 49-Jährige sei bei der Vernehmung sehr ruhig gewesen. Ein einziges Mal habe er Gefühlsregung gezeigt: „Als es hieß, seine Katze müsse ins Tierheim. Da wirkte er betroffen.“ Jessicas Mutter indes macht eine Aussage. Sie wirkt fahrig, sie spricht leise. Ihren Vater habe sie nicht gekannt, erzählt sie, ihr Großonkel habe sie missbraucht. Er sei es auch gewesen, der meinte, Kinder wären „wie Unkraut. Die finden selber was zu essen. Ansonsten stören sie nur.“ Ob es etwas gegeben habe, das in ihrer Kindheit am schönsten war, fragt der Vorsitzende Richter. Die Antwort lautet – nein.

Die Angeklagte erzählt, dass Jessica kein Wunschkind gewesen ist. Zunächst hat sich das Mädchen ziemlich normal entwickelt, es konnte laufen und sprechen. Zu Anfang ging sie auch mal mit ihr raus. Aber später habe ihre Tochter sich „quergestellt, mal am Türrahmen festgehalten“. Der Richter fragt nach Kater Rudi, der ja wohl im Leben der Angeklagten eine wichtige Rolle gespielt hätte? „Ja, auch Jessica hat mit ihm gespielt. Sie hatte auch Stofftiere“, sagt die 36-Jährige. Die habe sie aber weggeräumt, weil ihre Tochter „alles kaputt gemacht hat. Den Teppich hat sie auch kaputt gemacht, auch in anderen Zimmern.“ Auf die Idee, dass die Siebenjährige den Bodenbelag aus Verzweiflung und maßlosem Hunger zerrupft haben könnte, kommt die Mutter nicht. Auch dass Jessica kein Spielzeug hatte, die Bälle unerreichbar auf dem Schrank oder unter dem Bett lagen, scheint die Frau in Ordnung zu finden. „Noch drei Tage, bevor das passiert ist, hat sie nach einem Ball geangelt.“ Da ist sie wieder, die Formulierung: „Bevor das passiert ist.“

Dabei müssen die Eltern bemerkt haben, wie massiv ihre Tochter unterernährt und dass sie zuletzt vom Tode bedroht war. Und doch beharrt die Angeklagte darauf, sie habe Jessica „immer etwas zu essen gegeben, aber sie wollte nicht mehr. Trinken hat sie total verweigert.“ Über den Moment, als sie Jessica fand, sagt sie: „Ich bin da reingegangen, habe die Decke hochgehoben. Da habe ich es gesehen. Ich weiß nicht, was ich da gedacht habe.“ Der Vorsitzende fragt die Angeklagte, was sie in Bezug auf ihre Tochter falsch gemacht habe? „Alles!“

Und damit verursachten die Eltern jahrelanges Leiden. Ohne jegliche mitmenschliche Beziehung, mit sehr seltenen Gaben von Essen und Trinken ließen sie ihre Tochter dahinvegetieren. Die Röntgenbilder von Jessica bei der Obduktion zeigten eine maximale Kalksalzminderung des Knochens im Sinne von Osteoporose. Zudem litt das Mädchen an Rachitis. Dem liegt ein Vitamin-D-Mangel zugrunde, einerseits wegen zu geringer Zufuhr über Nahrung, darüber hinaus konnte der Körper kein Vitamin D bilden, weil Jessica über Jahre nicht ins Freie kam und kein Sonnenlicht erlebte. Mit einer Messung der Harnstoffkonzentration wurde der Grad der Austrocknung nachgewiesen, die extrem war. Wegen des Darniederliegens des Stoffwechsels kam die Darmbewegung vollkommen zum Erliegen. Der Darm war mit altem Kot beladen und verschlossen. Wir maßen 870 Gramm Kot, das war fast ein Zehntel ihres ohnehin schon viel zu niedrigen Gewichts von 9,6 Kilogramm. Das Makabere ist: Jessica ist an ihrer letzten Mahlzeit verstorben. Ausgehungert, wie sie war, hat sie das Essen heruntergeschlungen. Es gelangte in den Magen, konnte aber dort wegen des mit Kotsteinen verstopften Darms nicht weitertransportiert werden. Das Mädchen erbrach sich, die Speisereste gerieten in Lunge und Bronchien. Jessica erstickte.

Wenn ich meiner Fantasie nachhänge, stelle ich mir vor, dass der Mutter bewusst war, dass sie ein sterbendes Kind vor sich hatte und dass sie ihm in einer Kompensationshandlung eine üppige Mahlzeit gab. Mit dieser Henkersmahlzeit hat sie das Kind getötet. In diesem Fall war also die letzte Mahlzeit nicht etwa eine letzte gute Tat, sondern gewissermaßen der Nagel zum Sarg.

Die Vorstellung, dass die Katze gut genährt war und für das Kind nichts bereitstand, hat mich wütend gemacht.

Ich habe als Rechtsmediziner viele Fälle von Vernachlässigung untersucht bis hin zum Verhungern, aber einen solchen Fall habe ich vorher und hinterher nie mehr gesehen. Die Bilder erinnern an die schlimmsten Bilder aus Konzentrationslagern und an hungernde Kinder in Afrika, sogar schlimmer noch. So hat es damals auch Michael Tsokos ausgedrückt, der als einer der Obduzenten und im Prozess als Sachverständiger tätig war.

„Um ähnliche Befunde zu finden", sagt Tsokos vor Gericht, „musste ich bis ins Warschauer Ghetto zurückgehen."

Die Organe des Mädchens verfügten nur noch über zehn bis 60 Prozent ihres normalen Gewichts, das Kind war praktisch auf Verhungern programmiert. Ihr Skelettzustand ist der einer Dreijährigen. Jessicas Größe von 105 Zentimetern und ihr Gewicht von – abzüglich der Kotsteine – 8,7 Kilogramm bei einem Alter von sieben Jahren bedeutet den höchsten Schweregrad der Unterernährung. Das zu erwartende Körpergewicht bei einem Mädchen von dieser Größe wäre 17,1 Kilogramm, ihre Körpermaße entsprechen 84,7 Prozent der normalen Größe einer Siebenjährigen. Normalerweise sind Mädchen dieses Alters zwischen 114 und 133 Zentimeter groß und wiegen zwischen 17 und 30 Kilo. Daraus lässt sich eine massive, über mehrere Jahre dauernde chronische Unter- beziehungsweise Mangelernährung ablesen. Die an manchen Kopfpartien ausgerissenen Haare könnten damit erklärt werden, dass Jessica sie sich ausriss, um sie zu essen. Dies ist eine häufige Beobachtung bei verhungernden Menschen, vor allem bei Kindern.

Jessica litt unter diversen schmerzhaften Erkrankungen, unter anderem einer Harnwegsinfektion sowie einer Entzündung der rechten Niere, die heftige Krämpfe verursachte. Darüber hinaus haben die Kotsteine im Darm und die daraus resultierende höchstgradige Verstopfung vermutlich zu schwersten, krampfartigen Schmerzen geführt, wohl mehrere Tage lang. Oft ist es bei Verhungernden so, dass sie sich am Ende in einem deliranten oder komatösen Zustand befinden. Das war bei Jessica nicht so. Schließlich hat sie kurz vor ihrem Tod noch eine Mahlzeit aufnehmen können. Das zeigt, dass ihr Gehirn bis zuletzt nicht völlig vom Leidensmodus auf ein apathisches Dahinvegetieren umgeschaltet hat. Sie hat bis zum Schluss furchtbar gelitten. Die Eltern müssen mitbekommen haben, wie quälend alles für ihre Tochter war. Es war brutalste Vernachlässigung.

Gerade in Fällen, in denen schutzlose Kinder die Opfer sind, und insbesondere bei einer derartigen, sehr lange andauernden Leidenszeit kochen die Emotionen bei vielen Beobachtern hoch. Das ist nur zu verständlich. Doch ich weiß, dass auch extreme Leiden von Kindern, verursacht von überforderten oder auch gleichgültigen oder sogar mitleidlosen Eltern, kein Einzelfall sind. Die Arbeit des Rechtsmediziners muss sich darauf beschränken, exakt und besonders sorgfältig alle Befunde und Folgen des Mangels und der Vernachlässigung zu dokumentieren und sie objektiv für das Gericht darzustellen.

Am Ende der Beweisaufnahme fordert der Staatsanwalt eine Verurteilung wegen Mordes: Die Angeklagten hätten gewusst, sagt er, „dass es zum Äußersten kommt. Sie haben sich damit abgefunden und es in gewisser

Weise auch gewollt." Eltern seien für ein Kind „Schutzfiguren. Sie sind das Gesetz. Und von diesen Schutzfiguren hat Jessica nur Ablehnung erfahren. Sie war hilflos und ohnmächtig den Schikanen ihrer Mutter ausgeliefert. Und sie lebte in ständiger Angst." Für die Mutter seien Kinder „Störfaktoren und Aggressoren, die ihre heile Welt bedrohen. Ihr Umgang mit Jessica war von Hass und von Rachegefühlen geleitet." Das Kind sei getötet worden „durch die Gleichgültigkeit des Vaters" und die „Unbarmherzigkeit der Mutter".

So sieht es auch das Gericht, das für beide Angeklagten eine lebenslange Freiheitsstrafe verhängt. Nicht zuletzt sind auch die Erkenntnisse aus der Rechtsmedizin maßgeblich dafür, dass Jessicas Tod als „grausam" eingeschätzt wird, ein für die Qualifizierung der Tat als Mord entscheidendes Merkmal. Der Vorsitzende Richter sagt in der mündlichen Urteilsbegründung: „Eine Handlung wie diese übersteigt die Vorstellungskraft." Das Geschehene sei furchtbar und grausam. „Die Katze bekam zu fressen, Jessica musste hungern. Die Katze konnte sich frei bewegen. Jessica war in einem modrigen Zimmer eingeschlossen." Der Raum sei „wie ein Gefängnis gewesen, das Jessica nicht verlassen sollte und konnte". Beide Angeklagten hätten gewusst, dass ihre Tochter nach dauerhafter grober Vernachlässigung und unzureichender Versorgung sterben würde. „Es war ein schleichender Prozess, der zum Tode von Jessica führte. Die Angeklagten erkannten dies und haben es billigend in Kauf genommen." Lieber hätten sie Zeit für ihre Vergnügungen haben wollen. Zusätzlich zu der körperlichen Vernachlässigung des Opfers sei mehr und mehr die seelische Qual für das Kind gekommen, sagt der Richter. Es handele sich auch um seelische Folter. „Eine solche Tat macht auch ein Schwurgericht ratlos“, sagt der Vorsitzende Richter. Jessicas Eltern haben nach Überzeugung des Gerichts „aus mitleidloser, gefühlloser und böswilliger Gesinnung gehandelt, weil sie ihr Leben bei Bekannten und beim Darts leben wollten.“

Der Fall Jessica hat auch politische Folgen: Schon einen Monat nach dem Tod der Siebenjährigen setzt die Hamburgische Bürgerschaft den Sonderausschuss „Vernachlässigte Kinder“ ein. Wenige Wochen später führt die Hansestadt den sogenannten „Schulzwang“ ein, der Behördenvertreter berechtigt, mit einem richterlichen Durchsuchungsbeschluss Wohnungen zu betreten, um schulpflichtige Kinder dem täglichen Schulunterricht zu übergeben. Im September desselben Jahres gibt der Senat sein Programm „Hamburg schützt seine Kinder“ bekannt. Es sieht unter anderem ein Zentralregister aller schulpflichtigen Kinder und den Einsatz der Staatsanwaltschaft zur Klärung der Lebensumstände von Kindern vor. Zudem wird unter anderem der Etat für Familienhilfe und -förderung erhöht. Auf Bundesebene wird 2008 das Gesetz zur Erleichterung familiengerichtlicher Maßnahmen erlassen, damit werden den Familiengerichten zusätzliche Maßnahmen zum Schutz gefährdeter Kinder und Jugendlicher ermöglicht. Das Gesetz ist eine unmittelbare Antwort auf den Mordfall Jessica und andere Fälle von Kindesmisshandlung.

Unsere Antwort vonseiten der Rechtsmedizin ist die Initiierung und Unterstützung von Kinderschutzgruppen an allen Hamburger Krankenhäusern, insbesondere natürlich auch am Universitätsklinikum Eppendorf. Hier haben wir ein Kinderkompetenzzentrum eingerichtet, in dem alle Institute und Kliniken eng zusammenarbeiten, die sich mit Kindern und Kinderkrankheiten beschäftigen, zum Beispiel die Kinderklinik, die Kinderradiologie, die Frauenklinik, die Unfallchirurgie, die Kinder- und Jugendpsychiatrie und die Rechtsmedizin. Die Rechtsmediziner haben hier die organisatorische Leitung übernommen. Hier gibt es spezielle Ambulanzräume, um die Kinder zu untersuchen, rund um die Uhr, 365 Tage im Jahr. Diese Ambulanz steht für die Betroffenen stets offen, egal von wem die Kinder gebracht werden. Ein niedrigschwelliger Zugang. Wir untersuchen hier nur zehn bis zwanzig Prozent der Kinder auf Veranlassung der Polizei beziehungsweise im Zusammenhang mit einer Anzeige bei der Polizei.

Aber diese Anstrengung nützt natürlich gar nichts, wenn das Kind versteckt wird, wenn es nie von anderen gesehen wird, die Verdacht schöpfen können und Hilfe holen beziehungsweise das Kind bei uns vorstellen. Bei Jessica haben alle sozialen Sicherungen versagt. Vieles ist seit ihrem grausamen Tod besser geworden, aber noch lange nicht gut genug. Noch immer sterben Kinder durch Vernachlässigung oder Gewalt, die ihnen in der eigenen Familie widerfährt. Es gibt auch in Hamburg in der Zeit danach mehrere tragische Fälle. Die Gesellschaft muss genauer hinsehen, die Menschen müssen sich besser kümmern.

Somatogramme, Perzentilen

Die Opfer von Kindesvernachlässigung sind zu einem hohen Prozentsatz Säuglinge und Kleinkinder. Bei der Untersuchung der Kinder ist die Dystrophie beziehungsweise Atrophie das Kardinalsymptom. Es verschwinden die altersgemäßen rundlichen Körperformen bei Säuglingen, stattdessen treten die Rippen und andere Knochen stark hervor. Der Wangenfettpfropf wird erst relativ spät reduziert; kommt es auch hier zum Fettgewebsschwund, entsteht das sogenannte „Greisengesicht" mit dem auffällig groß erscheinenden Mund, dem prominenten Jochbein und den zurückliegenden Augen. Das Ausmaß der Dystrophie lässt sich am besten durch Messung des Körpergewichts und der Körperlänge bestimmen.

Die Weltgesundheitsorganisation (WHO) gibt Evidenzen und Leitlinien heraus, wie Kinder auf der ganzen Welt wachsen und gedeihen sollten. Natürlich existieren gewisse individuelle Differenzen, aber über unterschiedliche Bevölkerungen und Regionen betrachtet, ist das mittlere Wachstum bemerkenswert ähnlich. Beispielsweise machen kleine Kinder aus Indien, Norwegen und Brasilien ganz ähnliche Entwicklungen in ihrer frühen Lebensphase durch. Genetik und Ethnizität spielen hier keine größere Rolle, sondern nur die Fütterung/Ernährung und spezielle Umgebungsbedingungen. Die allgemein gültigen Standards, die Eltern, Ärzte und auch polizeiliche Ermittler kennen sollten, werden in sogenannten Perzentilen für das Wachstum, die Gewichtsentwicklung und zum Beispiel auch den Kopfumfang wiedergegeben.

Zum praktischen Vergleich mit der altersgemäßen Entwicklung sind Somatogramme mit bestimmten Perzentilenzahlen besonders geeignet. Das Körpergewicht ist bei Vernachlässigung relativ stärker reduziert als das Längenwachstum, welches erst bei schwerer Atrophie ganz aufhört.

Verhungern und Trichotillomanie

Immer wieder ereignen sich bedrückende Fälle von Kindesvernachlässigung. Wenn hierbei Kinder verhungern, findet man neben starker Verschmutzung und Unterernährung (mit Greisengesicht, Tabaksbeutelgesäß) zum Beispiel auch einen spärlichen Haarwuchs oder ein Ausreißen von Haaren.

Die zweijährige Natascha wurde in ihrem Kinderbett in der Wohnung der Mutter im Zustand fortgeschrittener Verwesung aufgefunden. Die 19-jährige Mutter hatte das Kind vier Wochen lang unversorgt zu Hause alleine gelassen. Das kleine Mädchen war in einem Bett mit einem hohen Holzgitter eingesperrt. Bei der gerichtlichen Sektion fanden sich im Dickdarm Kotballen, an denen Fasern und Haare hafteten. Beim Vergleich der Spurenhaare, die aus den Kotballen sichergestellt wurden, mit den Haaren des Kindes zeigte sich in allen wichtigen mikromorphologischen Charakteristika eine Übereinstimmung.

Von verhungernden Kindern ist bekannt, dass sie sich Haare ausreißen und andere nicht essbare Dinge, zum Beispiel Teppichreste, in den Mund stecken, um das Verlangen zu kauen zu vermindern.

Ähnliches beobachtet man bei der sogenannten Trichotillomanie. Hier kommt es ebenfalls zu einem Ausreißen und einem Verschlucken von Kopfhaaren. Ursache ist eine gestörte Impulskontrolle bei den Erkrankten, die beim Ausreißen der Haare eine Erleichterung verspüren.

Durch das Verschlucken kann es zur Ausbildung sogenannter Trichobezoare kommen. Dies sind große Haarkonvolute im Magen-Darm-Trakt, die gelegentlich eine chirurgische Entfernung erforderlich machen.

Die Zeitdauer bis zum Verhungern ist variabel und hängt von Faktoren wie etwa dem Alter, dem Ernährungszustand, der Flüssigkeitszufuhr sowie der Umgebungstemperatur ab. Bei vollständigem Entzug geht man davon aus, dass der Tod bei Erwachsenen in etwa acht bis 21 Tagen eintritt, bei Kindern ist von einer kürzeren Dauer auszugehen, ohne Flüssigkeitszufuhr etwa fünf bis sieben Tage.

Endstation Schredder

Plötzlich ist da dieses merkwürdige Geräusch, eine Art Knirschen, ein Bersten, ein Schleifen, das eindeutig nicht hierhergehört. Etwas hakt. Das Hochleistungs-Mahlwerk wird angehalten und gewartet, schließlich läuft die gigantische Apparatur wieder rund. Ein gefräßiges Ungetüm ist sie, unersättlich, ruhelos. Ohne Pause verschlingt die Schreddermaschine alles, was ihr zwischen die rotierenden Messer kommt, und zerhäckselt es in kleine Stücke. Sie macht keinen Unterschied zwischen Abfall und Verwertbarem, zwischen Kunststoff – und Lebendigem.

Natürlich gibt es umfangreiche Sicherheitsvorkehrungen, die jeder Mitarbeiter dieses Recyclingunternehmens, in dem Kunststoffabfälle aufbereitet und zu Granulat verarbeitet werden, kennt. Und natürlich kennt sie auch der Mechaniker, der seit gut zwanzig Jahren in diesem Betrieb beschäftigt ist, ein zuverlässiger und erfahrener Kollege. Man wundert sich nicht an diesem Januarvormittag, dass der 61-Jährige das Förderband zur Schredderanlage abgeschaltet hat und auf Nachfrage meinte, er müsse etwas nachprüfen. Doch einige Zeit später fällt auf, dass dieser Mitarbeiter nicht mehr auf dem Gelände ist. Er ist unauffindbar.

Wo kann er bloß sein? Nun erinnert sich sein Kollege an dieses ungewöhnliche Geräusch, das er wenige Stunden zuvor aus der Schredderanlage gehört hat, dieser kraftstrotzenden Maschine mit einer Leistung von 220 000 Watt und rotierenden Messern, die sich 1500 Mal pro Minute drehen, um Kunststoffe zu zermalmen. Am Morgen hat der Mitarbeiter sich nichts weiter dabei gedacht, als die Apparatur, dem Lärm nach zu urteilen, offensichtlich unter Last arbeitete – und er in den Sieben des Mahlwerks breiige, blutige Gewebereste entdeckte. Er hatte geglaubt, eine Ratte könnte in den Schredder gefallen sein, woraufhin er die Maschine mit Druckluft hatte reinigen lassen. Die ausgespülten Reste sind in einer Metallwanne gesammelt worden. Eine jetzt angeordnete Überprüfung stellt klar: Für die Überbleibsel eines kleinen Tiers ist die Menge an Gewebe entschieden zu groß. War es also ein größeres Lebewesen? Womöglich ein Mensch?

Damit entstand der Verdacht, dass der vermisste Mechaniker in die Schreddermaschine geraten sein könnte. Suizid oder Unfall? Vielleicht sogar ein heimtückischer Mord, begangen von einem skrupellosen Täter, der sich zunutze machen will, dass von dem Opfer in der riesigen Apparatur kaum Spuren übrig bleiben? Ein Verbrechen ohne Leiche ist ungleich schwieriger aufzuklären, als wenn der Tote gefunden wird. An einem Leichnam können wir oftmals Spuren sichern, wir finden Verletzungen, die Hinweise auf die Tatwaffe und dann vielleicht auch auf den Täter geben. Wie heftig hat er zugeschlagen oder zugestochen, war er kräftig oder eher zart gebaut, Rechts- oder Linkshänder, kam der Angriff von vorn, oder hat sich der Mörder von hinten angeschlichen, auf leisen Sohlen? Gibt es Kampfspuren, Abwehrverletzungen?

Viele Verbrecher wissen um die verräterischen Spuren, die es zu vermeiden gilt. Deshalb haben wir es bei manchen Tötungsdelikten mit der sogenannten defensiven Leichenzerstückelung zu tun. Dabei handelt es sich um eine besondere Form der Beseitigung eines Toten. In einem solchen Fall wird ein Leichnam zerteilt mit der Absicht, ihn besser vom Tatort zu entfernen und anderswo verbergen oder auch gänzlich beseitigen zu können. Oft ist auch beabsichtigt, den Toten unkenntlich zu machen beziehungsweise seine Identifizierung zu verhindern. Und ein Toter, zerlegt in winzige Stückchen? Da bleibt kaum die Möglichkeit, schlüssige Hinweise zu bekommen.

Der Mechaniker bleibt verschwunden. Und tatsächlich ist es ein bisschen so, als hätte sich ein riesiger Schlund aufgetan und sich den Mann einverleibt. Auf dem Firmengelände bleiben sein Auto, seine Kleidung, sein Portemonnaie und persönliche Papiere wie der Führerschein zurück. Alles wird in dem geöffneten Spind des 61-Jährigen gefunden, der immer zuverlässig seine Stempelkarte abgestempelt und seinen Spind mit einem Schloss gesichert hat.

Polizei und Rechtsmedizin werden eingeschaltet. Das Gelände wird nochmals gründlich untersucht, auch ein Spürhund kommt zum Einsatz. Dieser will sich nicht aus der Halle mit dem Schredder entfernen – ein sicheres Indiz dafür, dass eine weitere Inspektion des Geländes außerhalb der Halle wenig Sinn machen würde.

Die rotbraune Masse, die beim Reinigen aus der Schreddermaschine herausgespült worden ist, durchgängig mit weiß-rot-grauen Kunststoffsplittern vermengt, wird nun asserviert. Der riesige Auffangbeutel, in dem sich üblicherweise das zerhäckselte Granulat sammelt, ist mit Gewebe durchsetzt. Er wird aufgeschnitten, die Masse geborgen. Alles wird in einen Leichenbergesack verbracht und ins Institut für Rechtsmedizin transportiert. Ein Experte führt noch auf dem Industriegelände an drei unterschiedlichen Punkten der Anlage eine Gewebeuntersuchung mittels Schnelltest auf menschliches Blut und Eiweiß durch. Alle drei Tests fallen, wie befürchtet, positiv aus.

Ganz in der Nähe des Spinds des Vermissten steht noch dessen Rucksack mit seinem privaten Schlüsselbund – und der Brotdose, gefüllt für einen langen Arbeitstag. Auch seine Lesebrille wird gefunden. Plötzlich klingelt ein Handy. Es ist das Mobiltelefon des Mechanikers. Am Apparat ist die Ehefrau des 61-Jährigen, die vollkommen aufgelöst erzählt, dass sie nicht weiß, wo ihr Mann steckt. Er habe sich in letzter Zeit merkwürdig benommen, es gebe familiäre Probleme. Sie fragt, ob ihr Partner sich etwas angetan habe? Damit erscheint die Möglichkeit, er könnte Suizid begangen haben, wahrscheinlicher.

Die Methoden, sich selbst umzubringen, sind mannigfaltig. Im rechtsmedizinischen Alltag stößt man zuweilen auf die besondere Gruppe der berufsbezogenen Suizide. Auch hier gilt: Es gibt nichts, was es nicht gibt. Da wäre zum Beispiel der Polizeibeamte, der sich mit der Dienstpistole in den Kopf schießt. Ich selber hatte mit dem Fall eines Hamburger Kriminalbeamten zu tun, der sich auf diese Weise im Stadtpark erschoss, weil er an einer metastasierenden Krebserkrankung litt. Da ist etwa auch der Elektriker, der sich abisolierte Stromkabel um die Handgelenke wickelt und einen Stromstoß durch den Körper jagt. Und ich erinnere mich an den Schlachter, der einen Tiertötungsapparat gegen sich selbst gerichtet hat. Normalerweise werden damit Schweine vor dem Schlachten betäubt. Er hatte den Apparat so am Kopf angesetzt, dass der Metallbolzen eindrang und tödliche Verletzungen verursachte. Und nun also ein Mechaniker, der sich in einer Recyclinganlage in den Hochleistungs-Schredder stürzt?

Die Rechtsmedizin ist eine exakte Wissenschaft, die sich auf Befunde stützt, Spekulationen helfen nicht weiter. Üblich wären in einem Todesfall zunächst die äußere Leichenschau und dann die Obduktion. Aber was soll man in diesem Fall sezieren, wo kaum noch etwas übrig ist? Die Daten, die die Forensiker erheben können, sind dürftig. Sie reduzieren sich auf zwei Ziffern – und viele Fragezeichen. Alter: 61, Körpergewicht: 17,8 Kilogramm. Körperlänge: nicht mehr messbar. Makroskopisch ist kein Bestandteil der gehäckselten, mit Kunststoffteilen durchsetzten Masse einem Menschen zuzuordnen.

Aber da ist ja das Ergebnis der Schnelltests, aus denen hervorging, dass es sich bei den feinst-zerhackten biologischen Partikeln zwischen den Kunststoffsplittern um menschliches Blut und Gewebe handelt. Für die Identifizierung von Verstorbenen ist neben dem Abgleich individueller Merkmale wie Narben, Tätowierungen, Zahnstatus und Fingerabdrücken der DNA-Abgleich die beste Lösung. Hierbei ergeben sich jedoch oft Schwierigkeiten, wenn nicht genügend Material vorhanden ist, dieses zu stark degradiert ist oder die Proben durch Fremdstoffe verunreinigt sind. Das könnte zum Beispiel der Fall sein, wenn sie Lösungsmitteln, Chemikalien oder toxischen Substanzen ausgesetzt waren. Auch Proben, die mehrere verschiedene menschliche Profile ausweisen, zum Beispiel bei Massentötungen in Kriegsgebieten oder bei Flugzeugabstürzen, erschweren die sichere Zuordnung der DNA-Merkmale und somit die Identifizierung des Einzelnen.

In diesem speziellen Fall stellte sich die molekulargenetische Untersuchung der Proben als relativ unproblematisch heraus. Sie wurden eindeutig als die des 61-Jährigen identifiziert. Zum Vergleich hatten wir mittlerweile den Rasierapparat und die Zahnbürste des Vermissten bekommen. Und das Gewebe selber war frisch genug, Fremdgewebe war nicht zu erwarten, und die untergemischten Plastikteile störten das Erstellen des DNA-Profils nicht. Rückschlüsse auf initial beigebrachte Verletzungen oder den genauen Geschehensablauf können bei derart gelagerten Fällen natürlich nicht mehr gezogen werden. Nur die Möglichkeit toxikologischer Untersuchungen war noch gegeben; hier verliefen sämtliche Untersuchungen negativ.

Die Polizei befragt unterdessen weitere Zeugen. Kollegen erinnern sich nun, dass ihnen der ohnehin als verschlossen geltende Mann am Morgen vor seinem Verschwinden ganz besonders schweigsam vorkam. Und niemand kann sich erklären, was der Mechaniker konkret an der Schredderanlage habe nachsehen wollen. Das Häckselwerk befindet sich in gut fünf Meter Höhe und wird mittels eines Förderbands mit Kunststoffresten befüllt. Die dort zerkleinerten Teile werden wiederum über ein Laufband zu dem Trichter des zweiten Schredders mit dem Hochleistung-Mahlwerk transportiert. Wer hier herauf will, müsste also eine aufwendige Kletter- und Krabbelleistung vollbringen – oder er bräuchte eine lange, stabile Leiter. Zudem befindet sich vor dem Trichter eine Sicherungsabdeckung, die es einer Person erheblich erschweren würde, vom Laufband zum Trichter zu gelangen.

Doch unmöglich ist es für einen zu allem Entschlossenen offenbar nicht. Ein Fachmann berichtet, dass das Mahlwerk auch problemlos Metall verarbeiten könne. So wäre es auch möglich, dass die Sicherheitsschuhe, die der Vermisste sehr wahrscheinlich getragen hat, mit zermah-

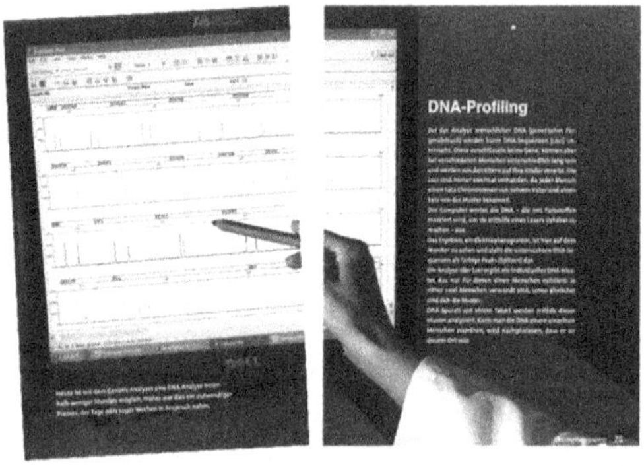

Ausdruck einer DNA-Analyse.
Zwei jeweils nah beieinander liegende Peaks (Spitzen) repräsentieren die beiden DNA-Stränge.

len worden sein könnten. An dem über dem Förderband angebrachten Metalldetektor und an seitlichen Holmen im oberen Bereich des Förderbands werden frische Griffspuren in der Staubschicht entdeckt, vermutlich hat sich hier jemand an den Metallstangen hochgezogen. Die Ehefrau des Mechanikers, die die Polizisten zu Hause aufsuchen, berichtet unter Tränen, ihr Mann habe schon seit Längerem unter depressiver Verstimmung gelitten und habe auch mal geäußert, er wolle sich umbringen.

Die Ermittlungen der Kriminalpolizei ergeben schließlich, dass der 61-Jährige vermutlich das zum Schredder führende Förderband ausgeschaltet hat, zu ihm hochgeklettert und dann auf dem Förderband zum Einfülltrichter gekrochen ist. Wischspuren zeigen, dass er den auf dem Band montierten Metalldetektor überklettert haben muss. Hinweise, dass ein weiterer Mensch an diesem Geschehen beteiligt gewesen sein könnte, ergeben sich nicht. Die Ermittler kommen anhand dieser Befunde zu dem Schluss, dass der 61-Jährige mit hoher Wahrscheinlichkeit Suizid begangen hat, indem er sich in die rotierenden Messer der Schreddermaschine fallen ließ.

Selbsttötung ist in der Rechtsmedizin ein leider recht häufig vorkommendes Phänomen. Natürlich kennen wir überwiegend Fälle, in denen sich Menschen beispielsweise mit Tabletten umbringen oder sich erhängen. Stets gilt es aber kritisch zu prüfen, ob eine Tat, die auf den ersten Blick wie ein Suizid aussieht, auch wirklich einer ist. Es kann unterschiedliche Verdachtsmomente geben, die eine Selbsttötung als extrem unwahrscheinlich erscheinen oder zumindest Zweifel aufkommen lassen. Nicht jeder Tote, dessen Hand eine Pistole umschlossen hält, hat sich unbedingt selber erschossen. Nicht jeder Erhängte hat sich freiwillig die Schlinge um den Hals gelegt. Man muss sich immer den Tatort und alle Spuren ganz genau und kritisch ansehen. Spurenkundliche Untersuchungen können aufzeigen, ob ein Suizident das Strangwerkzeug selbst verknotet hat, ob sich Fingerabdrücke auf der eingesetzten Waffe befinden, ob sich eventuell Schmauch an der Schusshand nachweisen lässt. Chemisch-toxikologische Untersuchungen können den eventuellen Einsatz von Drogen, Schlafmitteln oder K.-o.-Tropfen abklären. Ob und wann der vorgefundene Abschiedsbrief vom Toten selbst geschrieben wurde, ist von einem Schriftsachverständigen zu prüfen.

Im Fall des Mechanikers kann man darüber grübeln, warum der Mann diese entsetzliche Methode mit dem Sturz in den Schredder gewählt hat, die von ihm kaum etwas üb-

rig ließ. Ob es vielleicht der Wunsch war, sich tatsächlich zu vernichten, oder ob er schlicht eine Gelegenheit ergriffen hat, die ihm durch seine Arbeit besonders naheliegend erschien?

Die Differenzierung zu Tötungsdelikten kann im Feld der berufsbezogenen Suizide eine erhebliche Schwierigkeit darstellen, da die in der Literatur beschriebenen Merkmale der Selbstbeibringung nicht mehr anwendbar sind – insbesondere im Hinblick auf die Methodik der Selbsttötung bei gleichzeitiger Vernichtung beziehungsweise sehr starker Beschädigung des Leichnams. Dies geschieht etwa bei suizidalem Verbrennen oder, wenn sich der Todessehnsüchtige vor einen Zug wirft, nach Sprengstoffeinsatz bei Suiziden mit terroristischem Hintergrund sowie bei einem herbeigeführten Flugzeugabsturz.

Der Fall des German-Wings-Piloten aus dem Jahr 2015, der sein Flugzeug mit 149 Menschen an Bord ins Alpenmassiv steuerte, ist nach meiner Überzeugung ein klassischer berufsbezogener Suizid. Es gibt aus meiner Praxis als Rechtsmediziner etliche weitere Beispiele. Da ist etwa der Anästhesist, der sich eine Infusion anlegt und einen Cocktail aus Narkosemitteln, Schlaf- und Schmerzmittel in den Blutkreislauf schickt. Wir hatten mit einem Ingenieur zu tun, der mit einem technisch durchkonstruierten Halteapparat für einen Dolch Harakiri beging, und einem anderen Ingenieur, der eine selbst konstruierte Guillotine zum Enthaupten verwendete. Da war der Gärtner, der ein hochgiftiges Pflanzenschutzmittel geschluckt hat, der Chemiker, der sich Zyankali beschafft hat und damit Suizid begeht, der Schiffskapitän, der auf hoher See über die Reling springt, oder der Sportschütze, der seine Jagdwaffe einsetzt. Ich hatte auch schon sehr extreme Fälle zu bearbeiten, zum Beispiel den eines Ziegelei-Arbeiters, der mittels Lore in die Ziegelei einfuhr und sich dort selbst kremierte.

Ein besonders trauriges Beispiel war für mich ein Fall aus meinem beruflichen Umfeld. Ich erinnere mich an einen Kollegen, der einen Waffenschein besaß und dann erleben musste, dass seine Tochter Suizid beging – mit seiner Pistole.

Suizidpräventionsprogramm

In Hamburg werden nahezu alle Suizidtoten im Institut für Rechtsmedizin untersucht. Es gibt mehr als 200 Fälle pro Jahr. Hamburg galt früher innerhalb Deutschlands als die Stadt mit der relativ höchsten Quote an Suiziden. Das hat sich inzwischen deutlich geändert. Andere Großstädte erscheinen stärker belastet, wobei man allerdings auch feststellen muss, dass es gerade bei den Suiziden eine nicht unerhebliche Dunkelziffer gibt.

Wie stets im Bereich der Schattenseiten des menschlichen Lebens fragen wir uns, ob wir aus der wissenschaftlichen Analyse dieser Fälle etwas lernen können, um Selbsttötungen zu verhindern beziehungsweise Menschen mit Suizidgedanken von der Realisierung abzuhalten. In diesem Zusammenhang haben wir diverse Fallkonstellationen analysiert, so zum Beispiel die Suizide von Kindern und Jugendlichen, den sogenannten Alterssuizid sowie spezielle Fallgruppen wie Selbsttötungen im Gefängnis oder auch die Suizidalität von medizinischem Personal und Ärzten. Die durchschnittliche Suizidrate unter Ärzten ist statistisch gesehen etwas höher als in der Gesamtbevölkerung. Die am häufigsten angewandte Suizidmethode war die Intoxikation mit Medikamenten.

In präventiver Hinsicht gilt es, mehr darauf zu achten, wenn Ärzte Anzeichen von Depressionen oder Überlastung zeigen. Hier sind speziell ausgerichtete Hilfsangebote und professionelle Hilfe notwendig.

Im Hamburger Strafvollzug haben wir über einen Zeitraum von mehr als fünfzig Jahren alle Todesfälle von Inhaftierten dokumentiert. Das Suizidrisiko ist in Haft achtfach höher als in Freiheit. 55 Prozent der Suizide werden innerhalb der ersten 30 Tage in Untersuchungshaft verübt. Insgesamt ist festzustellen, dass die Selbsttötungsrate von Inhaftierten leicht rückläufig ist.

In Deutschland gibt es das Nationale Suizidpräventionsprogramm (NASPRO). Auch der Deutsche Bundestag hat sich mit Suizid und Sterbehilfe auseinandergesetzt und ein Gesetz zur Strafbarkeit der geschäftsmäßigen Förderung der Selbsttötung verabschiedet. Wenn wir uns die Dimension von jährlich 10 000 vollendeten und 100 000 versuchten Suiziden vor Augen führen und davon ausgehen, dass jedes Mal mindestens sechs weitere Menschen als Angehörige, Freunde oder Kollegen direkt mit betroffen sind, so erkennen wir ein riesiges Problem. Hier entsteht sehr viel persönliches Leid. Suizidprävention ist daher eine humanitäre Verpflichtung.

Forensische Molekulargenetik

Die Aufgaben dieses Teilgebiets der Rechtsmedizin lassen sich untergliedern in forensische Spurenkunde und Identifizierung sowie Abstammungsbegutachtung. Die Durchführung derartiger Untersuchungen ist streng gesetzlich geregelt, zuletzt durch das Gesetz zur Novellierung der forensischen DNA-Analyse aus dem Jahre 2005.

Die Unterscheidbarkeit der menschlichen Individuen ist bedingt durch die genetische Heterogenität ihres Erbguts. Dieses beruht auf der Sequenz der Aminosäuren auf den Desoxyribonukleinsäureketten im Kern und in den Mitochondrien der menschlichen Zelle. Die Abkürzung lautet DNS oder im englischen Sprachgebrauch DNA für Desoxyribonucleicacid. Methodische Grundlagen und technische Einzelheiten der DNA-Analytik können hier nicht näher beschrieben werden. Für die forensische Routine ist europaweit der sogenannte „European Standard

Set“ (ESS) vereinbart worden, um die Ergebnisse in vergleichbarer Form in nationalen DNA-Datenbanken speichern und international zugänglich machen zu können. Dieser umfasst heutzutage routinemäßig kleinste DNA-Teile, sogenannte Short-Tandem-Repeats (STR). Mithilfe dieser Systeme ist eine eindeutige Identifikation jedes Menschen mit größtmöglicher Sicherheit gegeben. Anders gesagt: Alle Menschen sind nahezu hundertprozentig voneinander unterscheidbar, abgesehen von eineiigen Zwillingen.

Für die eindeutige Identifizierung genügen kleinste Materialmengen, zum Beispiel von Blut oder Speichel, beziehungsweise kleinste Gewebeteile. Natürlich benötigt man eindeutig zugeordnetes Vergleichsmaterial aus dem Lebensbereich der zu identifizierenden Person, zum Beispiel eine Haarbürste, Zahnbürste oder sonstige persönliche Gegenstände mit daran haftender DNA.

Der Todesfahrer

Manchmal braucht es nur wenige Augenblicke, um Freude in Fassungslosigkeit zu verwandeln. Und Glück in maßloses Grauen. Diese Momente, wenn das Schicksal unerbittlich zuschlägt und Unschuldige ins Unglück reißt. Eben haben diese Menschen noch die Schönheit eines Frühlingstags genossen, und nun, wenige Sekunden später, bleiben nur noch Entsetzen und Horror – und der Tod, verbunden mit unendlicher Trauer.

Es ist ein warmer und sonniger Nachmittag, als eine Katastrophe über einen idyllischen Hamburger Stadtteil hereinbricht. Wie ein Geschoss rast plötzlich ein Auto auf ein anderes zu, kollidiert mit dem Wagen und wird nach dem Aufprall in die Höhe katapultiert. Es fliegt, sich um sich selbst drehend, durch die Luft und prallt auf den Bürgersteig. Dort bleibt es schließlich auf seiner linken Seite liegen. Vier Todesopfer und drei Schwerverletzte sind die Bilanz, die diesen Unfall aus dem Jahr 2011 als eines der schwersten Verkehrsunglücke überhaupt in die Hamburger Geschichte eingehen lässt. Für den Fahrer des Unfallautos sei dieses Unglück „vorhersehbar und vermeidbar" gewesen, heißt es später vonseiten des Landgerichts über den Mann, der den Wagen gelenkt hat – und der als „Todesfahrer“ traurige Berühmtheit erlangt.

Vorhersehbar und vermeidbar: Und gleichwohl hat sich der Mann ans Steuer eines Wagens gesetzt? Jeder weiß, dass ein Auto zu einer tödlichen Waffe werden kann, wenn man es nicht vollkommen beherrscht oder auch nur für einen Augenblick die Kontrolle verliert. Auch wenn man dies nicht beabsichtigt. In diesem Fall ist der Unfallverursacher nach Überzeugung des Gerichts Epileptiker – und das seit vielen Jahren. Er hätte nicht Auto fahren dürfen. Dreieinhalb Jahre Haft verhängt die Kammer über den Autofahrer. Zudem wird Bernd N. (Name geändert) die Fahrerlaubnis für fünf Jahre entzogen. Das Leid der Angehörigen der Opfer sei unermesslich, sagt die Vorsitzende Richterin, die dem Angeklagten vorwirft: „Sie haben Ihre Erkrankung seit 20 Jahren verdrängt und Ihre Ärzte nicht voll informiert.“ Er hätte erkennen müssen, dass jederzeit mit einem epileptischen Anfall zu rechnen war. „Sie haben das Unfallauto geführt, obwohl Sie fahruntauglich waren“, mahnt die Richterin.

Der 39-Jährige ist eindeutig Epileptiker und war aufgrund seiner Krankheit fahruntauglich. Der Mann hat indes durchweg seine Krankheit bestritten. Er hat sich selbst und seiner Umwelt etwas vorgemacht. Er hat getrickst, gelogen und betrogen, um seine Krankheit vor der Umwelt und den Behörden zu vertuschen. Für mich aber ist klar, dass er sich der Erkrankung bewusst gewesen und nicht verantwortungsvoll damit umgegangen ist – weshalb er schließlich in eine Gruppe aus Fußgängern und Radfahrern hineinraste.

Er war eine tickende Zeitbombe, der sich niemals hinters Steuer hätte setzen dürfen. Es war eine Tragödie, die sich über längere Zeit entwickelt hat, ausgelöst durch einen Krampfanfall, wie der Mann dies vorher schon mehrfach erlitten hat, wobei er auch mehrere Unfälle verursachte. Doch bis zuletzt wollte er sich die Gefahr nicht eingestehen.

Der Unfallfahrer ist gelernter Immobilienkaufmann, er ist dienstlich häufiger mit dem Auto unterwegs. Schon seit Bernd N. etwa zwanzig Jahre alt ist, werden Menschen in seinem Umfeld wiederholt Zeugen von epileptischen Anfällen. Einen sogenannten Grand Mal erleidet er während des Wehrdienstes, weitere Krampfanfälle werden von Kollegen miterlebt, wie sie später im Prozess schildern. Aber damit nicht genug, der Mann verursacht auf beruflichen Fahrten mehrere Verkehrsunfälle. Im Jahr 2004 geschieht das erste Unglück, bei dem er unter anderem eine Gehirnerschütterung erleidet. Der Frage, warum Bernd N. bei trockenem Wetter und guter Sicht von der Fahrbahn abgekommen ist, wird nicht nachgegangen. Ein halbes Jahr später baut er den nächsten Unfall. Auf einer Landstraße fährt er mehrfach auf ein vor ihm fahrendes Auto auf, schließlich überschlägt sich sein Wagen. Der Fahrer wird lebensgefährlich verletzt und muss mehrere Wochen in einer Klinik behandelt werden. Die Ursache für den Unfall wird juristisch nicht geklärt. Der Anwalt des Mannes teilt lediglich mit, ein Krampfanfall sei nicht auszuschließen. Den habe der Fahrer nicht vorhersehen können. Der Landesbetrieb Verkehr fordert ein fachärztliches Attest an. Eine Neurologin erstellt für Bernd N. ein EEG, das keine Auffälligkeiten ausweist. Daraufhin erhält der Patient ein Attest, wonach keine Grunderkrankung vorliege und er damit auch nicht beeinträchtigt sei beim Autofahren.

Ein dritter Verkehrsunfall während der Arbeitszeit ereignet sich im November 2008 auf einer Autobahn. Einem Polizisten erzählt der Mann kurze Zeit später, er leide an Epilepsie und nehme ein bestimmtes Medikament ein. Die Fahrerlaubnis wird ihm vorläufig entzogen, nach einer Beschwerde jedoch nehmen die zuständigen Behörden diese Entscheidung wieder zurück. Nunmehr wird nachträglich ein technischer Defekt, der niemals von einem Sachverständigen festgestellt wurde, als Unfallursache angeführt. Auch ein staatsanwaltschaftliches Ermittlungsverfahren wird eingestellt. Der Arbeitgeber von Bernd N. allerdings ist offensichtlich alarmiert und mit den Entscheidungen nicht zufrieden. Er spricht ein dienstliches Fahrverbot aus. Nachdem eine Kollegin beobachtet hat, dass der Unfallfahrer trotz dieser Anweisung mindestens einmal gefahren ist, wird das Fahrverbot nun auch schriftlich verhängt. Bernd N. muss es abzeichnen.

Von diesem Fahrverbot seitens des Arbeitgebers habe ich während meiner Tätigkeit als Sachverständiger vor Gericht erfahren. Es war schon eine merkwürdige Situation: Im dienstlichen Bereich war bekannt, dass der Mann medizinische Probleme hat, aber im privaten Bereich fand das keine Berücksichtigung. Im Prozess wurden Personen aus seinem persönlichen Umfeld befragt. Diese wussten teilweise angeblich nichts von einem Anfallsleiden oder hatten nur äußerst vage Vorstellungen ohne Befürchtungen für eine Teilnahme am Straßenverkehr.

Ich bin davon überzeugt, dass alle drei früheren Verkehrsunfälle auf epileptische Anfälle zurückzuführen sind. Man hätte da schon eine entsprechende Diagnose stellen und angemessene Maßnahmen einleiten können. Der Mann wurde immer wieder gewarnt, hat immer deutlichere Hinweise bekommen, wie gefährlich sein Handeln ist. Außerdem bekam er seit vielen Jahren Antiepileptika. Eindeutiger geht es doch wohl kaum.

Es gelang dem Mann aber, seine Grunderkrankung zu vertuschen, sodass keine führerscheinrechtlichen Maßnahmen getroffen wurden. Es ist damals so viel falsch gelaufen.

Wie groß das Ausmaß an Fehlentscheidungen war, wurde mir Jahre später durch eine Zufallsbegegnung vor Augen geführt. Bei einer Fortbildungsveranstaltung der Polizeiakademie über rätselhafte Verkehrsunfälle sprach mich ein Polizeibeamter an und erzählte Folgendes: „Ich war der Betroffene bei dem zweiten Unfall des Angeklagten. Der Wagen kam von hinten und betätigte schon von Weitem die Lichthupe. Das war völlig irre. Mit stark überhöhter Geschwindigkeit fuhr das Fahrzeug auf mich auf und rammte mich sieben- bis achtmal. Mir war angst und bange, ich hatte Todesangst! Der Kerl fuhr wie ein Rambo. Ich hatte Angst, er bringt mich um. Als letztes Ausweichmanöver wich ich nach rechts aus. Der Kerl schoss an mir vorbei wie eine Rakete. Ich fuhr dann hinterher, um seine Nummer zu registrieren. Die nächste relativ enge Linkskurve hat er stark geschnitten und schoss dann ohne jegliches Bremsmanöver geradewegs über einen Lärmwall in hohem Bogen hinaus und landete krachend. Das Ganze dauerte ungefähr eine Minute. Mir kam es wie eine halbe Ewigkeit vor. Der Fahrer war in seinem Wagen eingeklemmt, das Fahrzeug war schrottreif. Dass er überlebt hat, erschien mir wie ein Wunder. Die Feuerwehr musste ihn mit schwerem Gerät befreien.

Wenige Tage danach rief die Mutter dieses Mannes bei mir an und entschuldigte sich für ihren Sohn. Sie bedankte sich ausdrücklich dafür, dass wir ihm das Leben gerettet hätten. Freimütig sprach sie über seine Epilepsieerkrankung und seine Uneinsichtigkeit bezüglich des Autofahrens. Von der zuständigen Polizei wurde ich unverständlicherweise nicht weiter befragt.

Ich verdrängte den Gedanken an das Erlebnis dann mehr oder weniger bewusst. Als später im Zusammenhang mit dem folgenschweren Hamburger Fall die vorangegan-

genen Unfälle angeführt wurden, wurde bei mir die Erinnerung sofort wieder wach. Ich rief bei der Staatsanwaltschaft an und schilderte meine Begegnung mit dem Unfallfahrer. Daraufhin bekam ich lediglich den Hinweis, man habe inzwischen genug Beweismittel gesammelt und verzichte auf meine Aussage. Kaum verständlich, denn durch die Erzählung der Mutter war völlig klar, dass der Unfallfahrer über seine Epilepsie und die wiederholten Anfälle am Steuer seines Pkw in jeder Hinsicht Bescheid wusste. Mit dieser Aussage hätten sich die umfangreichen Beweiserhebungen des Gerichts zur Erkrankung des Mannes eigentlich weitgehend erübrigt.

Manchmal denke ich auch, die vier Opfer aus Hamburg könnten noch leben, wenn man nach ‚meinem' Fall dem Mann sofort dauerhaft das Fahren verboten hätte. Durch seine sehr schweren Verletzungen hat man ihm wohl einen Bonus eingeräumt. Oder man hat die eigentliche Ursache dieses rätselhaften Verkehrsunfallgeschehens völlig aus dem Blick verloren."

Am Abend vor dem verhängnisvollen Unfall ist Bernd N. lange unterwegs, er raucht Haschisch und geht erst sehr spät ins Bett. Dabei weiß er, wie wichtig ein ausgiebiger Nachtschlaf bei jemandem mit seiner Neigung zu Krampfanfällen ist. Er schläft bis mittags, setzt sich dann hinters Steuer, um Kuchen zu holen. Eine fatale Entscheidung. Hätte es diese Fahrt nicht gegeben, würden vier Menschen noch leben. Der Unfallverlauf wird später so rekonstruiert: Aufgrund eines epileptischen Krampfanfalls verliert der 39-Jährige die Kontrolle über sein Auto, er gibt unbewusst und unkontrolliert Gas und beschleunigt so auf ein Tempo, das ein Sachverständiger später mit 107 km/h berechnet. Vor einer Kreuzung, deren Ampel für ihn rot zeigt, überholt er einen städtischen Linienbus und rast nun in die Kreuzung hinein. Die Fahrerin eines Wagens, die wegen einer grünen Ampel mit Tempo 50 bis 60 unterwegs ist, sieht den Wagen auf sich zurasen und wundert sich noch: „Warum hält der nicht, der muss doch anhalten", wie sie es später im Prozess als Zeugin schildert. Um auszuweichen oder ihren Wagen abzubremsen und so eine Kollision zu verhindern, reicht ihre Zeit nicht. Beide Autos krachen ineinander, doch gebremst wird der Wagen des 39-Jährigen nicht. Er rast in ein Hochbeet, wird durch den Aufprall in die Luft katapultiert. Zeugen sprechen von einer Höhe von bis zu zwei Metern; das Fahrzeug rasiert die unteren Äste eines Baumes ab. Im Flug dreht sich das Auto um die Längsachse, bis es auf dem Bürgersteig aufprallt. Drei Menschen werden dabei tödlich verletzt, ein viertes Opfer erliegt wenig später im Krankenhaus seinen schweren Verletzungen.

Wir haben zunächst die vier Unfalltoten obduziert. Dabei haben wir jeweils schwerste, mit dem Leben nicht zu vereinbarende Verletzungen festgestellt, unter anderem zahlreiche Frakturen, Organverletzungen, insbesondere an Hirn, Herz und Lunge. Alle vier Opfer hatten keine Überlebenschance. Alle Traumata bei den Opfern, die nach dem Unfall verstorben sind, wurden durch massive stumpfe äußere Gewalteinwirkung verursacht. Es muss jeweils einen direkten Kontakt mit dem Wagen gegeben haben. Durch bloße Stürze sind solche schweren Verletzungen keinesfalls zu erklären.

Eines der Opfer wird unter dem Fahrzeug des 39-Jährigen begraben und stirbt sofort. Zwei weitere Menschen werden ebenfalls so schwer verletzt, dass sie noch am Unfallort versterben. Eine Frau wird in ein Krankenhaus eingeliefert, aber auch sie erliegt wenig später ihren schweren Verletzungen. Ein Opfer hat ein Polytrauma erlitten, vor

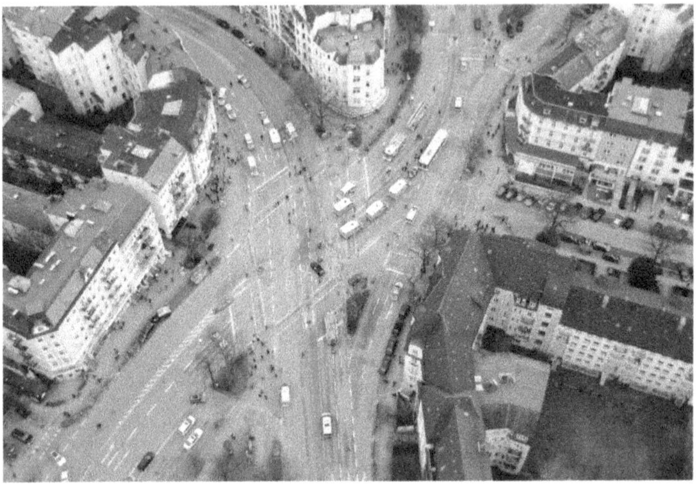

Tragischer Verkehrsunfall auf einer Kreuzung in Hamburg: Der epilepsiekranke Unfallfahrer kam von links unten aus der Eppendorfer Landstraße angerast und fuhr ungebremst mit 107 km/h in die Kreuzung ein.

allem mit Verletzungen im Brustkorb- und Kopfbereich. Es gibt Frakturen des Schädels und der Wirbelsäule, zudem schwerste Quetschungen des Brustkorbs.

Ein Opfer hat unter anderem Wirbelsäulenverletzungen, Schädelbrüche, eine Herzquetschung und einen Beckentrümmerbruch erlitten und sehr viel Blut verloren. Todesursache eines Menschen ist ein schweres Polytrauma, vor allem im Brustkorbbereich. Die Brustwirbelsäule ist durchtrennt, das Rückenmark gleich zweifach. Außerdem hat er etliche Knochenbrüche an den Rippen, im Bereich des Beckens, an Armen und Beinen erlitten. Eine Frau erleidet unter anderem einen unvollständigen Halswirbelsäulenbruch, mehrere Organe werden verletzt, was zu einer massiven Einblutung in den Bauchraum führt. Ferner sind bei ihr mehrere Knochen gebrochen. Die drei Opfer, die bei dem Unfall schwer verletzt werden, haben unter anderem Thoraxprellungen, Halswirbel-Schleudertraumata und Schürfwunden. Eine Frau kommt wegen einer posttraumatischen Belastungsstörung wochenlang in stationäre psychotherapeutische Behandlung.

Der Unfallfahrer selbst wird ebenfalls verletzt, allerdings vergleichsweise weniger schwer. Gleich nach dem Unfall ist er wieder bei Bewusstsein. Er krabbelt selbstständig vom Fahrersitz des auf der linken Seite liegenden Wagens nach oben zur Beifahrerseite. Zwei Helfer ziehen ihn aus dem Auto. Er nennt seinen Namen und berichtet, dass er Schmerzen am Arm hat. Nachdem ihn andere zu einem Stuhl begleitet haben, ruft er seine Verlobte an und erzählt ihr von dem Unfall. Nun wird er in den Großraumrettungswagen verbracht. Auf Zeugen wirkt seine Sprache klar. Einen Polizeibeamten fragt er, ob er seine Einkäufe aus seinem Wagen holen dürfe – eine sehr merkwürdig anmutende Bitte, wenn man überlegt, dass es um ihn herum um Leben und Tod geht. Schreiende Menschen, überall Blut, Opfer mit schwersten Verletzungen. Viele der Umstehenden sind unter Schock. Als wenig später die Verlobte des Unfallfahrers am Unglücksort eintrifft, unterhält er sich mit ihr und bittet einen Mann in der Nähe, ob er eine Zigarette haben dürfe. Später wird Bernd N. ins Krankenhaus gebracht.

Bei dem 39-Jährigen werden in der Klinik eine Schädelprellung, eine Gehirnerschütterung sowie eine Knochenverletzung am Bein festgestellt, wegen der er operiert werden muss. Anschließend wird er stationär wegen einer posttraumatischen Belastungsstörung behandelt und ist danach noch lange in Therapie bei einer Psychologin. Einige Tage nach dem Unfall wird dem Fahrer durch einen

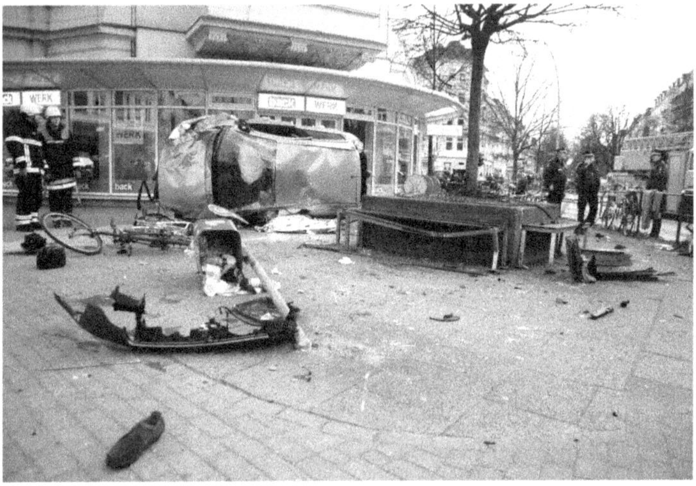

Der massiv deformierte Pkw lag nach dem Unfall auf der Fahrerseite. Der Wagen war in eine größere Menschenmenge katapultiert worden, die wartend vor einer Ampel stand.

Amtsgerichtsbeschluss der Führerschein vorläufig entzogen. Später schreibt er an die Führerscheinstelle und erklärt den Verzicht auf Wiedererteilung der Fahrerlaubnis.

Es gab auch eine chemisch-toxikologische Untersuchung an einer Blutprobe nach dem Verkehrsunfall, weil der Fahrer gegenüber einem Polizeibeamten bei der Frage nach Alkohol und anderen Stoffen eingeräumt hatte, Haschisch geraucht zu haben. Entsprechend wurde in seinem Blut Cannabis nachgewiesen. Die Untersuchung führte des Weiteren zum Nachweis des Antiepileptikums Valproinsäure. Das Medikament war offensichtlich zu niedrig dosiert, da er weiterhin Anfälle hatte.

Er räumte ein, vorsorglich Medikamente einzunehmen, negierte allerdings eine manifeste Epilepsieerkrankung beziehungsweise aktuelle Anfälle. Für den Verkehrsunfall re-

klamierte er eine Erinnerungslosigkeit. Im Prozess machte er darüber keine Angaben. Er berichtete keine Einzelheiten über seine Krankheit. Im Ermittlungsverfahren fragte man ihn, ob er seine Ärzte von der Schweigepflicht entbinden würde. Erst stimmte er dem zu, widerrief das dann aber. Deswegen war rechtlich auch darüber zu entscheiden, inwieweit die Befunde verwertbar sind.

Ich war nicht nur Sachverständiger wegen der vier Todesopfer, sondern auch in Bezug auf die Krankheit des Angeklagten und den Einfluss von Cannabis auf die Fahreignung. Es war schon ungewöhnlich, dass man die Opfer bis ins Innerste kennengelernt hatte und dann die Krankheiten dessen, der deren Tod verursacht hat, vor einem aufgeblättert wurden. Für Sachverständige ist es selbstverständlich, dass sie dies trennen können, wenn sie Täter und Opfer gutachterlich zu beurteilen haben. Man darf sich nicht von Gedanken leiten lassen, die auf der Untersuchung der vier Toten beruhen. Es ist eine Situation, die einem relativ häufig begegnet, weil wir nicht nur Opfer, sondern auch Täter untersuchen. Im Hinblick auf rekonstruktive Aspekte fühle ich mich als Sachverständiger dann übrigens deutlich besser „im Film".

Als schließlich der Prozess vor dem Landgericht beginnt, schweigt der Angeklagte zunächst. Etliche Zeugen werden vernommen, unter anderem solche, die den schweren Unfall miterlebt haben. Weil er an einem schönen Frühlingstag an einem Sonnabend geschah, waren die Straßen sehr belebt. Einige der Menschen, die das Unglück mit angesehen haben, haben Tränen in den Augen, als sie über ihre Erinnerungen sprechen. Zum anderen werden auch Kollegen des Angeklagten gehört, die darüber berichten, wie sie seine Krampfanfälle erlebt haben. Dabei sei er plötzlich wie weggetreten gewesen. Einer schildert, der Mann habe ihn fest gepackt. Das Besondere bei allen Vorfällen, die beschrieben werden: Es waren nicht Krampfanfälle mit Zuckungen des ganzen Körpers. Beim Angeklagten sind vor allem Zustände von Geistesabwesenheit aufgefallen, wenn er praktisch aus dem Gespräch heraus über längere Zeiträume überhaupt nicht mehr ansprechbar war. Nach 30 bis 60 Sekunden hatten die Kollegen den Eindruck, dass er quasi wieder aufwacht und den Gesprächsfaden wieder aufnimmt. Es ist ein Zustand, den man auch als Absence bezeichnet.

Ein Neurologe des UKE, Günther Thayssen, bekundet dazu als Sachverständiger im Prozess, für ihn bestehe „kein Zweifel an der Diagnose Epilepsie". Er bezeichnet die Aussetzer, die die Kollegen schildern, jeweils als epileptische Anfälle. Typisch sei, dass Bernd N. plötzlich nicht mehr ansprechbar war und beispielsweise auch unter Spannung stand und sich später nicht mehr an die Anfälle erinnerte. Nach Überzeugung des Gutachters leidet der 39-Jährige an einer fokalen Epilepsie, das bedeutet, dass nur Teile seines Gehirns betroffen sind; seine Hirnfunktionen werden durch die jeweiligen Anfälle nicht insgesamt gestört. Er erleidet in unregelmäßigen Abständen Krampfanfälle, die mit einer Bewusstseins- und Wahrnehmungsstörung einhergehen. Diese Anfälle bemerkt er nur dadurch, weil er sich beispielsweise später an einem anderen Ort befindet und weil ihn andere darauf ansprechen.

Ich habe dem Prozess komplett beigewohnt, zusammen mit dem Neurologen vom UKE. Mit ihm habe ich bereits viele ähnliche Fälle bearbeitet bezüglich Autofahrern mit chronisch-neurologischen Erkrankungen, insbesondere aus dem Formenkreis der Epilepsie sowie der Demenz. Ungewöhnlich war, dass im Prozess jetzt mehrere Zeugen auftraten, die bei den Ermittlungen nicht berücksichtigt waren. Die Krampfanfälle, wie sie die Arbeitskollegen des Angeklagten schilderten, wurden von Herrn Thayssen als psychomotorische Anfälle charakterisiert, die vom Schläfenlappen des Großhirns ausgehen. Diese sind besonders schwer einzuschätzen, weil sie nicht typisch sind wie große Epilepsieanfälle, die sogenannten Grand Mal. Für die Teilnahme am Straßenverkehr sind sie allerdings mindestens ebenso problematisch, weil das Auto dann praktisch führerlos ist. Bei einem solchen Anfallsgeschehen kann der Fahrer sogar noch Lenkbewegungen durchführen, ohne dies bewusst zu registrieren. So auch hier, als er bogenförmig um den haltenden Bus herumfuhr, diesem also noch ausweichen konnte, und dann in die Kreuzung hineinraste.

Im Prozessverlauf hat mich überrascht, wie viele Personen über die Problematik des Angeklagten informiert waren, ohne dass sie ihn nachhaltig und gezielt darauf angesprochen haben. Ich habe mich auch wieder gewundert, wie wichtig für manche Menschen Führerschein und Pkw sind, sodass sie trotz Epilepsie Auto fahren. In diesem Fall gab es ja sogar noch drei vorausgegangene Verkehrsunfälle, bei denen er einmal selber schwer verletzt wurde.

Eine ungewöhnliche Situation entstand, als sich eine Zeugin aus London meldete. Sie hatte in der Presse von dem Verfahren gelesen und ihren früheren Freund wiedererkannt. Sie berichtete dann im Prozess von einer kurzzeitigen sexuellen Beziehung zum Angeklagten. Dabei war ihr nach einer gemeinsamen Nacht beim Aufwachen ein schwerer epileptischer Krampfanfall, hier mit Muskelzuckungen, aufgefallen. Sie hatte den Mann darauf angesprochen. Von ihm sei das damals bagatellisiert und als normale Reaktion beim Aufwachen bezeichnet worden. Sie hatte die Konsequenz gezogen, sich nicht mehr zu ihm ins Auto zu setzen; außerdem trennte sie sich von ihm.

Am achten Verhandlungstag, nachdem die meisten Zeugen gehört worden sind und die beiden Sachverständigen ihre Gutachten erstattet haben, bricht der Angeklagte schließlich sein Schweigen. Er findet immer wieder neue Erklärungen für seine Anfälle und widerspricht auch unter anderem seinen Arbeitskollegen, von denen er meint, sie hätten sich „schlichtweg geirrt“, wenn sie ungewöhnliche Handlungsweisen seinerzeit als Anfälle interpretierten. In seinen Krankenakten aufgeführte Gehirnerschütterungen nach Anfällen mit nachfolgenden Stürzen begründet er damit, sich auf der Toilette beziehungsweise unter dem Schreibtisch den Kopf gestoßen zu haben. Auch seine Verlobte hat bekundet, er hätte keine epileptischen Anfälle gehabt. Bernd N. behauptet, er leide zwar an Epilepsie, sei aber kein Epileptiker. Vier Anfälle räumt er ein, aber weitere bestreitet er. Er gehe verantwortlich mit dieser Erkrankung um und nehme kontinuierlich ein entsprechendes Medikament, allerdings „nur vorbeugend“, wie er betont. Er meint, er habe nicht mit einem Anfall rechnen müssen und sei am Tattag zum ersten Mal „seit ewigen Zeiten“ wieder Auto gefahren. Der Unfall sei für ihn „aus heiterem Himmel“ gekommen. Er räumt ein, den tödlichen Unfall verursacht zu haben. Doch laut seiner Darstellung kann er sich an das Geschehen nicht erinnern, sondern hat den Unfall erst wieder bewusst wahrgenommen, als der Wagen auf der Seite lag. Erst nach dieser schweren Kollision habe er erkannt, dass er weitere Anfälle nicht sicher vermeiden könne. Er werde nie wieder Auto fahren. „Es tut mir unsagbar leid“, sagt er schließlich an die Angehörigen der Opfer gewandt. „Ich bitte um Verzeihung, könnte mir an Ihrer Stelle aber nicht verzeihen.“ Eines ist dem Hamburger wichtig: „Ich bin kein unverbesserlicher Totraser“, betont er. „Jeder Tag und jede Stunde ist eine Last.“

Meine Philosophie ist, dass jeder rätselhafte Verkehrsunfall unter medizinischen Aspekten überprüft werden muss, etwa auf Alkohol- und Drogenkonsum oder Herzkrankheiten und Stoffwechselstörungen – oder eben Epilepsie. Autofahrer müssen sich ihrer Verantwortung bewusst sein! Menschen mit bestimmten Erkrankungen müssen sich regelmäßigen Untersuchungen unterziehen.

Zudem kommt Epilepsie als Ursache für Verkehrsunfälle in der Statistik nicht selten vor. In einer früheren Erhebung heißt es, dass unter den Verkehrsunfällen mit medizinischer Ursache 38 Prozent auf Epilepsie zurückzuführen sind. Zum Vergleich: Bei acht Prozent war die Ursache eine Herzattacke. „Hinter einer relevanten Anzahl ‚rätselhafter' Verkehrsunfälle verbirgt sich großes menschliches Leid und der Verlust hoher Sachwerte", wurde auch beim Deutschen Verkehrsgerichtstag gemahnt. Zum Schutze Dritter sowie des Betroffenen selber seien „Vorkehrungen erforderlich, dass Menschen mit fahreignungsrelevanten geistigen und körperlichen Mängeln nicht ohne regelmäßige verpflichtende Kontrolluntersuchungen" am Straßenverkehr teilnehmen.

Das Hamburger Landgericht kommt schließlich zu der Überzeugung, dass sich der Angeklagte sorgfaltswidrig verhalten hat, und verhängt die dreieinhalbjährige Haftstrafe gegen Bernd N. „Er war als Epileptiker wegen seiner wiederholten Krampfanfälle generell fahruntauglich", sagt die Vorsitzende über den Angeklagten. Der Unfallverlauf spreche für einen Krampfanfall mit Bewusstseinsverlust. Der 39-Jährige habe gewusst, dass er an Epilepsie leidet, schließlich wurde ihm seit Jahren von mehreren Medizinern durchgängig die entsprechende Diagnose gestellt. Dass der Unfall vorhersehbar war, ergibt sich aus Sicht des Gerichts daraus, dass der langjährige Epileptiker noch kurze Zeit vor dem fatalen Unfall mit Krampfanfällen am Arbeitsplatz aufgefallen war. Er habe ferner gewusst, dass er, obwohl er ein Antiepileptikum einnimmt, jederzeit erneut einen Anfall erleiden könnte. Zugunsten des Angeklagten wertet die Kammer unter anderem, dass er nicht vorbestraft ist und sich bei den Angehörigen der Opfer entschuldigt hat. Strafverschärfend werden die schweren Folgen mit vier Todesopfern und drei Schwerverletzten berücksichtigt. Außerdem wird das hohe Maß an Pflichtwidrigkeit zu seinen Lasten gewertet. Das Verbot, dienstlich ein Auto zu fahren wegen dreier Unfälle mit Totalschäden, hätte ihn dazu bewegen müssen, sich auch privat überhaupt nicht mehr ans Steuer eines Autos zu setzen.

Aus ärztlicher Sicht ganz allgemein, nicht nur aus rechtsmedizinischer Sicht, muss ich feststellen, dass wir die unbedingte Pflicht haben, unsere Patienten umfassend aufzuklären, auch über die Teilnahme am motorisierten Verkehr. Dies ist heutzutage auch für Neurologen selbstverständlich. Sie weisen die Patienten immer darauf hin, dass nach einem epileptischen Anfall die Teilnahme am Verkehr so lange nicht möglich ist, bis sie durch Medikamente neu und stabil eingestellt sind und eine Anfallsfreiheit über mindestens sechs Monate besteht, in komplizierten Fällen sogar über zwölf Monate. Die Problematik besteht darin, dass Ärzte darauf angewiesen sind, dass der Patient freiwillig über jeden epileptischen Krampfanfall berichtet. Man muss feststellen, dass das dem Patienten manchmal gar nicht bewusst ist, wenn er zum Beispiel nur kurze Absencen hat. Hier ist er auf Hinweise aus seinem Umfeld angewiesen.

Nach meiner Beobachtung, insbesondere aus der Erfahrung mit zahlreichen Gutachtenfällen, bin ich leider ganz sicher, dass Ärzte sich nicht konsequent daran halten, dass sie Patienten über mangelnde Fahreignung aufklären. Häufiger als Epilepsie ist noch die Alkohol-Krankheit. Andere Krankheiten, bei denen mit kurzfristigen Versagenszuständen zu rechnen ist, zum Beispiel mit Kollisionen mit dem Gegenverkehr, sind Zuckerkrankheit, speziell akute Unterzuckerung, die Hypoglykämie, sowie eine Reihe von Herzkrankheiten, die Herz-Rhythmus-Störungen verursachen.

Mich macht es wütend, wenn Personen mit schwerem Alkoholismus, Anfallsleiden oder Demenz von ihren Ärzten über die nicht mehr gegebene Fahreignung nicht nachhaltig aufgeklärt werden, sodass es zu katastrophalen Verkehrsunfällen kommt. Eigentlich tragen diejenigen, die die Defizite der Täter kennen, eine Mitschuld an derartigen Verkehrsunfällen. Für die Unfallfahrer selbst entsteht eine total bedrückende Situation, wenn sie sich ihre menschliche Schuld klarmachen. Sie hätten wissen können und müssen, dass sie nicht fahrtauglich sind. Statt den Führerschein zurückzugeben, haben sie einen Verkehrsunfall verursacht und schwerste Schuld auf sich geladen. Für die Öffentlichkeit ist es dann nur schwer verständlich, dass scheinbar milde Urteile gefällt werden, meist Bewährungsstrafen. Man muss aber auch bedenken, dass der Fahrer das fatale Unfallgeschehen nicht absichtlich herbeigeführt hat. Als Rechtsmediziner weiß ich natürlich um die Problematik des Unterschieds zwischen Fahrlässigkeit mit Unfallfolge auf der einen Seite und absichtlichen Tötungsdelikten auf der anderen Seite. Aber für den normalen Bürger kann der Eindruck entstehen, als sei ein Menschenleben nicht viel wert.

Fahreignung, Fahrtüchtigkeit

Zu Art und Umfang der krankheitsbedingt eingeschränkten Fahrtüchtigkeit gibt es nur wenig gesicherte Häufigkeitsangaben. Insgesamt ist der Anteil medizinisch beziehungsweise krankheitsbedingter Verkehrsunfälle im Vergleich zu anderen Ursachen wie Alkoholeinfluss eher gering einzuschätzen. Dieser Anteil liegt im Bereich von 0,1 bis 0,15 pro 100 Unfälle und zwischen 1,5 bis 3,4 Prozent tödlicher Unfälle. Eindeutige, detaillierte und einzelne Erkrankungen differenzierende statistische Angaben über krankheitsbedingte tödliche oder sonstige Verkehrsunfälle stehen nicht zur Verfügung.

Nach Unfallstatistiken der Versicherungswirtschaft werden jährlich rund 200 schwere Unfälle, bei denen etwa 100 Menschen sterben, mit Ohnmachtsanfällen, Bewusstlosigkeit oder Herzinfarkt am Steuer in Verbindung gebracht. Es gibt die Einschätzung, dass von den Verkehrsunfällen mit medizinischer Ursache 38 Prozent auf eine Epilepsie, 21 Prozent auf eine plötzliche Bewusstlosigkeit (sogenannte Synkope), 18 Prozent auf einen Diabetes mellitus bei Insulintherapie, 8 Prozent auf eine Herzattacke, 7 Prozent auf einen Schlaganfall und 7 Prozent auf andere Ursachen zurückzuführen sind. In einer Studie über 1045 Verkehrsunfälle mit Todesfolge haben wir festgestellt, dass 6,2 Prozent auf eine natürliche Todesursache zurückzuführen waren; dabei waren zwei Drittel der Toten älter als 60 Jahre. Insgesamt ereignen sich krankheitsbedingte Verkehrsunfälle deutlich häufiger in höherem Alter.

Den Begriffen „Fahrtüchtigkeit“ und „Fahreignung“ kommt für die sachgerechte Einschätzung des Kraftfahrers im Hinblick auf seine Verkehrsteilnahme die entscheidende Bedeutung zu. Während mit „Fahrtüchtigkeit“ die situations- und zeitbezogene Fähigkeit zum Führen eines Kraftfahrzeugs bezeichnet wird, versteht man unter „Fahreignung“ die zeitlich stabile, von aktuellen Situationsparametern unabhängige Fähigkeit zum Führen eines Kraftfahrzeugs im Sinne eines Persönlichkeitsmerkmals. Die sogenannten „Begutachtungsleitlinien zur Kraftfahreignung“ basieren auf den Ausführungen der europäischen Führerscheinrichtlinie sowie der Fahrerlaubnis-Verordnung.

Beispiele für Krankheiten, Substanzbeeinflussung und sonstige medizinische Aspekte mit Relevanz bezüglich der Verkehrsunfallrekonstruktion sind folgende:

ZNS-Erkrankungen (z.B. Epilepsie, Morbus Parkinson, Demenz), Diabetes mellitus mit der Gefahr einer Hypoglykämie (Unterzuckerung), Schlafapnoe, (normale) Müdigkeit, „Sekundenschlaf“, psychiatrische Erkrankung (z.B. akute Manie, Suizidalität), kardiologische Erkrankungen mit Herzrhythmusstörungen, Medikamentenmissbrauch, -überdosierung, -unterdosierung, Drogenkonsum/-abhängigkeit, Alkoholkonsum/-abhängigkeit, körperliche Behinderung bei neurologischer/orthopädischer Erkrankung und letztlich auch ein hohes Lebensalter (ab etwa 75 Jahre).

Bei einem hirnorganischen Anfallsleiden – wie bei dem Unfallfahrer aus Hamburg eindeutig diagnostiziert – muss durch eine ständig überprüfte, konstante Medikation und durch einen regulierten Tagesablauf sichergestellt sein, dass Anfallsfreiheit erreicht ist. Nach einem Anfall müssen mindestens sechs Monate anfallsfreie Zeit vergehen, in denen die Medikamente und die medizinische Situation beim Epileptiker durch sorgfältige neurologische Untersuchungen überprüft werden, ehe er sich wieder ans Steuer setzt.

Mord in Santa Fu

Tausend Jahre Knast, mindestens. All die Mörder, Bankräuber, Geiselnehmer, Vergewaltiger, auf engstem Raum versammelt: Das ist die Hamburger Haftanstalt Fuhlsbüttel. Wer hier hinter Gittern einsitzt, in diesem Gefängnis überwiegend für Langzeithäftlinge, hat schwerste Straftaten begangen. Hier sind Männer, die entführt, getötet und geraubt haben, hier leben Serienkiller und Erpresser, Kinderschänder und Terrorhelfer. Santa Fu, wie dieser Knast gern genannt wird, hat einen legendären Ruf. Es gab Meutereien, Gefangenenbefreiungen, Ausbrüche. „Santa Fu – und raus bist du": Diesen Spruch haben Zyniker kreiert, nachdem es mehreren Gefangenen gelungen war zu fliehen. Doch das ist lange her. Wer in Santa Fu landet, bleibt in der Regel für viele Jahre, und manche für immer. Eine nicht geringe Anzahl von ihnen hat „lebenslänglich" – und nichts mehr zu verlieren. Sie leben in einer Parallelwelt, in der häufig Angst, Argwohn und Misstrauen herrschen. Und manchmal auch Gewalt. Da gibt es einige, die noch immer an das Recht des Stärkeren glauben und anderen auch hier noch das Leben zur Hölle machen können.

Dieses spezielle Miteinander erreicht am 12. Januar 1994 einen Kulminationspunkt. An diesem Morgen wird ein Mann tot in seiner Zelle aufgefunden. Ermordet. Die Täter haben ganze Arbeit geleistet. Sie haben ihr Opfer so massiv traktiert, dass Rechtsmediziner später nicht nur eine, sondern drei Todesursachen feststellen: Der 51-Jährige ist stranguliert sowie erstochen worden. Darüber hinaus haben seine Mörder ihn mit massivsten Hieben auf den Kopf erschlagen.

Was hat die Verbrecher angetrieben? Warum dieser Gewaltexzess? Zunächst einmal haben die Täter dafür gesorgt, dass der Tod des Häftlings über Stunden nicht registriert wird. Beim Einschluss am Abend wird er jedenfalls noch nicht bemerkt. Für den Beamten, der nur flüchtig hinsieht, scheint es so, als schlafe der Mann, in Rückenlage auf dem Bett, die Decke bis zum Kopf hochgezogen. Auch früh am nächsten Morgen, bei der nächsten Kontrolle, wird vorerst nichts Ungewöhnliches bemerkt. Erst später wird Alarm geschlagen.

Man fragt sich, wie oberflächlich die Justizbeamten in die Zelle des Opfers geguckt haben müssen – falls sie überhaupt hingesehen haben. In dem Haftraum war nichts mehr so, wie es sein sollte. Als wir Rechtsmediziner später hinzugerufen wurden und den Tatort begutachteten, wurde klar, dass bei dem Häftling nicht nur eine Decke bis zum Kinn hochgezogen war. Auch die obere Hälfte seines Kopfes war mindestens bis zu den Augenbrauen bedeckt, mit einem Pullover. Wer schläft so? Dieses ungewöhnliche Bild müsste einen schon stutzig machen und veranlassen, genauer hinzuschauen. Außerdem waren große Teile des Fußbodens im Haftraum mit einer dicken Schicht Blut bedeckt. An Gegenständen und Wänden in der Zelle war alles voller Blutspritzer. Das alles kann man eigentlich nicht übersehen!

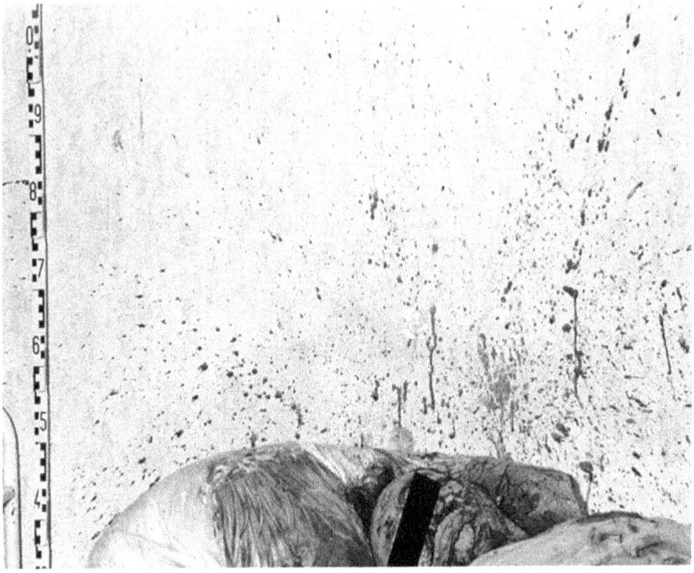

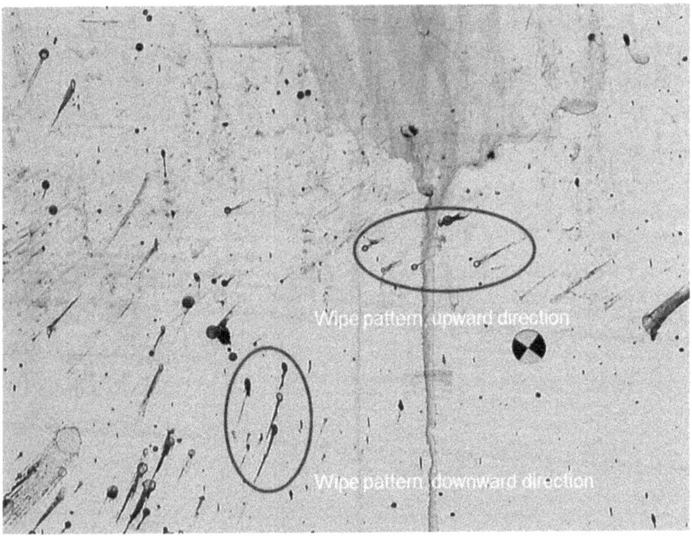

Bizarres Blutspuren-Verteilungsmuster an der Wand nach einem Tötungsdelikt mit massiver stumpfer Gewalteinwirkung auf den Kopf.

Analyse der Spritzrichtung von Blutspuren.

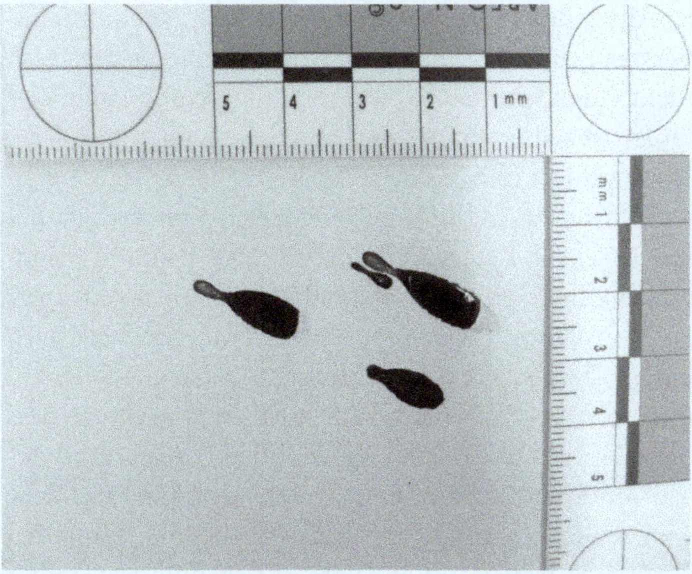

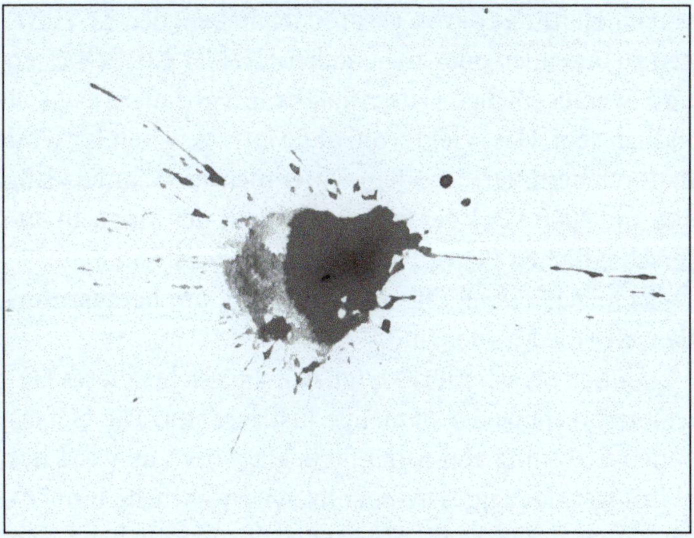

Einzelne Blutspritzer (sog. „Ausrufezeichen“) in
der Großaufnahme.

Spurenbild eines einzelnen schräg auftretenden Blutstropfens.

Alles spricht für einen länger andauernden, mit äußerster Brutalität verübten Übergriff, eine Tat, der sich nicht einmal ein Gewaltverbrecher erwehren kann. Das Opfer ist selber ein Schwerkrimineller, ein Totschläger, Vergewaltiger und Räuber. Fast dreißig Jahre hat er hinter Gittern verbracht. Ein Routinier, könnte man sagen, der sich in seinem Eingesperrtsein halbwegs komfortabel eingerichtet hat, der mit Waren aller Art handelt, darunter Kaffee, Alkohol, Zigaretten, Schmuck und angeblich auch harten Drogen. Ein Mann, der mit dicken Geldbündeln und protzigen Uhren prahlt. Schnell wird vermutet, dass dieser im Knast höchst ungewöhnliche Wohlstand das Mordmotiv sein könnte, dass der oder die Täter sehr wahrscheinlich Mitgefangene sind, die von dem Geld profitieren wollen. Schon lange ist bekannt, dass immer wieder Häftlinge davon gesprochen haben, den 51-Jährigen zu bestehlen oder zu berauben. Neider gibt es immer, und in einer solchen Haftanstalt kann Vertrauensseligkeit tödlich sein. Dass Geld wohl das Motiv gewesen ist, wird dadurch bestätigt, dass dem Opfer mehrere Schmuckstücke und 2000 Mark geraubt wurden, die der Mann an unterschiedlichen Plätzen in seiner Zelle versteckt hatte.

Es folgen aufwendige Ermittlungen, um herauszufinden, wer die Mörder sind.

„Zutiefst erschüttert" zeigt sich angesichts dieses Gewaltverbrechens der damalige Justizsenator. Die Gefangenenvertretung von Santa Fu beklagt nach den Tod des Häftlings „das aggressiv-chaotisch verwahrloste Binnenklima" in der Anstalt. Sie sagen, die Bluttat habe sich förmlich „angekündigt" und werde wohl nicht die letzte sein, die einen Menschen das Leben kostet.

Es war auch nicht der erste Gefangenenmord. Während meiner Zeit in der Hamburger Rechtsmedizin sind seit 1979 bereits drei weitere Insassen umgebracht worden. Ein Mann wurde mit zertrümmertem Schädel aufgefunden, einer wurde erstochen und einer hing am Fensterkreuz seiner Zelle, die Hände gefesselt. Nach dem neuerlichen gewaltsamen Tod im Knast setzt die Polizei eine Sonderkommission ein.

Auch wenn der Mord an dem Gefangenen erst am Tag danach bemerkt wird, kann anhand von Ermittlungen der Zeitpunkt der brutalen Attacke relativ genau eingegrenzt werden. Zeugen haben das Opfer am 11. Januar kurz vor 19 Uhr noch gesehen. Um 19.30 Uhr erfolgt in Santa Fu regelmäßig der Einschluss der Gefangenen in ihre Zellen. In der halben Stunde dazwischen muss der Mann angegriffen und tödlich verletzt worden sein.

Das passt auch zu den Erkenntnissen, die wir bezüglich des Todeszeitpunkts gewonnen haben. Allerdings muss ich betonen, dass wir uns nicht wirklich festlegen, sondern nur ein gewisses Zeitfenster sicher angeben können. Im Fernsehkrimi wirkt es immer so, als könnten Rechtsmediziner den Todeszeitpunkt eines Opfers exakt bestimmen. Nach dem Motto: „Der Mann starb gegen 1.30 Uhr." Das ist aber nicht der Fall. Es gelingt allenfalls eine Annährung mit einer Schwankungsbreite von zwei bis drei Stunden schon am Todestag, also ließe sich beispielsweise sagen: „Der Tod trat zwischen Mitternacht und 5 Uhr ein."

Im Fall des Mordes in Santa Fu musste die Todeszeitbestimmung noch vager bleiben, weil die wichtigen Messungen der Temperatur an Leiche und Umgebung nicht exakt erfolgt waren. Deshalb konnten wir uns lediglich so weit festlegen, dass der Tod zwischen 16 und 22 Uhr eingetreten ist. Allerdings war die Zeit um 19 Uhr am wahrscheinlichsten. Dass das Opfer sofort nach dem Angriff seinen Verletzungen erlegen war, war rechtsmedizinisch eindeutig.

Man konnte wegen der schweren Kopfverletzungen, die der Mann erlitt, sagen, dass er sofort tief bewusstlos war und sich deshalb nicht mehr bewegt haben wird, nachdem seine Peiniger ihn ins Bett gelegt haben. Ein Zeuge sagte später, der Tote habe auf ihn „wie aufgebahrt" gewirkt.

Die eigentliche Tötungshandlung hat sich in einer Ecke der Zelle abgespielt. Dort war im Wesentlichen die Blutlache, und an den Wänden und Möbeln fanden sich bis in einer Höhe von maximal 70 Zentimeter etliche Blutspritzer. Von unten nach oben wurden Anzahl und Intensität der Blutanhaftungen geringer. Bei den heftigen Schlägen, die schwerste Verletzungen verursacht haben, muss es stark geblutet haben. Daraus ist zu schließen, dass das Opfer bereits am Boden lag, als auf seinen Kopf eingeschlagen wurde. Auch dass die Verletzungen fast alle im vorderen Bereich des Schädels zu finden sind und der hintere Abschnitt nahezu unversehrt blieb, legt nahe, dass der 51-Jährige auf dem Hinterkopf gelegen hat, als auf ihn eingeprügelt wurde. Wir konnten auch kaum typische Abwehrverletzungen feststellen wie etwa Hämatome, Stich- oder Schnittverletzungen an Händen und Armen. Dies wäre zu erwarten gewesen, wenn der 51-Jährige den Angriff hätte kommen sehen. Deshalb spricht viel dafür, dass er zu Beginn der Attacke von hinten gedrosselt wurde und sich nicht wirklich wehren konnte.

Die Ermittlungen konzentrieren sich anhand der vorliegenden Erkenntnisse vor allem auf die Zeit zwischen 18.30 und 19.30 Uhr. Welcher Häftling wurde zu dieser Zeit in oder zumindest in der Nähe der Zelle des Getöteten gesehen? Wer benahm sich auffällig? Hat jemand Kampfgeräusche gehört? Wer hätte ein Motiv, etwa eine vorausgegangene Auseinandersetzung, oder ein auffälliges Interesse, an Wertsachen zu kommen? Gab es nach dem Verbrechen irgendwelche Besonderheiten in der Anstalt, die mit dem Gewaltverbrechen zusammenhängen könnten?

Allein der Tatort kann keinen direkten Hinweis auf den möglichen Mörder geben. Etwa 540 Männer sind zu dieser Zeit in Santa Fu untergebracht, einem alten Bau mit vier sternförmig angeordneten Flügeln und fünf Stockwerken. Zu jener Zeit gilt das Konzept, dass sich alle Insassen, die nicht besonderen Beschränkungen unterworfen sind, am Nachmittag bis 19.30 Uhr ungehindert im gesamten Gebäude bewegen dürfen. Das bedeutet auch, dass sie sich gegenseitig in ihren jeweiligen Zellen besuchen dürfen. Selbst wenn man sich darauf festlegt, dass der Mord von einem oder mehreren der Häftlinge begangen worden sein muss, gibt es also theoretisch mehrere Hundert Verdächtige.

Eine Verstopfung des Abwassersystems in Santa Fu am Mordabend bringt eine erste, wichtige Spur. Die Verstopfung hat zu einem Überlaufen der Toiletten in mehreren Zellen geführt. Im Keller wird die Ursache der Störung offensichtlich: Ein Fallrohr ist beschädigt, mehrere zerschnittene Kleidungsstücke ragen aus dem Rohr heraus. Die Textilien werden später als die von zwei Häftlingen identifiziert. Es handelt sich unter anderem um einen bunt gemusterten Pulli und eine Jogginghose, die einem Verdächtigen zugeordnet werden, sowie Teile eines rosa Sweatshirts und einer gemusterten Strickjacke mit Schalkragen, die ein anderer fast täglich getragen hat. Der Verdacht gegen die beiden Männer erhärtet sich, als andere Insassen in Zeugenaussagen schildern, sie hätten diese beiden Häftlinge beim Betreten beziehungsweise Verlassen der Zelle des Getöteten gesehen. Von einem der beiden wird erzählt, er habe einen länglichen Gegenstand unter dem Pullover getragen. Darüber hinaus zeigt einer der Verdächtigen nach der Tat einem anderen Häftling drei Ringe, von denen dieser einen sicher als ein Schmuckstück des Opfers wiedererkennt. Zudem hat der ewig klamme und oft verschuldete Mann plötzlich Geld. Er bezahlt Einkäufe mit einem 500-Mark-Schein.

Warum sie ihre Kleidung zerschnitten und durch die Toilette entsorgt haben, erklären die beiden nun im Visier der Ermittlungen stehenden Männer damit, dass sie illegal Schnaps gebrannt hätten, und ihre Wäsche habe verdächtig danach gerochen. Dies ist schon deshalb wenig glaubhaft, weil einer der beiden eines seiner Lieblingsstücke weggespült hatte und der andere regelmäßig illegal Alkohol brannte. Wenn ihn dieser Geruch wirklich gestört hätte, hätte er sich ständig neu einkleiden müssen. Gegen die Behauptung der Verdächtigen spricht auch die Expertise einer Diplom-Biologin, die seit Jahren im Dienst der Polizei Fasergutachten erstellt. Sie entdeckt an der zerschnittenen Kleidung Fasern eines roten Textils, mit dem das Opfer sehr wahrscheinlich stranguliert wurde.

Im Bereich des Halses und des Oberkörpers konnten wir rote Polyacryl-Fasern sichern, die von dem Textil stammen müssen, mit dem der 51-Jährige gedrosselt wurde. Die Täter haben sehr heftig zugezogen. Bei der Sektion des Leichnams stellten wir fest, dass das Opfer durch das Drosseln einen Trümmerbruch des Kehlkopfes erlitten hatte. Den Abbruch der linken Querfortsätze des 5. und 6. Halswirbels führten wir auf zusätzliche stumpfe Gewalteinwirkung seitlich am Hals zurück. Anhand der am Hals gefundenen Drosselmarke konnten wir eindeutig ausschließen, dass der Häftling mit bloßen Händen gewürgt wurde. Es ist definitiv ein Strangulationsinstrument eingesetzt worden. Allerdings ha-

ben wir in der Strangfurche kein Muster oder ein anderes charakteristisches Merkmal feststellen können. Da am Hals sehr viele und am Oberkörper deutlich weniger rote Polyacrylfasern gesichert wurden, die nirgendwo sonst gefunden wurden, liegt es nahe, dass das Drosselungswerkzeug ein entsprechendes Textil war.

Außerdem gab es eine sehr massive Halskompression. Abgrenzbar waren die Drosselmarke einerseits und ausgedehnte Hals-Weichteilunterblutungen andererseits sowie Abschürfungen durch Schlageinwirkung auf die Halsregion. Es kam zu einer Zertrümmerung von Ring- und Schildknorpel, also jener Region unterhalb des Adamsapfels. Das ist nur erklärlich durch schwerste quetschende Gewalteinwirkung auf die Halsregion. Man musste auch in Betracht ziehen, dass möglicherweise sogar auf den Hals des am Boden liegenden Mannes getreten wurde, was auf eine besonders niedrige Gesinnung hinweisen könnte. Möglicherweise haben der oder die Täter auch auf dem Hals gekniet.

Am Kopf des Opfers stellten wir 13 Platzwunden fest, meist bis auf den Schädelknochen reichend. Zudem gab es einen Scherbenbruch des Schädeldachs, das bedeutet, dass der Knochen in mehrere Teile zerschmettert wurde. Entfernt erinnerte das Bild der äußeren Kopfverletzungen an den Panzer einer Schildkröte. Zudem hatte das Opfer einen Trümmerbruch in der Schädelbasis erlitten sowie Hirnquetschungsblutungen.

Aber damit waren die Gewalteinwirkungen noch nicht abgeschlossen. Die Täter hatten auch massiv auf den Brustkorb eingewirkt und mit einem spitzen Werkzeug Stichwunden zugefügt. Oberflächlich führte das zu pfefferkorngroßen Defekten der Haut. Als Tatwerkzeug kam ein Schraubendreher infrage oder ein anderes spitzes Werkzeug mit einem geringen Durchmesser. Insgesamt

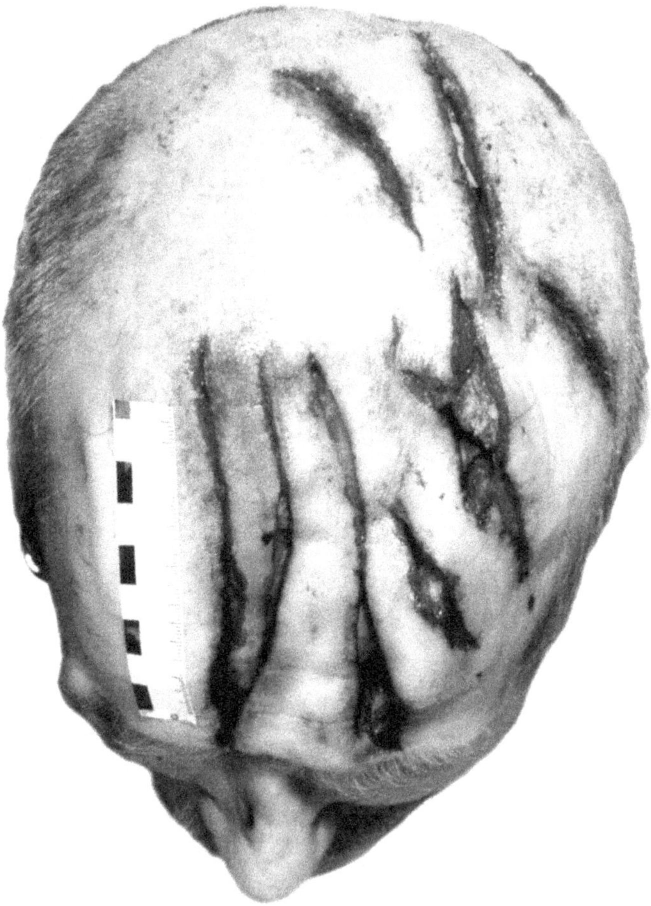

Mit einer Eisenstange wurde massiv auf den Kopf des Opfers eingeschlagen. Man erkennt die langstreckigen Kopfplatzwunden.

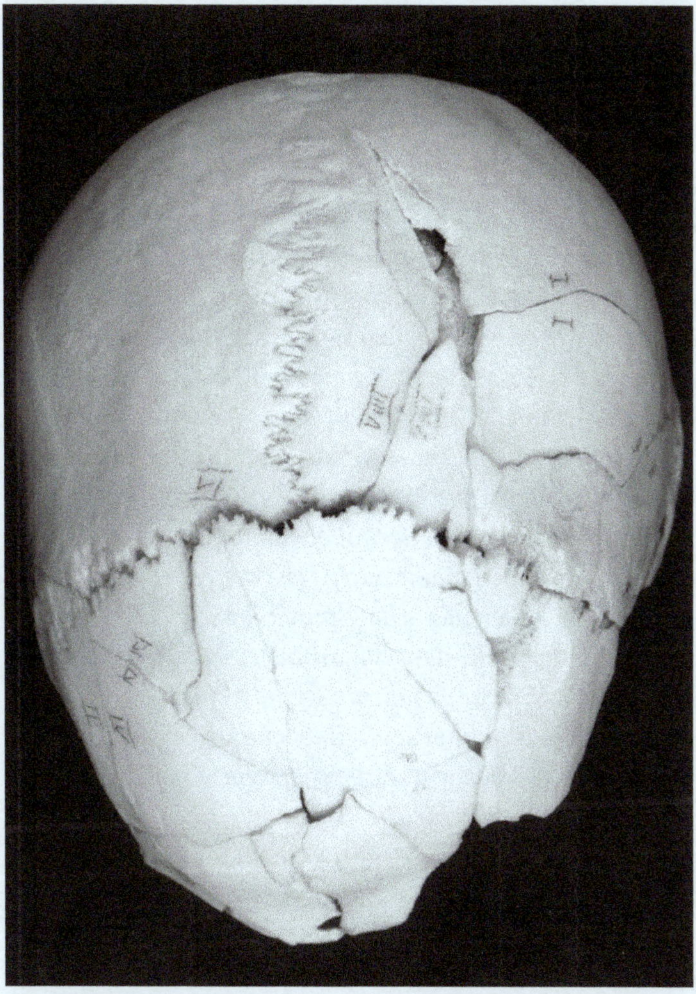

Zertrümmerung des Schädeldachs, die sogenannte Kranznaht zwischen Stirnbein und den beiden Scheitelbeinen wurde aufgesprengt; Impressions- und Berstungsfrakturen.

wurden zehn Einstiche in die Region der linken Brustkorbhälfte festgestellt, davon mehrere in die Lunge und vier Stichverletzungen ins Herz. Die Verletzungen waren insgesamt so schwer, dass das Opfer auch bei sofort eingeleiteten ärztlichen Hilfsmaßnahmen nicht überlebt hätte.

In nahezu allen Kopfwunden haben wir Lackpartikel sichergestellt. Die Form der Verletzungen am Schädelknochen und die genauere Untersuchung der Frakturen ließen darauf schließen, dass die Schläge mit einem kantigen, am Ende abgerundeten Instrument ausgeführt wurden.

Ein wichtiges Instrument, das bei einer Sektion immer wieder zum Einsatz kommt, ist ein Zentimeter- beziehungsweise Millimetermaß. Hiermit ermitteln wir genau Länge, Breite und gegebenenfalls auch Tiefe der jeweiligen Verletzungen. Wir haben alle Schlagspuren im Schädel ausgemessen und festgestellt, dass die dünnste Stelle maximal 6,8 Millimeter breit war. Erfahrungsgemäß muss das Schlaginstrument etwas dünner sein. Eine Spur im Schädel, die besonders ausgeprägt war, haben wir mit einem Werkzeug verglichen, das sich für die Tat geeignet hätte: mit einer Bettstrebe. Dieses lackierte Instrument kam nach unserer Überzeugung durchaus als Schlagwaffe in Betracht. Es ist sogar sehr wahrscheinlich. Wir konnten feststellen, dass sie exakt passt. Die Bettstrebe maß etwa sechs Millimeter. Auch die Spuren des abgerundeten Endes fanden wir in den Schädelverletzungen wieder.

Diese Erkenntnis der Rechtsmediziner wird zum Anlass genommen, bei allen Betten in Santa Fu, bei denen eine Strebe fehlt, Lackproben zu nehmen, diese zu untersuchen und mit den in den Schädelwunden des Opfers gefundenen Partikeln zu vergleichen. Dazu untersucht ein Diplomchemiker den jeweiligen Lack in Bezug auf dessen Farbe und den Schichtaufbau. Im Ergebnis passen lediglich zwei Betten – eines davon gehört einem der verdächtigen Insassen. Bei dem anderen Häftling, dessen Bettstreben theoretisch passen könnten, hat sich nicht das kleinste Indiz ergeben, dass er etwas mit der Tat zu tun haben könnte. Zudem hatten mehrere Zeugen den 34-jährigen Verdächtigen beobachtet, wie dieser auf dem Weg zur Zelle des Opfers einen länglichen Gegenstand unter seiner Kleidung verborgen hatte, der durchaus eine Bettstrebe sein konnte.

Vor Gericht sitzen später zwei Männer, die beide bereits lange Haftstrafen verbüßen: Jan T. und Fritz A. (Namen geändert). Der Angeklagte Jan T., zum Zeitpunkt der Tat 30 Jahre alt, hat eine Kindheit und Jugend erlebt, die von massiver Gewalt gekennzeichnet ist. Mutter, Vater, Großvater: Wo immer der Junge lebt, erfährt er schwere Übergriffe und Misshandlungen. Einzig zu seinem älteren Bruder hat er ein gutes Verhältnis. Mit 16 wird Jan T. erstmals straffällig, später wird er unter anderem wegen Diebstahls, gefährlicher Körperverletzung und Raub verurteilt. Nachdem er mehrfach im Gefängnis gesessen hat, begeht er weitere Straftaten, wegen derer er zu 13 Jahren Haft und Sicherungsverwahrung verurteilt wird. Er hat sich mit Gewalt Zugang zu fremden Wohnungen verschafft, die Opfer bedroht, teilweise auch misshandelt und ausgeraubt. Er verbüßt die Strafe erst in einem Gefängnis in Niedersachsen und kommt dann nach Santa Fu, wo schon sein älterer Bruder hinter Gittern sitzt.

Bei der Arbeit im Knast lernt Jan T. den Mitgefangenen Fritz A. kennen. Zwischen den beiden Häftlingen entwickelt sich eine Freundschaft. Fritz A. ist zu der Zeit, in der der Mord an dem Häftling verübt wird, 34 Jahre alt und verbüßt bereits eine lebenslange Haftstrafe wegen

Mordes. Er hat es zu relativer Berühmtheit gebracht, sein Fall hat sogar Rechtsgeschichte geschrieben. Seiner Verurteilung ist ein juristisches und auch ein politisches Tauziehen zwischen der Bundesrepublik und der damaligen DDR vorausgegangen.

Fritz A. ist in Thüringen aufgewachsen, er heiratet dort und wird Vater dreier Kinder. Im Jahr 1983 flüchtet er ohne seine Familie über die innerdeutsche Grenze und wird dabei von den installierten Selbstschussanlagen erheblich verletzt. Etwa sechs Monate später kommt er in Untersuchungshaft, weil er in der DDR einen Raubmord an einem 24-Jährigen begangen haben soll. Ein Mittäter wird zu lebenslanger Haft verurteilt. Doch im Fall des Fritz A. bemüht sich die DDR vergebens um einen Prozess, die Bundesrepublik verweigert die Auslieferung des Flüchtlings. Ein Hamburger Schwurgericht stellt das Verfahren gegen den Verdächtigen ein, weil es nicht ausreichend Zeugen gäbe und die DDR nicht genügend verwertbares Beweismaterial zur Verfügung gestellt hätte. Vom Osten wird der Fall als „neue skandalöse Justizaffäre" kritisiert. Im sozialistischen Zentralorgan „Neues Deutschland" ist am 25. August 1984 sogar davon die Rede, es handle sich um einen „vorsätzlichen Versuch, die Souveränität der DDR provokatorisch infrage zu stellen".

Doch der Bundesgerichtshof hebt das Urteil des Hamburger Schwurgerichts wegen eines Formfehlers auf. Es kommt zu einem neuen Prozess. Zuvor sind etliche Juristen, darunter auch die Verteidigung von Fritz A., in die DDR gereist und haben miterlebt, wie erneut Zeugen und Sachverständige vernommen werden. Diese Aussagen werden auf 600 Seiten protokolliert. Diesmal reicht es einem Hamburger Gericht für eine Verurteilung. Nach Überzeugung der Schwurgerichtskammer hat der ehemalige DDR-Bürger im Oktober 1982 zusammen mit einem Mittäter einem gemeinsamen Bekannten 24 800 Mark geraubt und das Opfer erwürgt. Das Gericht verhängt für Fritz A. wegen Mordes und schweren Raubes die lebenslange Freiheitsstrafe.

Jetzt, im Prozess um die Tötung des 51 Jahre alten Häftlings, droht ihm erneut lebenslänglich. Genauso wie dem Mitangeklagten Jan T.

Es gibt mehrere Todesursachen, Stiche mehrfach in die Herzregion, Drosseln und schwerste Zertrümmerung des Schädels durch Schläge. So schwere und so vielfältige Verletzungen mit diversen Einwirkungsformen nebeneinander sieht man als Rechtsmediziner nur selten. Es herrschte offensichtlich eine große Entschlossenheit in Bezug auf den Tötungswillen, zugleich wurde mit besonderer Brutalität vorgegangen. Diverse Verletzungen für sich genommen und vor allem im Zusammenwirken waren tödlich. Wer derart massiv auf Herz, Lunge und Kopf einwirkt, weiß, dass das Opfer ganz gewiss stirbt. In welcher Reihenfolge genau die Täter ihr Opfer traktiert haben, es gedrosselt, geschlagen, auf es eingestochen haben, konnten wir nicht exakt klären. Allerdings konnten wir sicher feststellen, dass die Stiche vor den Schlägen erfolgt sein müssen. Sie sind sicher noch bei funktionierendem Kreislauf zugefügt worden.

Durch die zahlreichen Stiche wurden mehrfach die Lunge und auch das Herz verletzt. Diese Verletzungen hatten zur Folge, dass die linke Lunge zusammengesackt ist. Es gab in dem linken Lungenflügel allerdings keine Spuren von Bluteinatmung. Die hätte es aber geben müssen, wenn die stark blutenden Kopfverletzungen vor den Stichen erfolgt wären.

Beide Angeklagten machen zu Prozessbeginn keine Aussage. Jan T. lässt später eine Erklärung verlesen mit dem Tenor, er habe mit der Tötung des Opfers nichts zu tun. Er sei zwar in der Zelle des 51-Jährigen gewesen, habe aber nur kurz mit ihm geredet und sei dann bis zum Einschluss bei seinem Bruder in der Zelle gewesen.

Fritz A. schweigt in dem Verfahren, über Monate. In seinem letzten Wort jedoch belastet er den Mitangeklagten, indem er sagt, dieser habe den Mord begangen. Anlass sei ein Streit zwischen Jan T. und dem späteren Opfer um Schmuck gewesen. T. habe ihm erzählt, es habe Stress gegeben, die Auseinandersetzung sei eskaliert und schließlich habe er mit der Bettstrebe zugeschlagen. Er glaube, das Opfer sei tot. Daraufhin, so Fritz A., sei er dem Kumpel beim Beseitigen der Kleidung behilflich gewesen und habe auch die eigene mit entsorgt.

Nach dieser ihn belastenden Aussagen beschuldigt Jan T. nun seinerseits in seinem letzten Wort den anderen Angeklagten, das Opfer getötet zu haben. Seine Schilderung klingt ähnlich wie die seines früheren Kumpels: Die beiden seien in Streit geraten, der 51-Jährige habe den anderen angegriffen und dieser habe zurückgeschlagen.

Das Schwurgericht lässt sich von diesen Aussagen nicht beeindrucken und verkündet das Urteil: Beide Angeklagten erhalten wegen Mordes sowie Raubes mit Todesfolge die lebenslange Freiheitsstrafe. Darüber hinaus stellt die Kammer die besondere Schwere der Schuld fest. Die Tat sei „von großer Brutalität gekennzeichnet“, begründet der Vorsitzende Richter die Entscheidung. Immerhin gebe es „drei verschiedene Angriffsarten, die alle für sich genommen tödlich waren“. Zudem habe es nicht nur ein, sondern zwei Mordmerkmale gegeben. Die Angeklagten hätten das Opfer getötet, um an sein Geld und seinen Schmuck zu kommen. Als weiteres Mordmerkmal gelte entweder das Ermöglichen oder das Verdecken einer Straftat.

Die Kammer ist davon überzeugt, dass die beiden Männer die Zelle des 51-Jährigen schon mit dem Plan betraten, ihm seine Wertsachen wie Geld und Schmuck abzunehmen. Dies wollten sie dadurch erreichen, dass sie jedenfalls Gewalt androhen oder auch einsetzen. Wann sie beschlossen, das Opfer zu töten, habe in der Beweisaufnahme nicht sicher festgestellt werden können. „Alle Angriffsarten, das Drosseln, die Stiche und Schläge, waren geeignet, das Opfer zu töten." Das hätten die Angeklagten gewusst und auch bezweckt. Außergewöhnlich, so der Vorsitzende, sei die Anzahl der Stiche in die Herzregion und die Wucht, mit der auf den Schädel des 51-Jährigen eingeschlagen wurde.

Es war eine extreme Form von Gewalteinwirkung, eine Art von „Übertöten", weil besonders häufig zugeschlagen und ganz besonders viele und ausgedehnte Verletzungen verursacht wurden. Es bestand ein Tötungswille fast im Sinne eines Vernichtens. Ein Grund mag sein, dass sie zu zweit agierten. Vielleicht haben sie sich gegenseitig angestachelt. Wer welche Verletzungen zugefügt hat, ist letztlich im Urteil offen geblieben.

Tötungsdelikte im Knast sehen wir Rechtsmediziner relativ selten. Allerdings: Wenn sie vorkommen, handelt es sich eher um Gewaltexzesse, unter anderem vermutlich deswegen, weil vergleichsweise rustikale Instrumente zur Tatausführung verwendet werden und die Tat meist mit aufgestautem Ärger und Frust zusammenhängt.

Die Person des Fritz A. hat außer in diesem Verfahren in einem weiteren, nicht weniger spektakulären Prozess um die sogenannten Säurefassmorde eine Rolle gespielt. Über den Säurefassmörder haben wir in unserem Buch „Tote schweigen nicht" berichtet. Dieser Mann wurde zu lebenslanger Haft verurteilt, weil er zwei Frauen entführt, in einem Atombunker gefangen gehalten, sie gefoltert, getötet und dann ihre Körper in Säurefässern aufgelöst hat. Zusätzlich zum „lebenslänglich“ wegen Mordes stellte die Kammer in diesem Fall auch die besondere Schwere der Schuld des Täters fest.

Der Prozess gegen den angeklagten 48-Jährigen dauerte schon Monate, als sich Fritz A. überraschend an die Ermittlungsbehörden wandte und sagte, er habe Informationen über den angeklagten Kürschner. Beide waren des Mordes verdächtig und über Monate gleichzeitig im Untersuchungsgefängnis untergebracht.

Offensichtlich sind sie sich immer wieder beim Hofgang oder beim Duschen begegnet und haben ausführliche Gespräche geführt. So hat es jedenfalls Fritz A. notiert, handschriftlich auf 37 Seiten, die er als Gedächtnisprotokolle bezeichnet. Demnach wurde er von dem Kürschner sogar als „Bruder“ tituliert. Vor allem habe ihm der wegen der Säurefassmorde Angeklagte eindeutig sogenanntes Täterwissen über die Quälereien und sexuellen Gewaltanwendungen gegenüber den beiden gefangenen Frauen in seinem Atombunker offenbart.

Im Prozess gegen den Kürschner hat Fritz A. nicht ausgesagt. Er weigerte sich standhaft, als Zeuge aufzutreten. Doch er hatte seine Aufzeichnungen der Kriminalpolizei übergeben: Protokolle eines unvorstellbaren Grauens.

Das Studium der Aufzeichnungen hat für mich nachträglich eine Reihe von rechtsmedizinischen Befunden verständlich gemacht, die wir an den Überresten der getöteten Frauen in den Säurefässern bei unseren Sektionen ein Jahr zuvor erhoben hatten.

Was ist in diesen beiden Männern vorgegangen, dem Säurefassmörder und dem Santa-Fu-Killer, diesen beiden extremen Straftätern? Besteht zwischen ihnen eine Art geis-

tiges Band, für das Außenstehenden jedes Verständnis fehlt? Während der eine seitenlang protokolliert, was der Säurefassmörder zu seinen Taten und zu seinen Fantasien ausführt, bewegt er sich selbst in der Subkultur des Gefängnisses als ein harter, von vielen gefürchteter Insasse – und begeht dann seinen zweiten eigenen und besonders brutalen Mord an einem Mitgefangenen.

Blutspurenmuster-Analyse

Dies ist ein besonders spannendes Kapitel der Rechtsmedizin, der Kriminalistik und Kriminaltechnik. Es geht um die exakte Dokumentation von Blutspuren an einem Geschehensort und deren Auswertung unter rekonstruktiven Aspekten. Durch die Beteiligung der Molekularbiologie bzw. DNA-Technologie ist dadurch zugleich auch eine Identifikation des sogenannten Spurenlegers möglich.

Innerhalb der Deutschen Gesellschaft für Rechtsmedizin gibt es eine „Arbeitsgruppe Blutspurenmuster-Verteilungsanalyse", deren Ziel es ist, Wissen und praktische Anwendungsmöglichkeiten dieses Teils der Spurensicherung auf eine breite Basis zu stellen.

Es geht um die Erfassung, Kategorisierung und Interpretation der Form und Verteilung geschehensrelevanter Blutspuren. Derartige Spuren entstehen bei den meisten Tötungsdelikten. Durch die unterschiedliche Form und das Verteilungsmuster lassen sich zum Beispiel Tropfspuren, Abrinnspuren, Schleuderspuren, Schlagspuren, Beschleunigungsspuren und Kontaktspuren sichern und unterscheiden. Man kann auch unterscheiden, ob Blut über die Atemwege beim Ausatmen oder aus einer arteriellen Schlagaderblutung beziehungsweise einer venösen Blutung stammt. Dadurch können Detailfragen im Rahmen einer Geschehensrekonstruktion exakt beantwortet werden. Ort, Art und Intensität von Gewalteinwirkungen sind abzuschätzen. Eine Sequenz von Ereignissen kann erstellt werden. Durch derartige Untersuchungen ist eine Differenzierung zwischen Unfall, Tötungsdelikt und Suizid möglich. Dazu gehört in jedem Fall eine sehr gute Fotodokumentation, jeweils mit Maßstab und dreidimensional. Erste Erkenntnisse erlangt der Rechtsmediziner durch die persönliche Inaugenscheinnahme des Tatorts beziehungsweise Geschehensorts. Hinzu kommen dann die Untersuchung von Opfer und Täter und die Feststellung der Verletzungen bei den beteiligten Personen, insbesondere unter dem Aspekt, wie von hier aus Blutspuren hervorgerufen werden.

Im Zentrum steht die analytische Rekonstruktion der Blutungsquelle zum Zeitpunkt der Gewalteinwirkung. Mit hierfür entwickelten Rechenmodellen kann die Position von Täter, Opfer und sonstigen Beteiligten in einem Raum und in Relation zu den Einrichtungen in diesem Raum rekonstruiert werden. Die Blutspurenmuster-Analyse ist eine bedeutende Subdisziplin innerhalb der Rechtsmedizin, die eine sehr wichtige Ergänzung der Arbeit im Sektionssaal darstellt.

Ein Schock fürs Leben

Da liegt er auf dem Boden, alleingelassen, hilflos. Eingesperrt in der Abstellkammer seiner Wohnung. Er ist überfallen und misshandelt worden und zuletzt wie ein ausgedientes Möbelstück oder ein Sack Kartoffeln in diesen dunklen engen Raum gezerrt worden, die Tür hinter ihm verschlossen, gnadenlos. So erlebt der 61-Jährige die finalen Minuten seines Lebens. Er spürt eine Enge in der Brust, einen starken Druck, immer heftiger werdende Atemnot. Und dann ist da nichts mehr. Der Schreck, die Angst, die Schmerzen, die ihm zugefügt worden sind, sind das Todesurteil für den schwer kranken Mann.

Der Hamburger ist mit einem Elektroschocker traktiert worden und letztlich an den Folgen gestorben. Gemeinhin gilt so ein Gerät als „nicht tödliche Waffe". Elektrischer Strom, erzeugt aus einer niedrigen Batteriespannung, wird erheblich verstärkt; die Person, gegen die dieses Gerät eingesetzt wird, erleidet durch die hohe Spannung einen Elektroschock. Sie wird paralysiert und ist für kurze Zeit außer Gefecht gesetzt, bis sie sich bald wieder vollständig erholt. So weit die Theorie, die bei gesunden Menschen üblicherweise auch so erlebt wird.

Doch das Schicksal lässt sich nicht in Gesetzmäßigkeiten zwingen, es spielt nach eigenen Regeln. Und so kann der Einsatz eines Elektroschockers in Einzelfällen tödlich sein, wenn der so Verletzte beispielsweise eine Herzschwäche hat.

Über den Einfluss und insbesondere die Gefahr von Elektroschockgeräten, einschließlich von Schussgeräten, die kleine Pfeile verschießen, die sogenannten Taser, gibt es viele Spekulationen und fast so viele experimentelle Untersuchungen und Fallberichte. Man ist sich in der Literatur darüber einig, dass die Stromeinwirkung normalerweise Muskelzucken und Krämpfe sowie relativ starke Schmerzen, verbunden mit Angst und Schreck, hervorruft. Die Folge ist üblicherweise, dass die Person, der dieser Stromschlag zugefügt wird, sofort hinfällt. Bei den Tasern wird die Stromeinwirkung automatisch nach fünf Sekunden abgestellt. Beim Elektroschocker ist ihre Dauer davon abhängig, wie lange der Auslöseknopf betätigt wird. Kreislaufgesunde Menschen erleiden durch den Strom, der über die Oberhaut und die darunterliegende Muskulatur abfließt, keinen dauerhaften Schaden. Bei Herzkranken hat man jedoch als Auswirkung Herz-Rhythmus-Störungen beobachtet, die in Extremfällen einen tödlichen Ausgang nehmen können.

Der 61-Jährige, den sich ein Mann als Opfer für einen Raub ausgespäht hat, hat ein sehr schwaches Herz. Wie krank er tatsächlich ist, wissen wohl nur die wenigsten. Vielleicht war dem Frührentner nicht einmal selber klar, in welcher Gefahr er wegen seines schlechten Gesundheitszustands schwebt. Aber andere Gebrechen sind nicht zu übersehen. Der Mann ist stark übergewichtig. Und er ist wegen einer extremen Verkalkung seiner Arterien, unter anderem im Beckenbereich, bereits an beiden Beinen unterhalb der Knie amputiert. Er sitzt im Rollstuhl. Unübersehbar ein Mann, von dem nicht viel Gegenwehr zu erwarten ist. Und dieser Mann wird nun also erbarmungslos gequält. Er schreit um Hilfe. Er schreit vor Schmerzen und Angst, als der Täter einen Elektroschocker gegen ihn einsetzt. Dann wird er von ihm in die Abstellkammer gesperrt, weil der Räuber in Ruhe die Wohnung nach Wertsachen durchsuchen will. Als der Verbrecher fündig wird und 670 Mark Beute macht, flüchtet er. Sein Opfer lässt er verletzt und hilflos zurück. Minuten später stirbt der Mann.

Wie wir bei der Sektion festgestellt haben, war der 61-Jährige gesundheitlich schwer vorgeschädigt. Er hatte eine hochgradige Verkalkung der Herzkranzschlagadern, zudem eine Einengung der Aortenklappe. Sein Herz war sehr stark vergrößert mit 740 Gramm und lag damit weit oberhalb des kritischen Herzgewichts. Normal sind maximal 500 Gramm. Diese Vorerkrankung hatte bereits zu mehreren Herzinfarkten geführt, was wir an ausgedehnten Vernarbungen an der Herzmuskulatur erkennen konnten. Insgesamt kann man sagen: Er hatte ein allzeit versagensbereites Herz. Zudem litt er an ausgedehnten Gefäßverschlüssen im Becken und Beinbereich, die die Amputationen notwendig gemacht hatten. Schließlich bestand bei ihm noch ein starkes Übergewicht mit fast 110 Kilogramm, eine chronische Bronchitis sowie eine Bläh-Lunge. Die chronische Lungenerkrankung hing vor allem damit zusammen, dass der Mann ein starker Raucher war.

Bei diesem Opfer hat sich der Einsatz des Elektroschockers nachweislich fatal ausgewirkt. Das konnte man aus den geweblichen Veränderungen an der Brust des 61-Jährigen, im Einsatzbereich der Waffe, der sehr schweren Vorschädigung und dem zeitlichen Zusammenhang schließen.

Als mutmaßlicher Täter wird ein 27-Jähriger festgenommen und muss sich knapp sechs Monate später wegen Raubes mit Todesfolge vor dem Schwurgericht verantworten. Nachbarn des Opfers, der im dritten Stock eines Mehrfamilienhauses lebte, hatten das Verbrechen teilweise durch den Türspion ihrer Wohnung beobachtet und zudem durch die dünnen Wände mit angehört. Sie alarmierten die Polizei, die sofort die Verfolgung des Verdächtigen aufnahm und ihn unweit des Tatorts stellen konnte. Der Angeklagte ist gelernter Kaufmann, der zuletzt sein Geld als Mitarbeiter einer Hamburger Bar verdient hat. In dieser Zeit begann er mit dem Konsum von Kokain. Er gesteht im Prozess, den 61-Jährigen beraubt und mit dem Elektroschocker traktiert zu haben. Dies sei jedoch eher unbeabsichtigt passiert. Wie lange er das Opfer mit der Waffe berührt hat, weiß er nicht mehr.

Dafür wissen wir das durch unsere rechtsmedizinischen Untersuchungen ganz genau. Wir haben auf der rechten Seite der Brust des Verstorbenen rötliche Hautveränderungen festgestellt, jeweils mit einem Durchmesser von 0,4 bis 0,5 Zentimetern und einem Abstand von 1,8 Zentimetern. Diese Verletzungen sind zweifelsfrei auf Stromeinwirkung zurückzuführen; derartige Strommarken entstehen, wenn ein Elektroschockgerät über mehrere Sekunden fest gegen den Körper gedrückt und eingeschaltet wird. Der Abstand der Hautverletzungen entspricht dem der beiden Pole des Geräts. Kürzere, weniger intensive Berührungen hinterlassen nicht unbedingt feststellbare Hautveränderungen. Deshalb konnten wir nachweisen, dass der Täter den Schocker direkt eingesetzt hat.

Bei den Strommarken handelt es sich um rötliche, fleckförmige, ganz umschriebene Hautverbrennungen. Wir haben die Läsionen mikroskopisch untersucht und fanden feingewebliche Veränderungen, wie sie typisch sind für Verbrennungen durch Strom. Im Einzelnen haben wir einen Verlust der Oberhaut festgestellt, im Randbereich der Hautablösung waren Hautzellen auffällig in die Länge gezogen. Man spricht von einer sogenannten Elongation der Zellen oder Zellkerne. Das Unterhautgewebe wies eine Homogenisierung auf, die den roten Farbstoff Eosin besonders stark aufnahm. Im Randbereich der Strommarke gaben höchst vereinzelte Entzündungszellen den Hinweis darauf, dass der Mann die Stromeinwirkung kurze Zeit überlebt hat. Außerdem hatte er umschriebene Hautverbrennungen an mehreren Stellen der linken Hand. Diese deuteten wir als Verletzungen, die er sich sehr wahrscheinlich bei Abwehrversuchen gegen den Elektroschocker zugezogen hat.

Anhand von Zeugenaussagen, den Spuren am Tatort sowie weiteren Beweismitteln kommt das Gericht schließlich zu dem Schluss, dass sich der Überfall auf den 61-Jährigen so zugetragen hat: Das Motiv des Angeklagten ist die Aussicht auf Beute. Er konsumiert regelmäßig Kokain und braucht dafür mehr Geld, als er mit seinem Job in der Bar verdient. Mit dem Raub will er seine finanzielle Lage aufbessern. Das Opfer hat er bereits ausgeguckt, er kennt den Mann. Man kann spekulieren, dass der Angeklagte diesen deshalb ausgewählt hat, weil von einem Menschen mit dieser Statur und einer derartigen körperlichen Behinderung wenig Gegenwehr zu erwarten ist.

Für den Überfall bewaffnet sich der Täter mit einer Gaspistole und einem Elektroschocker, zudem steckt er zwei Schraubendreher ein. Kurz vor der Tat konsumiert er noch etwa 1,5 Gramm Kokain, wie er selber berichtete. Gewaltsam dringt er in die Wohnung des Mannes ein, wie ein Nachbar durch den Türspion beobachtet. Später wird von der Polizei festgestellt, dass die Wohnungstür des Opfers nicht aufgebrochen, die Befestigung einer stabilen Kette, mit der der 61-Jährige seine Wohnung gesichert hatte, aber aus der Wand gerissen ist. Als die Tür heftig aufgestoßen wird, muss das Opfer mit seinem Rollstuhl umgekippt sein. Die Nachbarn haben ein entsprechendes Poltern gehört, zudem liegt der umgestürzte Rollstuhl im Flur der Wohnung.

Der Frührentner ruft um Hilfe und schreit, dass der Täter verschwinden solle. Daraufhin versetzt der Räuber dem Wohnungsinhaber mehrere Schläge auf den Kopf und setzt das Elektroschockgerät ein. Die Nachbarn hören ein lautes Knistern, das von dem Gerät stammt, sowie Schmerzensschreie des Opfers. Jetzt zerrt der Täter den 61-Jährigen in die Abstellkammer der Wohnung und schließt ihn ein. Außerdem reißt er mehrere Telefonkabel aus den Steckdosen, lediglich ein Anschluss bleibt intakt. Dann durchwühlt er die Wohnung auf der Suche nach Wertsachen. Er raubt 670 Mark, lässt das Opfer hilflos in der Abstellkammer zurück und verlässt die Wohnung. Doch er kommt nicht weit. Die Nachbarn haben längst die Polizei alarmiert und wollen nun dem Verletzten zu Hilfe eilen. Den Schlüssel, mit dem die Abstellkammer versperrt ist, finden sie zunächst nicht. Durch die Tür hindurch reden sie mit dem misshandelten Mann. Als Minuten später der Schlüssel gefunden wird und das Opfer befreit werden soll, ist der Mann bereits tot.

Bei der Sektion des 61-Jährigen stellten wir Kopfverletzungen fest, die eindeutig durch stumpfe äußere Gewalteinwirkung, das heißt durch Schläge, entstanden sind. Unter anderem fanden wir eine Schürfwunde an der Stirn und Hautunterblutungen ebenfalls an der Stirn sowie am Unterkiefer. Es gab weitere Verletzungen, beispielsweise am

Rücken, am rechten Ellbogen, am rechten Beinstumpf und am Oberschenkel. Bei diesen konnten wir aber nicht ausschließen, dass sie durch den Sturz aus dem Rollstuhl verursacht worden sein könnten.

Als Todesursache diagnostizierten wir ein akutes Herzversagen aufgrund vorbestehender, sehr schwerer Herzmuskelvernarbung sowie Kranzschlagaderverkalkung. Das Herzversagen wurde durch das Zusammenwirken der Misshandlungen, insbesondere durch den Einsatz des Elektroschockgeräts, verursacht. Die Auswirkung dieser Übergriffe wurde noch verstärkt durch die zusätzliche Belastung durch Angst, Schreck, Muskelzittern und Blutdrucksteigerung. Die Stromeinwirkung stellte sozusagen das letzte Element dar, das zum Tod führte. Das massiv geschwächte Herz war der psycho-physiologischen Belastung durch Strom und Stress nicht gewachsen.

Dass das Opfer schon derart schwer herzkrank war, mag der Angeklagte nicht gewusst haben. Allerdings berichtete ein Mann, der mit Elektroschockgeräten handelt, als Zeuge vor Gericht, dass der 27-Jährige sich bei ihm sehr genau über die Wirkungsweise von Elektroschockern erkundigt habe, und das wenige Tage vor dem Raubüberfall. Insbesondere wollte er wissen, wie lange jemand, dem ein derartiger Stromstoß zugefügt wird, handlungsunfähig wäre. Ihm wird gesagt, dass ein solches Gerät gefährlich und bereits ein Todesfall infolge eines solchen Stromstoßes bekannt sei. Der Fachmann weist den 27-Jährigen zudem darauf hin, dass die Wirkung unterschiedlich ausfallen kann. Ein gesunder Mensch gerate nicht in Gefahr, vor allem dann nicht, wenn das Gerät gegen Arme oder Beine gehalten wird. Schwere Folgen könnten aber dann entstehen, wenn das Opfer bei schlechter Gesundheit ist.

Durch den Stromschlag entsteht ein extremer, stechender akuter Schmerz, wie ich im Prozess auch als Sachverständiger ausgeführt habe. Aufgrund der Beeinflussung von Muskeln und Nerven im Strompfad kommt es zeitweise zu Lähmungen von unterschiedlicher Dauer. Weil das Opfer in dieser Situation in der Regel hinfällt, kann es zu Sturzverletzungen kommen, insbesondere auch Schädelverletzungen, da sich der Betroffene wegen der kurzzeitigen Lähmung nicht oder jedenfalls nicht gut abstützen kann. Möglich ist auch Hyperventilation als Folge des starken Schmerzes und der Stresssituation. Im Extremfall und bei einem vorgeschädigten Herzen besteht, wie erwähnt, Lebensgefahr, insbesondere wenn Angstzustände hinzukommen, die den Körper zusätzlich belasten.

Vor Gericht habe ich auch mit einem dem Tatwerkzeug vergleichbaren Gerät demonstriert, welche Geräusche ein Elektroschocker beim Einsatz erzeugt: Es sind deutliche, sehr laute, kurz aufeinander folgende knatternde Geräusche. Genau so etwas hat die Nachbarin des Opfers nach eigener Aussage durch die dünnen Wände gehört. Ein weiterer Beweis dafür, neben den eindeutigen Strommarken auf der Haut des Opfers, dass der Täter das Gerät eingesetzt hat.

Daran will der Angeklagte sich nicht erinnern können. Zudem leugnet er, den Wohnungsinhaber in die Abstellkammer eingesperrt zu haben. Er behauptet, der 61-Jährige sei, nachdem der Angeklagte dies angeregt habe, selber in den Raum gehumpelt. Dann habe er ihn eingeschlossen. Den Mann auszurauben, bezeichnet er als die Idee eines Bekannten. Dieser hätte ihn nach seiner Darstellung finanziell unter Druck gesetzt und ihn in Angst versetzt. Vor allem habe dieser Mann auch angedeutet, die Freundin des Angeklagten sei in Gefahr, wenn er den Raub nicht verübe. Deshalb habe er sich schließlich zu dem Verbrechen drängen lassen. Dass er einen Telefonstecker nicht aus der Dose gerissen hat, erklärt er damit, er habe geglaubt, in der Abstellkammer befinde sich vielleicht noch ein Telefon, und so hätte sich das Opfer etwas zu essen bestellen können, falls er Hunger bekäme. Diese Einlassung bezeichnet das Gericht als „makaber". Es kommt zudem zu der Überzeugung, dass es den von dem Angeklagten benannten Hintermann nicht gibt, unter anderem, weil er unterschiedliche Namen nennt und immer wieder seine Einlassung abändert.

Auch mit seiner Angabe zu seinem Drogenkonsum vor der Tat hat der 27-Jährige versucht, mildernde Umstände für sich geltend zu machen. Schließlich könnte bei entsprechender Beeinträchtigung durch Drogen oder Alkohol eine Verminderung der Steuerungsfähigkeit und damit der Schuldfähigkeit angenommen werden, was im Ergebnis zu einem geringeren Strafmaß führen könnte. Allerdings konnte ich als Gutachter bei einem Konsum von 1,5 Gramm Kokain keinerlei Anhaltspunkte für eine relevante Verminderung seiner Schuldfähigkeit feststellen. Allein dass er die Drogen genommen hat, sagt nichts darüber aus, außerdem hatten wir über den Wirkstoffgehalt keine Erkenntnisse. Vor allem aber gab es keine Anhaltspunkte für eine sogenannte Kokain-Psychose. Diese würde sich unter anderem dadurch äußern, dass der Konsument plan- und ziellos agiert. Mögliche Symptome sind auch eine Stimmungsanhebung, ein Rededrang oder auch das Auftreten von aufbrausenden Spontanhandlungen. Im Gegensatz dazu wirkt das Agieren des Täters eher planvoll und zielgerichtet.

Das Schwurgericht verurteilt den Angeklagten zu zehn Jahren Freiheitsstrafe wegen Raubes mit Todesfolge. „Er hat den Tod eines Menschen leichtfertig verursacht", begründet der Vorsitzende Richter das Strafmaß. Der Täter habe die sich ihm aufdrängende Möglichkeit eines tödlichen Verlaufs aus besonderem Leichtsinn oder besonderer Gleichgültigkeit außer Acht gelassen. Es handele sich bei dem 61-Jährigen wegen seiner Beinamputation und der insgesamt angeschlagenen Gesundheit um ein „besonders hilfloses und wehrloses Opfer. Dieses wurde in der eigenen Wohnung überfallen, wo sich Menschen besonders sicher fühlen.“ Damit habe der Täter eine besondere Gleichgültigkeit und rohe und erbarmungslose Gesinnung gegenüber schwächeren Personen gezeigt.

Durch das gewaltsame Eindringen des Täters in die Wohnung, die brutalen körperlichen Übergriffe, den Sturz aus dem Rollstuhl, die extrem hilflose Lage des nun auf dem Boden liegenden behinderten Mannes und die quälenden Schmerzen durch den Einsatz des Elektroschockgeräts habe der 27-Jährige das Opfer „in einen Zustand höchster Angst versetzt“. Überdies wurde der Mann in die Abstellkammer gezerrt und dort eingesperrt. Auch wenn der Angeklagte die schwere Herzkrankheit des 61-Jährigen nicht kannte, hätte ihm bewusst sein müssen, dass ein derartig gewalttätiges und rohes Vorgehen ein Opfer so in Stress, Angst und Schrecken versetzen kann, dass das Herz versagen und der Gepeinigte sterben kann. Wie ein Elektroschocker wirke und dass er unter Umstände lebensgefährlich sein könne, hätte der Täter genau gewusst.

In diesem Fall ist der Elektroschocker eingesetzt worden, um ein Verbrechen zu ermöglichen. Häufig werden sie indes gekauft, weil die Kunden sie zur Selbstverteidigung haben wollen. Meine Erfahrung ist: Sie nützen wenig, weil der Angreifer oft überlegen ist, er den Elektroschocker entreißt und seinerseits als Waffe verwendet. Ich halte die Werbung eher für einen reinen Verkaufstrick und würde das Gerät nicht zur Selbstverteidigung empfehlen. Der Begriff Selbstverteidigung geht hier völlig ins Leere. Ein Elektroschockgerät stellt eher eine Eigengefährdung dar, jedenfalls kann man wirklich aggressive Täter damit nicht in Schach halten.

Nach unseren Erfahrungen in der organisierten Kriminalität, in der Prostitution oder bei der Schutzgelderpressung wird der Schocker vor allem eingesetzt, um Opfer gefügig zu machen. Es reicht oft schon, wenn es bedrohlich knistert und Funken springen. Das verursacht Angst und Schrecken und kann das Opfer leicht dazu bringen, sich dem Willen des Täters zu beugen. Umso mehr, wenn der Strom direkt auf den Körper des Opfers gehalten wird und dieses die Schmerzen spürt. Die Einwirkung eines Elektroschockgeräts in Herznähe ist besonders gefährlich, wenn die Stromschleifen das Herz direkt tangieren. Der Schmerz ist dann stark, markant, hell und stechend, verbunden mit zusätzlichem Leiden durch die starke Muskelzuckung und Verbrennung. Das wirkt sehr bedrohlich.

Speziell in diesem Fall stellt man sich Fragen im Hinblick auf die Moral und die Motivation des Täters. Das Opfer war schwer körperlich behindert, ganz offensichtlich wenig wehrhaft, leicht unter Kontrolle zu bringen. Es gehörte zu den Schwachen der Gesellschaft. Mir gehen ähnlich gelagerte Fälle durch den Kopf, zum Beispiel der Handtaschenraub bei einer alten Frau, die umgerissen wird, sich hierbei eine Schenkelhalsfraktur zuzieht und daran stirbt. Oder Überfälle auf Alte und/oder Kranke in ihrer eigenen Wohnung, um dort unter bösen Drohungen sowie mit Gewalt Wertsachen mitgehen zu lassen, auch zu dem Preis, dass die Opfer schweren Schaden nehmen bis hin zum Tod, zumindest aber dass sie das Vertrauen in andere verlieren und sich misstrauisch völlig abkapseln.

Selbstverständlich muss und kann ich als Sachverständiger bei der körperlichen Untersuchung eines Opfers oder bei der Sektion all diese Überlegungen, die inneren Fragezeichen, die Empörung und Enttäuschung zurückstellen. Wenn ich als Rechtsmediziner dem Opfer – und dem Täter – gerecht werden will, muss ich kühl bleiben bis ins Innerste, objektiv die Verletzungsbefunde und Spuren erheben und dann später als Sachverständiger vor Gericht ohne emotionale Betroffenheit mein Gutachten erstatten. Ich bin immer wieder froh darüber, dass es Aufgabe des Gerichts ist, ein (gerechtes) Urteil zu fällen, ich aber zu diesem Zeitpunkt meine Arbeit bereits getan habe. Und dann stelle ich mir wieder die ewige Frage: Was lernen wir daraus für das Leben und für die Überlebenden?

Histologie, Mikroskopie

Im Rahmen der Leichenöffnung setzt der Rechtsmediziner zunächst einmal seine „fünf Sinne“ ein, um traumatische und krankhafte Veränderungen am und im Körper eines Verstorbenen zu diagnostizieren. Ganz im Vordergrund steht dabei der diagnostische Blick. Dies bedeutet, dass die Körperoberfläche, der geöffnete Körper und die aufgeschnittenen Gewebe und Organe mit den Augen genau inspiziert werden, um Veränderungen zu erkennen, die auf Einwirkung von außen oder auf innere Erkrankungen zurückzuführen sind. Was sich dem Auge darbietet, ist optisch begrenzt. Man kann versuchen, dies zu verbessern, indem man optimale Lichtverhältnisse schafft und fallweise auch ein Vergrößerungsglas einsetzt.

Viele Veränderungen im Gewebe sind allerdings nur mit einer sehr starken Vergrößerung unter dem Mikroskop zu erkennen. Die Histologie (griechisch *histos* = Gewebe und *logie* = Lehre) ist die Wissenschaft von den biologischen Geweben. Dies ist ein spezielles Teilgebiet der Rechtsmedizin.

Gemeint ist die mikroskopische Anatomie im Aufbau der Gewebe und Organe. Die Histopathologie ist dann die Wissenschaft von den krankhaften Gewebeveränderungen beziehungsweise in der Rechtsmedizin auch von den traumatischen Veränderungen, betreffend zum Beispiel auch das Alter von Verletzungen.

Bei der Sektion jedes Leichnams werden in der Rechtsmedizin kleine Gewebeausschnitte aus allen inneren Organen zurückbehalten (etwa briefmarkengroße Stückchen in einer Schichtdicke von 2 bis 3 Millimetern); diese werden in einer Konservierungsflüssigkeit (Formalin) eingelegt und darin durchgehärtet. Die Gewebeausschnitte werden sodann erneut feinpräpariert und schließlich in hauchdünne Scheibchen geschnitten (mittels Mikrotom). Diese werden auf Glasplättchen aufgezogen und mit unterschiedlichen Farbstoffen angefärbt. Die sogenannten histologischen Schnitte werden dann im Mikroskop bei unterschiedlichen Vergrößerungen, zum Beispiel zehnfach, gegebenenfalls aber auch mehrhundertfach, untersucht. Hierbei stellt man unter Umständen für die Diagnose entscheidende Veränderungen fest, die mit dem bloßen Auge unmöglich zu erkennen sind. Im vorliegenden Fall des Mannes, der mit einem Elektroschockgerät traktiert worden war, war dies beispielsweise die Darstellung der Stromeinwirkung an der Haut im Bereich einer Strommarke.

Andererseits kann man viele Krankheitsdiagnosen nur durch mikroskopische Untersuchungen stellen, zum Beispiel bei Entzündungen (Herzmuskelentzündung/Myokarditis, Gehirnentzündung/Enzephalitis). Auch bösartige Tumore kann man nur mittels mikroskopischer Untersuchung exakt diagnostizieren.

Weitergehende Spezialuntersuchungen betreffen die chemischen Eigenarten der Farbstoffe sowie auch immunologische Methoden, zum Beispiel Histochemie und Immunhistochemie. Eine noch viel stärkere Vergrößerung erreicht man durch die Elektronenmikroskopie beziehungsweise Raster-Elektronenmikroskopie. Darüber hinaus gibt es weitere Vergrößerungstechniken, mit denen man heutzutage sogar einzelne Moleküle darstellen kann. In diesem Bereich der Wissenschaft hat man in den letzten Jahrzehnten weitreichende Fortschritte gemacht.

Der 1000-Jahre-Irrtum

Ohrenbetäubend wummern die Bässe durch den Raum und reflektieren an den Wänden. Bunte Lichter durchschneiden den ansonsten nur schummrig beleuchteten Raum. Die Luft ist rauchgeschwängert. Es ist kalt an diesem Dezembertag des Jahres 1969, doch die jungen Leute, die in der Diskothek Schauburg zu den heißen Rhythmen der Beatles und der Rolling Stones tanzen, spüren die niedrigen Temperaturen außerhalb des Nienburger Tanzschuppens nicht. Eine von denen, die einen ausgelassenen Samstagabend genießen, ist eine Jugendliche aus einem Nachbarort. Sie bewegt sich lebhaft zur Musik, ein sanftes Lächeln umspielt ihren Mund. Sie freut sich auf ihren Geburtstag, der bald bevorsteht. 16 Jahre wird sie.

In diesem Alter denkt man noch, man lebe ewig. Die Zukunft streckt sich vor einem aus wie ein unendliches Band voller verheißungsvoller Erlebnisse. Doch schon der nächste Schritt kann verhängnisvoll sein und das Schicksal grausam. Keiner ahnt, dass die Praktikantin ihren Geburtstag nicht mehr feiern wird. Irgendwo auf den letzten Kilometern, bevor sie ihr Zuhause erreicht, verschwindet sie spurlos. Was ist geschehen? Man befürchtet das

Schlimmste. Die Polizei, die diesen Vermisstenfall bearbeitet, geht allen möglichen Hinweisen nach, vernimmt Freunde und Bekannte der 15-Jährigen, spricht mit den Eltern. Die Mordkommission übernimmt die Ermittlungen. Nirgendwo eine Spur, welches Schicksal die Jugendliche ereilt haben könnte. Für die Angehörigen eines Opfers ist dies eine furchtbare Zeit. Verlust und Schmerz stürzen mit der Wucht eines Meteoriten auf ihr Leben ein. Nichts ist schlimmer als die Ungewissheit, wenn die Fantasie den Menschen ins tiefste Dunkel tragen kann. Was genau der Jugendlichen widerfahren ist, bleibt auch Jahrzehnte danach noch ein Rätsel.

Es ist, als hätte sich das Mädchen in Luft aufgelöst. Die Polizei hat einen ungelösten Fall, und die Eltern der 15-Jährigen kommen nicht zur Ruhe. Wie sollen sie auch zum Alltag übergehen können, wie den Verlust ihrer Tochter verarbeiten? Der Fall wird von der Kriminalpolizei bald als Cold Case geführt, als Fall, der über Jahre immer wieder mal vorgenommen und detailliert durchgegangen wird, der von allen Seiten und mit den weiterentwickelten kriminalistischen Methoden neu beleuchtet wird mit dem Ziel, weitere Erkenntnisse zu gewinnen und ihn doch eines Tages aufzuklären. So geht das jahrzehntelang. Bis sich im Jahr 2000 eine vielversprechende Spur auftut, die uns Rechtsmediziner auf den Plan ruft.

Für einen 66-Jährigen im niedersächsischen Landkreis Nienburg ist dieser 6. September zunächst ein Tag wie jeder andere. Fast sein ganzes Leben hat er im Uchter Moor verbracht, dieser Landschaft, die den Menschen Torf liefert und ihre Existenz sichert. Er kennt sich gut aus in dieser Gegend, hat sie früher Meter um Meter mit dem Spaten bearbeitet, eine extrem kräftezehrende Prozedur. Seit Langem nun zieht er mit einer Torfstechmaschine seine

Furchen, einem Ungetüm, dessen Schaufeln sich unermüdlich etwa 80 Zentimeter tief in die Erde graben. Pro Tag bewältigt die Maschine rund 1,5 Kilometer Abbaustrecke.

Plötzlich wird der erfahrene Arbeiter aus seiner Routine gerissen. Er hat von seinem Sitz aus im Torf einen Beinknochen erspäht, Augenblicke später treten Wirbel und weitere Skelettteile zutage. Er stoppt seine Maschine, klettert herunter und untersucht das Areal genauer. Nun entdeckt er einen menschlichen Schädel mit Resten eines Haarschopfes. Es ist klar: Seine Maschine hat eine Moorleiche ihrem Grab entrissen. Eine Sensation!

Noch Jahrzehnte zuvor kam ein solcher Fund konservierter alter Leichenteile zwar nicht häufig vor, war aber auch keine ausgesprochene Seltenheit. Schaufel um Schaufel haben die Arbeiter das Erdreich beackert, da spürt und sieht man jeden Fremdkörper. Nun aber, seit riesige Maschinen die Landschaft zerpflügen und bei jedem Stich die Erde bebt, könnte es durchaus vorkommen, dass Moorleichen vollkommen unbemerkt in kleinste Teile zerhäckselt werden. Winzige Knochenstücke und Hautpartikel, im Torf untergemischt und verborgen, landen so womöglich zwischen Rosen und Rhododendron in einem Blumenbeet. Im Jahr 2000 ist es etwa 50 Jahre her, dass zuletzt eine Moorleiche ausgegraben wurde.

Entsprechend spektakulär ist die Entdeckung des Arbeiters. Die Kriminalpolizei wurde informiert, dort wurde der Fall gleich als „Todesermittlungssache" geführt. Ein Beamter rief bei uns in der Rechtsmedizin an und erzählte von dem Fund. Wir wollten uns sofort auf den Weg machen. Doch die Polizisten hatten einen Gegenvorschlag. Sie wollten die Leichenteile asservieren, den Fundort aufnehmen, weil sie überzeugt waren, dass keine detaillierte Spurensi-

cherung mehr möglich sein würde. Schließlich war das Gelände bereits durch die Torfstechmaschine verändert. Also wurden die Leichenteile, unter anderem der Schädel, Langknochen und Beckenschaufeln, mit reichlich anhaftenden Torfsoden zu uns ins Institut gebracht. Parallel wurde die alte Vermisstensachen aus der Region aus dem Archiv herausgesucht. Schließlich gab es ja den Fall aus dem Jahr 1969 mit der damals 15-Jährigen, von der unverändert jede Spur fehlte.

Von der Kripo kommt als erste Information, dass der Fundort der Leiche im Bereich eines ehemaligen Grabens neben einem befestigten Moorweg liegt. Das hätte bedeutet, dass die Stelle mit dem Auto zu erreichen war, man hätte dort hinfahren können. Die Überlegung ist, dass eine Person eventuell betrunken oder verwirrt vom Weg abgekommen ist oder dass ein Täter dort einen Leichnam abgelegt hat, um ihn zu verbergen bzw. zu entsorgen. Offiziell ist das gesamte Moor nicht öffentlich begehbar, weil es einer Firma gehört. Schranken zeigen an, dass es nur für Berechtigte zugängliche Fahrwege gibt.

Im Institut für Rechtsmedizin haben wir zusammen mit der Kripo darüber spekuliert, dass die tote Person der Leichnam der vermissten Jugendlichen sein könnte. War dieses Mädchen ermordet und die Leiche vom Täter damals im Moor versteckt worden? In einem solchen Zusammenhang wäre wohl ein Sexualdelikt am wahrscheinlichsten. Wir waren ganz gefangen von der kriminalistischen Perspektive, in einem modernen Vermisstenfall zu ermitteln. Durch eine anthropologische Analyse der Knochen stellte sich heraus, dass es wahrscheinlich die sterblichen Überreste einer weiblichen Person waren. Zwei Monate nach dem Fund der Knochen lag unser Untersuchungsbericht aus der Rechtsmedizin vor. „Unvollständiges Skelett“, heißt es da. „Beide

Hände fehlen komplett. (…) Altersbestimmung: ca. 16 bis 19 Jahre. An den vorhandenen Zähnen keine Zahnarbeiten." Zudem handelte es sich offensichtlich um eine lange Leichenliegezeit, möglicherweise Jahrzehnte.

Plötzlich schien es eine heiße Spur in dem mehr als dreißig Jahre zurückliegenden Fall zu geben. Deshalb wollten wir es natürlich ganz genau wissen und die Knochen eindeutig identifizieren. Die Eltern der Jugendlichen lebten noch, wir haben sie in die Ermittlungen einbezogen. Von ihnen erfuhren wir, dass ihre Tochter ein gepflegtes Gebiss gehabt hat, obwohl sie nie beim Zahnarzt gewesen ist. Das hätte zu dem gefundenen Leichnam gepasst, an dem keine Behandlungen der Zähne erkennbar waren. Die gute Nachricht war aber zugleich eine schlechte: Vollkommen ohne Daten eines Spezialisten fehlten die Möglichkeiten für eine Identifizierung anhand des Zahnschemas. Und außer den Knochen mit einigen Hautpartien plus Unterhautgewebe verfügten wir über keine weiteren Hinweise, insbesondere über keine persönlichen Gegenstände. Also haben wir andere Versuche unternommen, um zu klären, ob es sich um das Mädchen handelte. Mit Speichelproben von den Eltern wollten wir sehr ambitioniert deren DNA mit der der Moorleiche vergleichen. Ambitioniert war das Unterfangen, weil bis dahin noch nie jemand Erbgut von einem derartigen Leichnam hatte nachweisen können. Das liegt an den Moorsäuren: Sie zersetzen die DNA.

Doch es gibt Institute, die besonders gut ausgestattet sind und mit denen man sich auf wissenschaftliches Neuland begeben kann. So kommt es zu dem Vorschlag, die DNA-Untersuchung an der Universität Göttingen am dortigen Institut für Anthropologie vorzunehmen, weil diese Wissenschaftler absolute Experten sind. Die Untersuchungen, aufwendig wie sie sind, dauern Monate. Erwartungsgemäß gelingen die üblichen Analysen mit DNA aus den Zellkernen auch in Göttingen nicht. Immerhin können sich die Kollegen festlegen, dass es sich um das Erbgut einer Frau handelt. Schließlich gelingt es, DNA zu extrahieren und mit derjenigen der Eltern der vermissten Jugendlichen zu vergleichen. Mehr als dreißig Jahre sind seit dem Tod ihrer Tochter vergangen, Mutter und Vater haben lange gehofft und gebangt, gegen Verzweiflung und Ängste angekämpft. Nun möchten sie wissen: Gibt es endlich Klarheit über das Schicksal ihrer Tochter? Doch jetzt, ein Jahr, nachdem mit Wattestäben ihre Mundschleimhaut für einen Genabgleich ausgestrichen wurde, steht fest: Es ist definitiv nicht die verschwundene Jugendliche. Diese Gewissheit bringt die Ermittlungen erneut ins Stocken. Zudem hat die Kripo Nienburg in dieser Zeit mit einem aktuellen Mordfall viel zu tun. Eine Straßenprostituierte ist getötet worden. Möglicherweise wurde sie von einem Brummifahrer mitgenommen, umgebracht und dann abgelegt. Weil dieser Mord alle Kapazitäten bindet, wird der Fall der Moorleiche zunächst wieder zu den Akten gelegt.

Im Jahr 2005 erhält er dafür neuerdings umso mehr Aufmerksamkeit. Ein Polizeibeamter ruft im Landesamt für Denkmalpflege in Hannover an und erzählt, ein Torfarbeiter habe eine mumifizierte Hand entdeckt – direkt neben der Stelle, wo Jahre zuvor die alten menschlichen Knochen ausgegraben wurden. Es ist rätselhaft, warum die Hand nicht schon damals gefunden wurde. Bis zuletzt bleibt unklar, wie sie dort hingelangt ist. Der Polizist ist irritiert über den guten Erhaltungszustand des menschlichen Körperteils – und gibt unbewusst den entscheidenden Hinweis, der die Archäologen elektrisiert: Man sei ja bisher von einem Mordfall ausgegangen, sagt der Polizei-

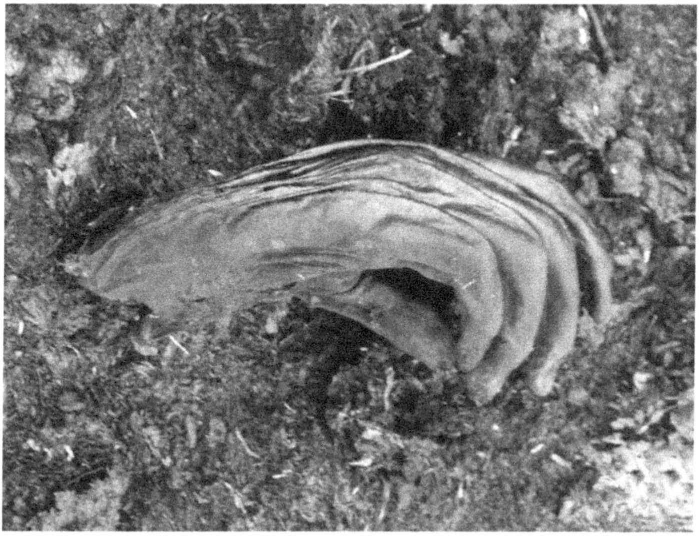

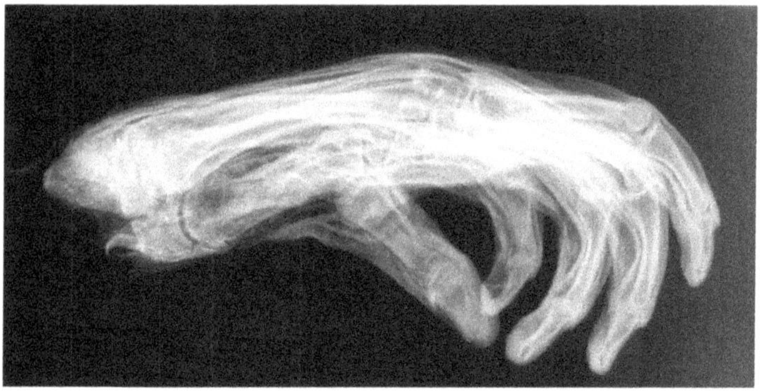

Die noch sehr gut erhaltene rechte Hand des Mädchens aus dem Uchter Moor.

Magnetresonanztomografische Durchleuchtung der Hand. Die einzelnen Knochen, Gelenke und Sehnen der Moorleiche aus der vorrömischen Eisenzeit lassen sich noch exakt abgrenzen.

beamte. Aber die Hand, schwärzlich verfärbt und mit Haut umgeben, erinnere doch eher an ägyptische Mumien – daher auch sein unorthodoxer Anruf beim Landesamt für Denkmalpflege.

Nur wenig später stehen der Archäologe Henning Haßmann und der Paläobotaniker Andreas Bauerochse in einem Büro der Kripo Nienburg. Dort liegt, eher nachlässig in ein Stück Papier eingewickelt, die vielleicht unschätzbar wertvolle Hand auf dem Schreibtisch. Den Wissenschaftlern fällt auf, dass die an ihr haftenden Torfreste unterschiedliche Farbtöne haben. Sie erkennen sogenannten Weißtorf und Schwarztorf. Dies ist ein entscheidender Hinweis darauf, wie lange der Leichnam dort schon gelegen haben muss. Denn das Alter bei Moorleichen ist weniger am Zustand der erhaltenen Teile abzulesen als am Verhältnis ihrer Einbettung zum Moorboden. Das bedeutet, dass die Hand im Grenzgebiet dieser beiden unterschiedlichen Torfformationen gelegen haben muss. Von dieser Grenzschicht weiß man, dass ihre Entstehung mindestens tausend Jahre zurückliegt. Wieder wird die Rechtsmedizin informiert.

Jetzt hatten wir eine vollkommen neue Situation. Ich interessiere mich sehr für alte Leichen und war ganz erpicht darauf, diesen historischen Fund weiter zu untersuchen. Und eigentlich hatten wir an dieser von uns so verkannten Moorleiche auch etwas gutzumachen. Nun sollten die Jahre zuvor entdeckten Knochen und der Schädel erneut untersucht werden. Die Frage war: Wo waren sie? Im Institut für Rechtsmedizin waren zu dieser Zeit keine Asservate mehr gelagert. Zwei Jahre zuvor war die Rechtsmedizin in einen Neubau umgezogen, im Zuge dieser Umquartierung wurde viel hin und her geräumt. Also wurde befürchtet, dass die Leichenteile von damals versehentlich mit entsorgt worden sein könnten. Die Wissenschaftler aus dem Landesamt für Denkmalpflege haben die Hände über dem Kopf zusammengeschlagen und sind fast in Tränen ausgebrochen. Sie hatten Sorge, dass die Überreste nicht mehr aufzufinden sein würden. Ein so extrem seltener Fund – für immer verloren? Dann aber trat unsere Anthropologin Dr. Eilin Jopp-van Well auf den Plan und förderte aus einer speziell gesicherten Asservatenkammer die Überreste der Leiche aus dem Uchter Moor zutage. Das zauberte ein Lächeln in die Gesichter der Wissenschaftler. Sie waren so erleichtert wie wissbegierig. In den Monaten danach gab es eine sehr fruchtbare Zusammenarbeit mit dem Niedersächsischen Landesamt für Denkmalpflege.

Das genaue Alter der Moorleiche soll nun mithilfe einer Radiokarbondatierung bestimmt werden. Die Untersuchung basiert auf der Erkenntnis, dass Kohlenstoff in der Natur in zwei Varianten, als sogenannte Isotope, vorkommt. Alle lebenden Organismen nehmen Kohlenstoff auf. Stirbt nun ein Lebewesen, wandelt sich das Isotop C14 zu C12 um. Die Halbwertszeit dieses Umwandlungsprozesses beträgt 5730 Jahre. So lässt sich anhand des vorhandenen Kohlenstoffs im Knochen errechnen, wann ein Lebewesen gestorben ist. Im Fall der Moorleiche ergibt die Datierung, dass der Todeszeitpunkt der jungen Frau zwischen 764 und 515 vor Christus gelegen hat. Mittlerweile hat sich durchgesetzt, von dem Mittelwert dieser beiden Daten auszugehen, also vom Jahr 650 vor Christus.

Man stelle sich das vor: Die junge Frau lebte zu einer Zeit, als Rom noch keine Großmacht ist. Etwa in dieser Zeit findet die erste überlieferte Seeschlacht in der griechischen Geschichte statt, und Pompeji und Byzanz werden gegründet.

Damit stand fest, dass die Tote nicht, wie ursprünglich angenommen, gut 30, sondern etwa 2650 Jahre alt ist! Dass wir das so lange so falsch eingeschätzt haben, war eigentlich ein Super-Gau für die Rechtsmedizin. Zu unserer Ehrenrettung muss ich sagen, dass man einen so alten Körper angesichts der polizeilichen Ermittlungen im Fall der vermissten Jugendlichen nicht erwartet hatte. Vor allem aber haben Moorleichen eine bestimmte Eigenart: Sie geben die Geheimnisse um ihr Alter nicht so leicht preis. Nach zehn bis zwanzig Jahren verändern sie sich kaum noch. Die Konservierung in diesem speziellen Umfeld geschieht zunächst sehr rasch. In den nächsten Jahrzehnten, Jahrhunderten oder Jahrtausenden dagegen passiert mit dem mumifizierten Körper kaum noch etwas. Wir hatten zum Beispiel einige Zeit vorher in einer anderen Moorniederung nicht weit entfernt einen weiteren Moorleichenfund untersucht, der sich als abgestürzter amerikanischer Flieger aus dem Zweiten Weltkrieg entpuppte. Ihn konnten wir anhand von Uniformteilen und nicht zuletzt wegen seiner Dienstmarke identifizieren. Seine Überreste, die erst einige Jahrzehnte dort gelegen hatten, sahen denen des Mädchens von vor rund 2650 Jahren sehr ähnlich.

Mit der Datierung des mumifizierten Körpers steht fest, dass es sich um die älteste in Niedersachsen gefundene Moorleiche handelt, und die zweitälteste in Deutschland. Entsprechend viel Aufmerksamkeit bekommt der Sensationsfund. Der Norddeutsche Rundfunk ruft seine Hörer dazu auf, einen Namen vorzuschlagen. Ideen kommen per E-Mail sogar von jenseits des Atlantiks, außerdem aus Asien und Afrika. Am Ende setzt sich „Moora“ durch. Dass zu den ersten Bewunderern dieser archäologischen Schönheit auch Gäste aus Fernost gehören, ergibt sich eher zufällig: Im September 2005 findet in Hamburg die Jahrestagung der Deutschen Gesellschaft für Rechtsmedizin statt sowie ein internationaler Kongress, der von japanischen und deutschen Rechtsmedizinern getragen wird. Bei dieser Zusammenkunft zu den Themen Computertomographie, Magnetresonanztomographie, biochemische Analysen und Isotopenanalysen wird Moora in Hamburg erstmals öffentlich ausgestellt – und avanciert zum eigentlichen Star der Veranstaltung.

Und später wird sie, wie andere Moorleichen auch, ein Prunkstück, das die Menschen ins Museum lockt. Die Faszination dieser Exponate ist nur zu verständlich. Moore existieren seit rund 400 Millionen Jahren und gehören zu den ältesten belebten Landschaften der Erde. Ihr säurereicher und sauerstoffarmer Grund, der seit Jahrtausenden Lebewesen konserviert, macht sie zu stillen Zeitzeugen der Geschichte, deren Geheimnisse sie nur nach und nach und mit jedem Fund ein wenig beredter erzählen. Zugleich lassen sie uns erschauern angesichts der Schicksale zahlloser Menschen, die in ihnen den Tod gefunden haben. Viele haben sich schlicht verlaufen, etwa beim Kräutersammeln. In den feuchten Regionen reicht ein Fehltritt, um vom Boden langsam, aber unerbittlich eingesogen und schließlich verschluckt zu werden. Andere Opfer sind dort bewusst getötet worden – geopfert, hingerichtet oder ermordet. Das Moor ist ein verschwiegenes Grab.

Im Winter konnte man die zugefrorenen Moore problemlos überqueren. Zum Teil wurden auf Anhöhen gezielt Siedlungen angelegt und durch Moorwege aus Holzplanken mit dem festen Land verbunden. Die meisten Moorleichen wurden im 18. und 19. Jahrhundert entdeckt, lange vor der Technisierung des Torfabbaus. Doch zu dieser Zeit waren die wissenschaftlichen Möglichkeiten, dem

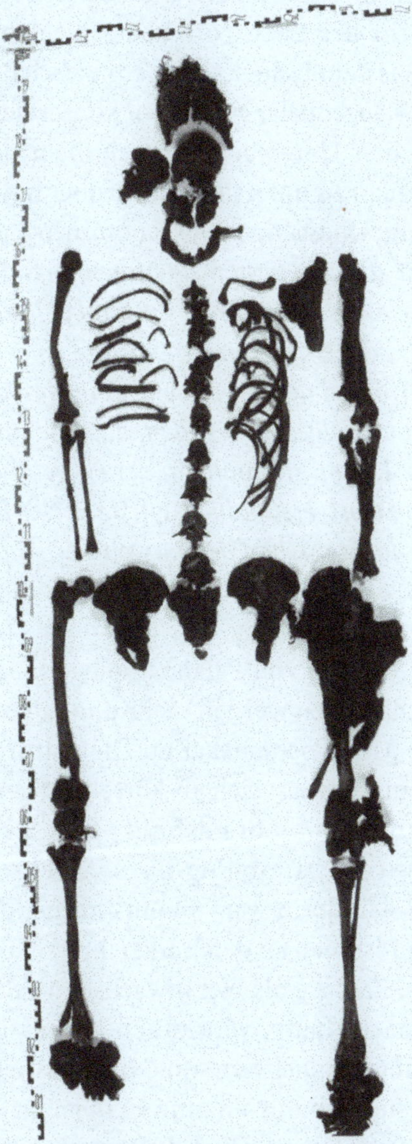

Aufgefundene Skelettteile von Moora,
topografisch nach einem Körperschema ausgerichtet.

Mysterium eines so mumifizierten Körpers auf den Grund zu gehen, sehr begrenzt. Nun aber, mit dem Fund des Leichnams aus dem Uchter Moor, ergibt sich die Möglichkeit, eine jahrtausendelang im Moor konservierte Tote mit allen modernen Untersuchungstechniken der Biologie und der Medizin zu untersuchen, darüber hinaus werden Knochendichte-Messungen vorgenommen.

Moora ist die am besten dokumentierte Moorleiche. Schließlich gelang es uns, uralte Fingerabdrücke festzustellen – es sind die ältesten Fingerabdrücke einer Moorleiche überhaupt. Anhand der gewonnenen Fingerabdruck-Muster konnte auch festgestellt werden, dass die junge Frau in etwa aus der Region stammte, in der sie gefunden wurde. Das ist keine Selbstverständlichkeit, da in der Eisenzeit, in der sie lebte, die Menschen bereits weit reichende Handelsbeziehungen pflegten und damit für Austausch gesorgt wurde.

Durch die Arbeit von Paläopathologen, Anthropologen und Archäologen werden mehr und mehr Einzelheiten über die Moorleiche bekannt. Die anthropologische Altersschätzung erweist sich als korrekt. Wissenschaftler finden heraus, dass Moora definitiv älter als 16 wurde. Eine eindeutige Bestimmung ihres Arbeitsarms zeigt, dass sie Linkshänderin war. An entsprechenden Wachstums-Stillstandslinien an den Enden ihrer Schienbeine ist zu erkennen, dass sie als Heranwachsende elf Hungersnöte mitgemacht hatte, vermutlich jeweils im Winter, wenn Nahrung Mangelware war. Nicht ausreichend versorgt wurde sie auch mit Vitamin C, in jenen Zeiten eine typische Fehlernährung. Diese Information lässt sich an der Parodontose im Kiefer ablesen.

Am Kopf hatte Moora zwei jeweils gut verheilte Verletzungen erlitten. Ob diese eine Folge von Unfällen oder

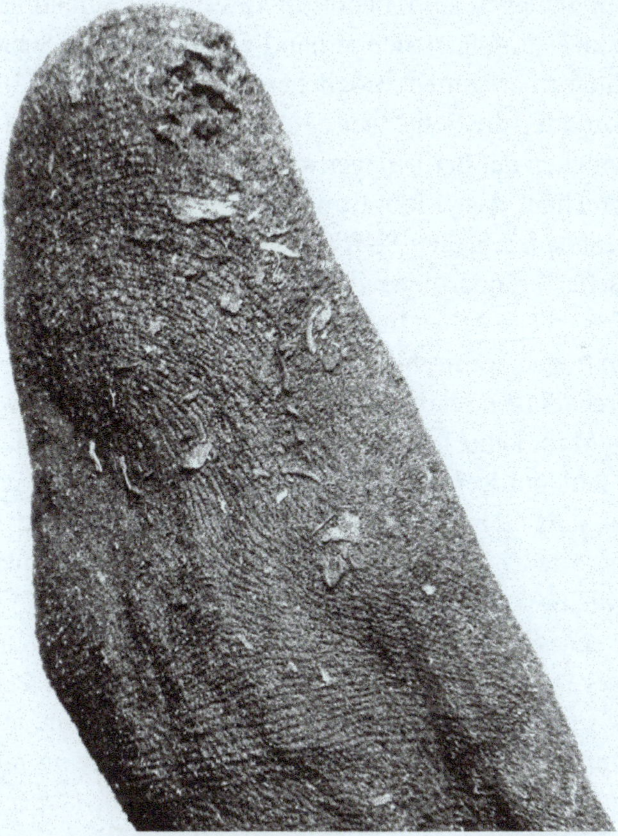

Unglaublich: Die Haut des rechten Daumens von Moora wurde im Moor so gut konserviert, dass man den Fingerabdruck auch nach 2650 Jahren noch so exakt rekonstruieren konnte, dass eine Identifikation im System des Bundeskriminalamts möglich wäre.

von Schlägen sind, bleibt offen. Eine ausgeheilte Hirnhautreizung lässt sich anhand von Spuren am Schädelknochen erkennen. Möglicherweise war dies eine Infektion oder die Folge ihrer Schädelverletzungen. An den Knochen der Beine zeigen sich Veränderungen, die dafür sprechen, dass Moora unter der Knochenhaut an verschiedenen Stellen Blutergüsse erlitten hat. Charakteristische Veränderungen der Halswirbel deuten auf schwere körperliche Arbeit hin. Vermutlich musste sie große Lasten tragen, wahrscheinlich auf dem Kopf. Dazu passt, dass Archäologen rekonstruierten, dass auf den Bohlenwegen im Moor keine Lasttiere eingesetzt werden konnten. Was geschleppt werden musste, trugen die Menschen selbst. Das ging offenbar auch auf die Knie: Trotz ihres noch jungen Alters hatte Moora Zeichen beginnenden Gelenkverschleißes.

Alle diese Erkenntnisse sind faszinierend. Doch ein wichtiges Puzzleteil von Mooras Leben bleibt unergründet: wie sie starb. Verletzungen, die zu ihrem Tod geführt haben könnten, sind nicht zu erkennen. Wie geriet sie ins Moor? Wurde sie dort, an einer Krankheit verstorben, abgelegt? Oder lebte sie noch? War es ein Unfall, ein falscher Schritt in den weichen, alles verschlingenden Untergrund? Moora hat mich motiviert, mich noch einmal intensiv auch anderen Moorleichen zuzuwenden. Ich habe Vorträge über sie gehalten, alle Moorleichen noch einmal katalogisiert und zum Teil neu untersucht. Dazu zählten Rosalinde von Peiting, der Mann von Bernuthsfeld alias „Bernie“, die Kinderleiche aus Esterweger Dose und der Junge von Kayhausen. Dieser wurde 1922 entdeckt.

Der Knabe hatte schon zu Lebzeiten ein furchtbares Schicksal, wie später herausgefunden wurde. Und auch bei seiner Bergung wurde ihm posthum eine äußerst brutale Behandlung zuteil. Allerdings nicht aus Grausamkeit, mehr aus Gedankenlosigkeit und Neugier. Als der Finder ihn aus der Erde holen wollte, rissen beide Hände und beide Füße ab. Nach seiner Bergung wurde er in einer Gaststätte zwischengelagert. Schaulustige schnappten sich einzelne Knochen oder Fingernägel als Andenken.

Besonders spannend war eine Fesselung des Körpers. Die Hände des Jungen sind auf seinen Rücken gebunden, die Fessel zudem um den Hals geschlungen. Er wurde mehrfach untersucht, die Ergebnisse sind dokumentiert. Wir haben im Hamburger Institut für Rechtsmedizin im Jahr 2010 trotzdem noch einmal alle möglichen Befunde neu erhoben. Einiges, was früher schon erkannt wurde, konnten wir bestätigen. In manchen Details kamen wir indes zu neuen Ergebnissen. Nach unserer Analyse steht fest, dass der Junge etwa sieben bis 13 Jahre alt geworden ist. Eine Stichverletzung im Bereich der Schulter spricht dafür, dass er sie zur Abwehr hoch und nach vorne gezogen hat, als jemand mit einem dolchartigen Werkzeug auf ihn einstach. Seine Hände werden zu diesem Zeitpunkt schon auf dem Rücken gefesselt gewesen sein, sonst hätte er sie zur Verteidigung eingesetzt. Er wurde mit drei Stichen am Hals getötet. Die Arme und Beine des Toten band man mit seinen Kleidungsresten zusammen. Der Mord geschah zwischen Christi Geburt und 200 nach Christus. Frühere Vermutungen, er sei getötet worden, weil er an einer Erkrankung der Hüftgelenke gelitten habe, haben sich durch unsere Untersuchungen nicht bestätigt. Und auch Anzeichen für eine sogenannte „Wiederkehrer-Bannung" durch ein gewaltsames Hinunterdrücken des Leichnams ins Moor mithilfe einer Stange, wie es damals angenommen wurde, ist nach unseren Erkenntnissen reine Fantasie. Und das Motiv? Der Junge wurde vom Täter in seine Ge-

walt gebracht, entkleidet, später abtransportiert. Das Leichenablegen im Moor, die vorausgegangene Bedeckung der Verletzungen mithilfe seiner Kleidung, was als sogenanntes Undoing, also eine Art der Wiedergutmachung durch den Täter gewertet werden kann, deutet auf eine – pädophil motivierte – Tötung hin.

Auch mit Moora ist die Wissenschaft nach der Untersuchung von Skelett und Haut, nach dem Durchleuchten und vielfältigem Forschen noch nicht am Ziel. Aus ihren Schädelteilen wird eine Gesichtsrekonstruktion vorgenommen. Das Mädchen aus dem Moor soll nach Jahrtausenden wieder ein Antlitz bekommen! Der Schädel ist zwar in seine einzelnen Knochenteile zerfallen, doch gelingt es, ihn nach einer detaillierten CT-Dokumentation am Institut für Medizinische Informatik des UKE digital anatomisch korrekt zu rekonstruieren. Dieser virtuelle Schädel dient einer Spezialfirma als Basis für mehrere dreidimensionale Modelle aus Kunststoff. Diese wiederum werden fünf Expertinnen für die Rekonstruktion anvertraut, die, jede auf ihre Art, mit Zeichenstift, Bildgebungsverfahren oder plastischen Modellen Moora ihr Gesicht zurückgeben. Manche Details des Antlitzes sind durch die knöcherne Struktur vorgegeben, etwa der Augenabstand oder die Breite der Nase, die sich aus den Knochenfragmenten ablesen lassen. Andere Einzelheiten lassen Spielraum für die Fantasie, so etwa Augen- und Haarfarbe oder auch die Form der Ohren.

Es entstehen, je nach Neigung der Spezialistinnen für Gesichtsrekonstruktion, fünf unterschiedliche Mooras, einige blond, eine dunkelhaarig, mit blauen oder auch braunen Augen, hager oder eher füllig. Und doch: Die Ähnlichkeit der Portraits ist, ganz im Sinne des wissenschaftlichen Ansatzes, auffällig.

Damit ist es gelungen, zahlreiche Geheimnisse einer vor Tausenden Jahren gestorbenen Frau zu entschlüsseln. Wir wissen, wo sie gestorben ist, an welchen Krankheiten sie litt und in etwa wie sie aussah. Und auch wenn wir nicht herausfinden konnten, woran sie gestorben ist, ist ihr Schicksal doch aufgrund modernster wissenschaftlicher Möglichkeiten nicht mehr Mythos, sondern Fakt. Doch was ist aus der Jugendlichen aus Niedersachsen geworden, die im Jahr 1969 verschwand? Es war das Jahr, in dem der erste Mensch auf dem Mond landete, in dem ein amerikanischer Forscher einen Meilenstein in der Genetik setzte, in dem in Deutschland die erste Lebertransplantation gelang. Seit dieser Zeit entwickelt sich die Forschung in Siebenmeilenschritten immer weiter, auch in der Kriminalistik haben wir ganz andere Möglichkeiten als früher. So mancher Cold Case wird heutzutage auch nach Jahrzehnten noch aufgeklärt. Kann es da wirklich sein, dass das Schicksal des Disko-Mädchens für immer ein Rätsel bleibt?

Daktyloskopie

Im Griechischen bedeutet *daktylos* Finger und *skopein* schauen. Daktyloskopie heißt also „Fingerschau". Fingerabdrücke entstehen durch das Muster der Papillarleisten der Haut an den Händen und sind aus der Arbeit der Kriminalpolizei nicht mehr wegzudenken.

Die Chinesen verwendeten schon im Mittelalter Fingerabdrücke in Strafprozessen. Der Durchbruch der kriminalistischen Daktyloskopie geschah um 1900 an verschiedenen Stellen. Der Londoner Anthropologe Galton veröffentlichte sein Buch „Fingerprints". Bereits 1892 wurde in Argentinien der erste Mordfall mithilfe der Daktyloskopie durch den Leiter des Erkennungsdienstes in La Plata, Juan Vucetich, aufgeklärt. Der spätere Polizeipräsident von London, Edward Henry, sorgte für die Einführung der Daktyloskopie zunächst in British-Indien und dann in Europa. Gemeinsam mit einem indischen Mathematiker entwickelte er das „Galton-Henry-System", das auch heute noch in seinen Grundelementen von vielen Erkennungsdiensten auf der ganzen Welt angewendet wird.

Ab 1903 erfolgte die Einführung der Daktyloskopie in Deutschland. 1946 wurde in Hamburg die erste 10-Finger-Abdrucksammlung errichtet. Das automatisierte Fingerabdruck-Identifizierungs-System AFIS wurde 1993 beim BKA eingeführt. Es ist inzwischen auf die noch effizientere Software „MetaMorpho" umgestellt. Pro Jahr werden mittels AFIS mehr als 24 000 Spurenverursacher vom BKA und den Landeskriminalämtern identifiziert.

Die vom Hamburger Institut für Rechtsmedizin (zusammen mit der Firma Dermalog und deren Gründer Günther Mull) aufgenommenen Fingerabdrücke der

2650 Jahre alten Moorleiche würden heute ohne Weiteres zu einer Identifizierung führen. Die weitreichenden Möglichkeiten der Daktyloskopie zeigt auch der Voodoo-Fall aus Benin, bei dem wir am hochgradig zersetzten Leichnam noch eine eindeutige daktyloskopische Identifizierung mithilfe der Kriminaltechniker beim Hamburger Landeskriminalamt erreichten.

Virtuelle Autopsie (Virtopsie)

Für die Aufklärung nicht natürlicher Todesfälle ist die konventionelle Leichenöffnung nach wie vor unverzichtbar. Jetzt zeichnen sich moderne Entwicklungen ab, bei denen sehr viel technische Finesse eingesetzt wird, um relevante Befunde am Körper oder im Körper zu erheben und für eine spätere Darstellung, zum Beispiel bei der Polizei oder vor Gericht, zu dokumentieren. Es geht darum, alle modernen technischen Verfahren, die heute in der Medizin beim lebenden Menschen zur Diagnostik eingesetzt werden, auch für die Untersuchung von Toten verfügbar zu machen.

Um nur einige dieser ausgefeilten Untersuchungsverfahren zu nennen, die bereits zum Einsatz kommen: dreidimensionale Fotografie, Abscannen der Körperoberfläche, Computertomographie, Magnetresonanztomographie, Angiographie (die Kontrastmitteldarstellung der Blutgefäße bis in die feinsten Verzweigungen), Ultraschall sowie auch noch differenziertere Mikrotechniken der radiologischen und magnetresonanztomographischen Darstellung, bis hin zu mikroskopischen Techniken an Gewebeschnitten und Körperoberflächen. Man spricht in diesem Zusammenhang von einer virtuellen Autopsie. Dies bedeutet, dass nahezu alle Einzelheiten im Körper dargestellt werden, ohne einen einzigen richtigen Schnitt zu legen – gewissermaßen eine Sektion ohne Schnitt an der Körperoberfläche.

Weiter verfeinert werden können diese Techniken, wenn man mittels endoskopischer Verfahren über fiberoptische Systeme und ferngesteuerte Präparations- und Entnahmeeinrichtungen über die natürlichen Körperöffnungen wie Mundhöhle beziehungsweise Darm in den Körper eindringt und ihn von innen erforscht.

All dies wird über eine zentrale Steuereinheit mit Mischpult ausgeführt. Diese Steuereinheit, an welcher der rechtsmedizinische Facharzt sitzt (mit möglichst umfangreicher Erfahrung in der postmortalen Bildgebung), muss nicht einmal direkt bei der Leichenhalle positioniert sein. Eine Fernübertragung der Daten ist möglich, ohne Weiteres auch bis in den Gerichtssaal, um sie auf dem Richtertisch zu präsentieren. Schöne neue Welt im Bereich der Autopsie – wenn sie einmal zur Virtopsie wird.

Die Akzeptanz hierfür dürfte sehr groß sein und die Kosten vermutlich nicht besonders hoch, da diese technischen Geräte für Ärzte heute bereits Routineanwendungen darstellen.

Nachwort und Danksagung

Immer wieder wird die Frage gestellt, warum wir in diesem Buch alte Kriminalgeschichten neu aufrollen, wieder aufwärmen, alte Wunden aufreißen. Ob wir denn damit nicht

– bei den Angehörigen der Opfer negative Erinnerungen hervorrufen

– die Täter auf Dauer sozial ächten und unter Umständen ihre Rehabilitation stören

– die Toten erneut literarisch sezieren und damit eventuell bloßstellen.

Wem nützt das, außer vielleicht der Selbstdarstellung der Autoren und des Fachs Rechtsmedizin?

Demgegenüber steht die Überzeugung: Von den Toten lernen wir für das Leben.

Was können wir aus den negativen Geschehnissen von früher für das Heute, Hier und Jetzt lernen? Fachlich, wissenschaftlich, kriminalistisch, psychologisch? Ferner wollen wir nicht vergessen, was uns frühere Kriminalfälle lehren. Was es alles gab und gibt, von dem man sich nicht ohne Weiteres vorstellen kann, dass es überhaupt möglich ist. Wir können verstehen, lernen und Erfahrungen in positive Energie umsetzen. Die persönliche Sichtweise des Chronisten und Fachmanns beim Darstellen der von ihm erlebten Fälle konserviert und transformiert diese spannenden Geschichten aus der Rechtsmedizin für die Umwelt und Nachwelt. Hier fließen auch die Erfahrungen der Gerichtsreporterin ein, die viele der Fälle schon im Prozess begleitet hat, die umfangreiche Recherchen in verschiedenen Archiven angestellt und Verfahren ausgewertet hat. Rechtsmedizin als wesentlichen Bestandteil auf dem Weg zur Wahrheit hinter einem Verbrechen darzustellen: Dies ist der Anspruch unseres Krimi-Sachbuchs.

Tote lügen nicht, wenn sie schließlich auf dem Seziertisch bloßgestellt vor uns liegen.

Das ist dann die nackte, die ganze bittere Wahrheit. Der Tod irrt niemals, der Mensch mitunter schon. Manchmal gibt es Scheintote, manchmal Tote mit einer falschen Identität. Solche Irrtümer kommen vor. Und manchmal wollen die Überlebenden nicht glauben, was geschehen ist. Aber tot ist tot, der Tod ist unumkehrbar.

Man kann die Umstände des Todes manipulieren, nicht aber die rechtsmedizinischen Fakten am und im Körper. Diese Fakten sprechen eine klare Sprache. Man muss sie nur verstehen. Dafür ist die Rechtsmedizin da. Sie will die „Krankheit Gewalt“ auf dieser Welt überall analysieren und verstehen.

Viele Täter versuchen zu lügen. Manchmal lügen auch die Zeugen, oder sie können sich nicht (richtig) erinnern. Die Toten aber lügen nicht.

Unser Dank gilt allen Mitarbeiterinnen und Mitarbeitern des Instituts für Rechtsmedizin am Universitätsklinikum Hamburg-Eppendorf, sei es im Sektionssaal, im Labor oder in der Verwaltung. Vor allem bedanke ich, Klaus Püschel, mich bei meinen akademischen Lehrern Werner Janssen, Bernd Brinkmann und Manfred Kleiber. Weitere Kolleginnen und Kollegen haben bei den hier geschilderten Fällen mehr oder weniger mitgewirkt: zum Beispiel Ute Lockemann, Jan Sperhake, Axel Heinemann, Stefanie Iwersen-Bergmann, Christa Augustin, Eilin Jopp-van Well, Anna Kammal, Axel Gehl, Erwin Koops, Friedrich Schulz, Holger Lach und andere.

Danke an die Freunde in Schweden, die uns bei den dortigen Recherchen behilflich waren. Und danke an die Stellvertretende Deutsche Botschafterin in Benin. Spezieller Dank gilt auch dem Hamburger Sonderermittler, der eine denkwürdige Dienstreise an das „Ende der Welt" organisierte, um in Portugal Informationen zu einer Hamburger Entführung zu sammeln.

Unser Dank gilt allen Kriminalbeamten/innen, die die hier geschilderten Fälle aufgeklärt haben. Denn die Rechtsmediziner können zwar darüber philosophieren, dass Tote nicht schweigen und nicht lügen, und sie können versuchen, mit geeigneten Analysen ihre Sprache in das ABC der Lebenden zu übersetzen. Sie können aber die weiteren Umstände nicht erhellen und die Täter nicht festsetzen. Die Ermittlung des Täters und seine Überführung ist die ureigene Aufgabe der Kommissare bei der Kriminalpolizei. So, wie zum Beispiel der Leiter der Sonderkommission aus Verden, der den sogenannten Maskenmann zwei Jahrzehnte lang verfolgte und ihn schließlich zu einem Geständnis brachte.

Danke an die Staatsanwälte, die als Herr des Ermittlungsverfahrens und als Ankläger die Beschuldigten vor das Gericht bringen, ehe die Richter dann das Hauptverfahren leiten und das Urteil im Namen des Volkes sprechen. Der Richterspruch entscheidet darüber, was Lüge ist beziehungsweise was wirklich war. Mehrere sehr erfahrene und geschätzte Juristen haben uns bei unserer Arbeit an dem Buch mit ihrem Rat und Wissen unterstützt.

Gemeinsam danken wir unseren Verlegern Marita Ellert-Richter und Gerhard Richter sowie unserem Lektor Werner Irro, die uns erneut motiviert, inspiriert, begleitet und stets unterstützt haben. Unser Dank richtet sich auch an die Kollegen vom „Hamburger Abendblatt". Darin wird stets sehr ausführlich über die aufsehenerregenden und für die sachkundigen Leser durchaus spannenden und lehrreichen Fälle der Rechtsmedizin, die Tatabläufe, die Opfer, die Täter und die Hintergründe des Geschehens berichtet sowie später über die juristische Aufarbeitung und die Gerichtsurteile. Darüber, was wirklich wa(h)r.

Wir schreiten voran im ABC des Todes. Nach Teil A („Tote schweigen nicht") kennen Sie jetzt auch Teil B („Tote lügen nicht"). Für Teil C im Alphabet des Todes haben wir noch etliche Fälle aus der Faszination der Rechtsmedizin parat.

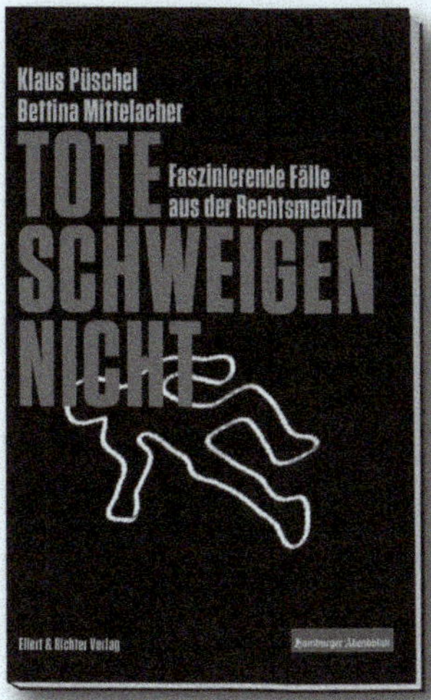

Klaus Püschel/Bettina Mittelacher
Tote schweigen nicht
Faszinierende Fälle aus der Rechtsmedizin
Ein Krimi-Sachbuch
256 Seiten
ISBN 978-3-8319-0660-4

Die Toten ein letztes Mal zum Sprechen bringen, das kann nur die Rechtsmedizin. Prof. Dr. Klaus Püschel: „Ich glaube an Fakten, an wissenschaftliche Befunde, an Sachbeweise.“ Püschel ist Überzeugungstäter. Mit leidenschaftlicher Präzision befragt er die Toten. Unter seinem Blick werden Körperspuren zu Beweismitteln, die einem Mordfall oder einem Tatgeschehen plötzlich eine andere Wendung geben. Welches Verletzungsmuster weist ein Opfer auf? Wie stellt sich der Geschehensablauf dar? Wie ist ein Spurenbild zu bewerten? Bettina Mittelacher verfolgt als Gerichtsreporterin seit vielen Jahren außergewöhnliche Kriminalfälle.

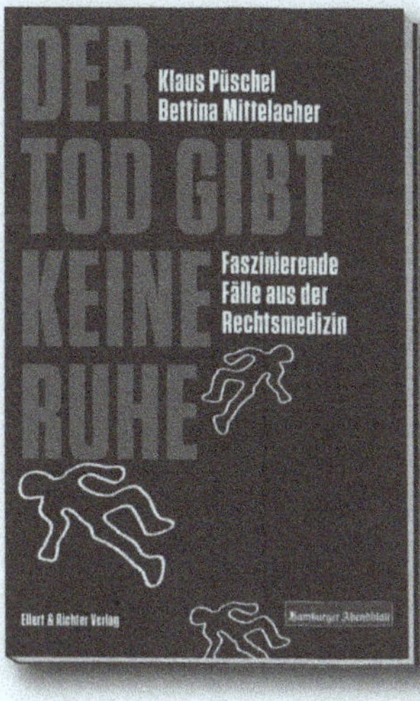

Klaus Püschel/Bettina Mittelacher
Der Tod gibt keine Ruhe
Faszinierende Fälle aus der Rechtsmedizin
Ein Krimi-Sachbuch
328 Seiten
ISBN 978-3-8319-0735-9

Der gewaltsame Tod ist immer ein Drama. Und die Fantasie eines Täters sowie sein Tatverhalten können extrem und bizarr sein. Oft genug blicken wir bei Tötungsdelikten in finsterste Seiten der menschlichen Psyche, in bodenlose Abgründe. Warum musste ein Mensch sterben, so plötzlich und völlig unerwartet? Was musste das Opfer ertragen? Was genau ist in den letzten Augenblicken seines Lebens geschehen?
Rechtsmediziner Klaus Püschel, seit vier Jahrzehnten international gefragter Experte seines Fachs, hat alles gesehen, analysiert und rekonstruiert, was Menschen anderen Menschen antun. Und Gerichtsreporterin Bettina Mittelacher hat in zahllosen Prozessen mit angehört, wie Menschen zu Gewaltverbrechern wurden und durch welche Hölle ihre Opfer gegangen sind.

Impressum

Bibliografische Information der Deutschen Nationalbibliothek
Die Deutsche Nationalbibliothek verzeichnet diese Publikation in der Deutschen Nationalbibliografie; detaillierte bibliografische Daten sind im Internet über <http://dnb.d-nb.de> abrufbar.

ISBN 978-3-8319-0702-1

5. Auflage 2024

Bildnachweis: alle Fotos Prof. Dr. Klaus Püschel, Institut für Rechtsmedizin, Hamburg. Leider war es uns nicht möglich, die Bildrechte für die Fotografien auf den Seiten 214 und 216 zu ermitteln, wir bitten die Bildrechteinhaber, sich gegebenenfalls mit dem Verlag in Verbindung zu setzen.
Titel: © Fotolia (Al)

Text: Prof. Dr. Klaus Püschel, Bettina Mittelacher, Hamburg
Lektorat: Werner Irro, Hamburg
Gestaltung: BrücknerAping Büro für Gestaltung, Bremen
Gesamtherstellung: CPI books GmbH, Leck

www.ellert-richter.de
www.facebook.com/EllertRichterVerlag
www.instagram.com/ellert_richter_verlag